메디컬코리아
Medical Korea

MARTINI'S ATLAS of the HUMAN BODY

Frederic H. Martini, Ph.D.

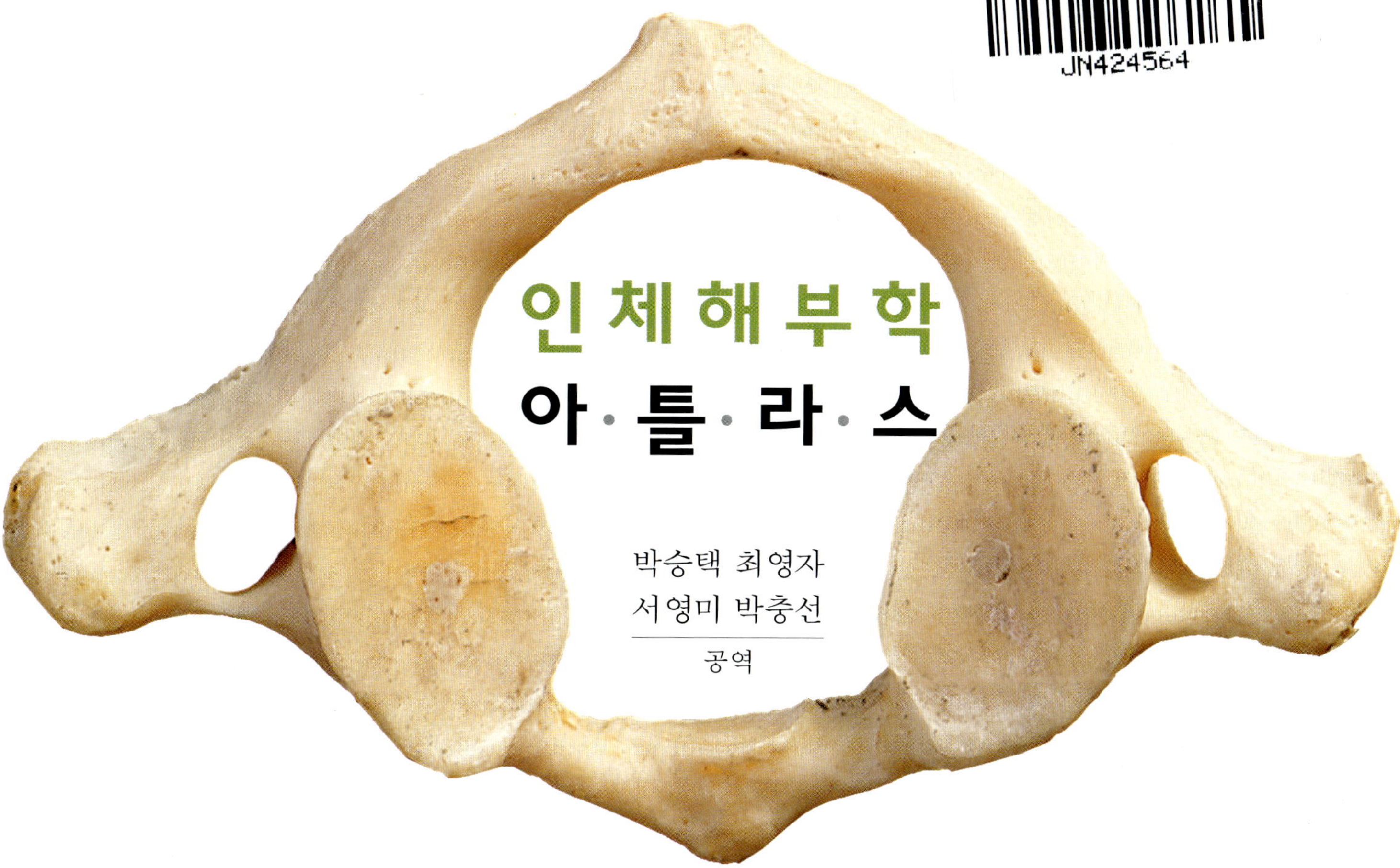

인체해부학
아·틀·라·스

박승택 최영자
서영미 박충선
공역

PEARSON

San Francisco Boston New York
Capetown Hong Kong London Madrid Mexico City
Montreal Munich Paris Singapore Sidney Tokyo Toronto

Authorized Translation from the English language edition, entitled MARTINI' S ATLAS OF THE HUMAN BODY FOR FUNDAMENTALS OF ANATOMY & PHYSIOLOGY (COMPONENT), 8th Edition by MARTINI, FREDERIC H., published by Pearson Education, Inc, publishing as Benjamin Cummings, Copyright © 2009

KOREAN language edition published by PEARSON EDUCATION KOREA LTD and MEDICAL KOREA, Copyright © 2010

Benjamin Cummings
is an imprint of

PEARSON

저자 서문

해부학과 생리학과정을 학생들에게 소개하는 경우 가끔 해설적인 해부학적 예시를 제시하는 것이 아무런 혼란없이 중요한 정보를 알려주는 가장 좋은 방법이다. 어떻든, 해부학을 진실로 이해하기 위해서는 대개 훨씬 복잡한 '진실세계'의 해부학과 관련된 해설적인 실례와 연관시키는 것이 무엇보다도 중요하다. 예를 들면, 단지 혈관과 골격구조만이 있는 영상에서 주된 동맥들의 분포를 배우는 것은 쉬운 일이다. 그러나 이같은 개념에 의한 학습방법은 실제로 사체실습이나 또는 병원응급상황시에 이를 응용하거나 해석하는데 있어서는 어려움이 따를 수 있다. 이 경우 우선적으로 대처할 수 있는 가장 좋은 해결방법은 사체해부사진이나 또는 의학적 영상과 같은 실제 영상에 대한 해설적인 그림이 수록되어 있는 교과서를 펼쳐보는 것이다. 실제로 저자가 집필한 교과서들에는 위와 같은 수많은 그림들이 수록되어 있다. 그러나 넓은 의미로 볼 때 교과서에 수록된 모든 구조나 체계들이 한편은 비실질적이거나 또는 너무 자료가 방대할 수 있다는 것이다. 그 이유는, 무엇보다도, 교과서에 동일한 사진들이 수없이 반복되어 나타난다는 점이다. 예를 들면, 해부된 전완의 동일한 영상이 뼈를 비롯하여 근육, 신경, 동맥, 정맥 및 림프관에 따른 각각의 실례와 함께 반복되어 실려져 있다. 물론, 크면서도 많은 영상들이 이해를 높인다는 의견 때문에 부득이 이러한 중복이 허용된다고 할지라도 교과서에 실려진 실례의 크기를 반으로 줄이지 않는 한 교과서의 부피는 배가 될 수 밖에 없다.

본 Atlas는 이러한 문제를 해결하기 위하여 교과서에 있는 간결하고도 선명한 도식적인 도해만을 삽입하여 해부영상과 의학적 영상의 진실세계와 쉽게 연관되어 질 수 있도록 편집되었다. 또한, 이 책은 *Fundamentals of Anatomy & Physiology*(제8판)에 있는 해부학적 도해를 담고 있으며 동시에 교과서 안에 있는 그림제목들은 본 Atlas에 수록되어 있는 관련된 수많은 도해와 연관되어 있도록 하였다. 이와 더불어 교과서와 본 Atlas는 인체의 해부에 관하여 매우 이해하기 쉽도록 되어 있으며 동시에 고도의 생생한 영상배열도 수록하였다.

이같은 맥락에서, 본 Atlas는 이해를 돕기 위한 연속적인 영상은 물론, *Martini/Timmons/Tallitsch Human Anatomy; Martini/Bartholomew Essentials of Anatomy & Physiology; Martini Anatomy & Physiology*를 포함한 본 저자의 다른 교과서들과 상호 유용하게 보완적 역할을 할 수 있도록 편집되었다.

본 Atlas에 있는 영상들은 인체부위별로 체계화 되어 있다. 인체의 중요부위에서는 진단적 의학영상을 사체해부영상과 함께 동시에 실었는데 이는 개개인이 더욱 깊이 있는 공부를 하는데 있어 도움을 주기 위해서다. 다시 말해서, 도식적인 도해(교과서 내)로부터 해부실습실의 사체해부로, 또한 부동사체로부터 살아있는 사람의 의학적 영상으로 각각 전환시켜 줄 수 있도록 하였다.

본 Atlas는 또한 인체발생학에 대한 시각적인 요약을 수록하고 있다. 발생학의 주요 화제의 적용은 시간적, 심층적으로 수업에 따라 광범위하게 변화될 수 있다. 즉, 어떤 강사는 주요 화제를 각 계통의 토의를 위하여 개개의 인체계통의 배아발생을 총체적으로 다루는데 적용하는 반면에, 또 어떤 사람들은 강의의 마지막 과정을 부각시키는데 적용하기도 하며 또는 단지 시작과 마지막 과정을 단층적으로 짧게 설명하는데 적

저자 서문

용하기도 한다. 적용이 어떻든, 해부학적 발생에 있어서 중추적인 사건을 이해하는 데에는 일반적으로 삼차원적 공간에서 일어나는 사건을 시각적으로 표현할 수 있는 능력이 필요하다는 견해가 있어 왔다. 따라서, 본 Atlas의 발생학 요약 단위에서는 해석적 그림으로 각각 묘사한 것을 시각적 설명과 함께 덧붙였다. 또한, 발생학 과정을 공부하면서 필요한 화제나 인체계통에 대한 확인이 필요한 경우 발생학 요약에 있는 보조단위를 참고할 수 있도록 하였다.

끝으로, 본 Atlas를 편찬하는데 있어서 세계적으로 뛰어난 해부학 사진기사로 알려진 Ralph Hutchings씨와 함께 일할 수 있어 매우 영광스럽게 생각하며, 또한 복잡한 그림의 표시와 발생학 요약의 편찬을 도와주면서 나와 함께 일해 준 훌륭하고 창의적인 의학삽화가인 William Ober박사와 Claire Garrison씨에게 감사드린다. 또한, 지난 3년 이상 본 Atlas를 재편성하고 발전시키는데 많은 제언을 아끼지 않은 모든 직원 여러분들께도 감사드린다.

본 저자는 본 Atlas가 여러분이 공부하는데 많은 도움이 되기를 바라며 만약 이 책에 대한 지도편달이나 도움말이 있으면 아래주소로 연락주기 바란다.

Frederic H. Martini
martini@maui.net

옮긴이 머리말

본 실습서는 인체를 공부하는 보건의약계열을 비롯하여 인체와 관련된 모든 분야에 종사하고 있는 사람들이 인체해부학을 공부하는데 있어 필수적인 실습지침서의 하나이다. 몇 년전만 해도 해부학실습에 대한 지침서는 국내에서 편찬된 저서가 매우 드물었기 때문에 대부분 외국에서 편찬된 원본을 그대로 사용하였거나 또는 이를 약간 수정보완하여 사용한 경우가 많았다. 그러나 인체해부학에 대한 관심이 점차 높아짐에 따라 해부학실습이 또한 중요한 필수과정으로 부각되면서 이에 대한 필요성이 급증하게 되었다. 특히, 해부학은 이론도 중요하지만 이에 못지 않게 이론을 확인검정할 수 있는 해부실습은 그 무엇보다도 중요하다는 것은 이미 잘 알려진 사실이다. 그러나 해부실습을 하는 데에 있어 가장 어려운 문제점의 하나는 실제 인체해부에 필요한 사체 확보가 그 무엇보다도 어렵다는 것이다. 그 이유의 하나는 통상적인 사회적 정서로 볼 때 실습을 위한 사체를 쉽게 확보하기가 어려운 실정에 있는 것은 사실이다. 따라서 실제로 사체실습과 동일한 효과를 획득할 수 있는 방법의 하나는 학문적으로 체계화된 사체해부의 실제사진이나 삽화가 들어 있는 해부실습서를 통하여 반복학습을 하는 길이다. 더욱이 실제 해부실습에 임한 경우에도 부위별에 대한 정확한 지식을 습득하기 위하여 골격계통이나 근육계통, 신경계통 등 각 인체계통에 대한 다양한 지식과 선명한 영상 및 정확하고도 자세한 부위별 설명이 필수적이다. 이러한 이유에서 본 실습서는 중요한 문답형태의 많고도 다양한 문제를 관련 그림과 함께 수록하였으며 각 계통의 구조물의 설명에는 신용어와 구용어 및 영문순으로 기록하였다. 그 무엇보다도 Frederie H. Martini의 저서인 'Atlas of the Human Body' 를 직접 번역한 인체도보를 함께 첨가함으로서 실제 해부실습시 각 기관에 대한 정확하고도 풍부한 지식은 물론이고, 실습서만으로도 실제의 해부실습과 동일한 생생한 학습효과를 느낄수 있게 하였다는 것이 본 실습서의 특징이다. 본 실습서의 내용에 대한 충실성을 기하기 위하여 많은 노력을 기울였으나 아직도 부족하고 미흡한 점에 대해서는 조금씩 수정, 보완하여 나가겠으며 이에 대한 많은 조언을 바란다.

끝으로 이 책의 출판을 기꺼이 허락해 주신 메디컬코리아 김기봉 사장님께 깊이 감사드리며 또한 어려운 여건속에서도 모든 정성과 열성을 다하여 열심히 도와주신 출판사 모든 임직원 여러분께 진심어린 감사를 드린다.

2010년 2월

저자 일동

차례 Contents

복부골반강 Abdominopelvic Cavity

요생식해부학 Urogenital Anatomy

골반 및 하지 Pelvis and Lower Limbs

태아발달 Fetal Development

발생학 요약 EMBRYOLOGY SUMMARIES

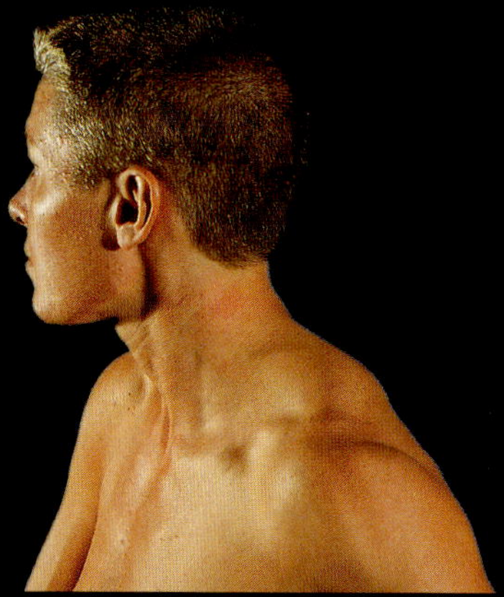
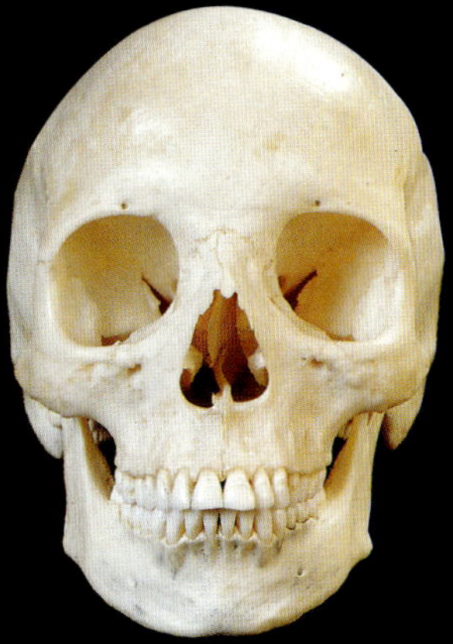
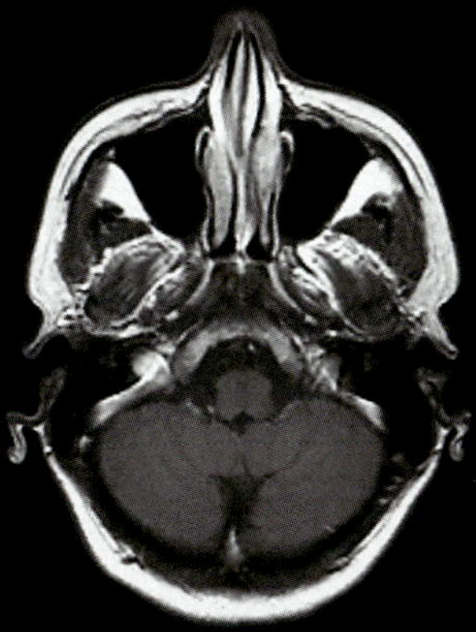

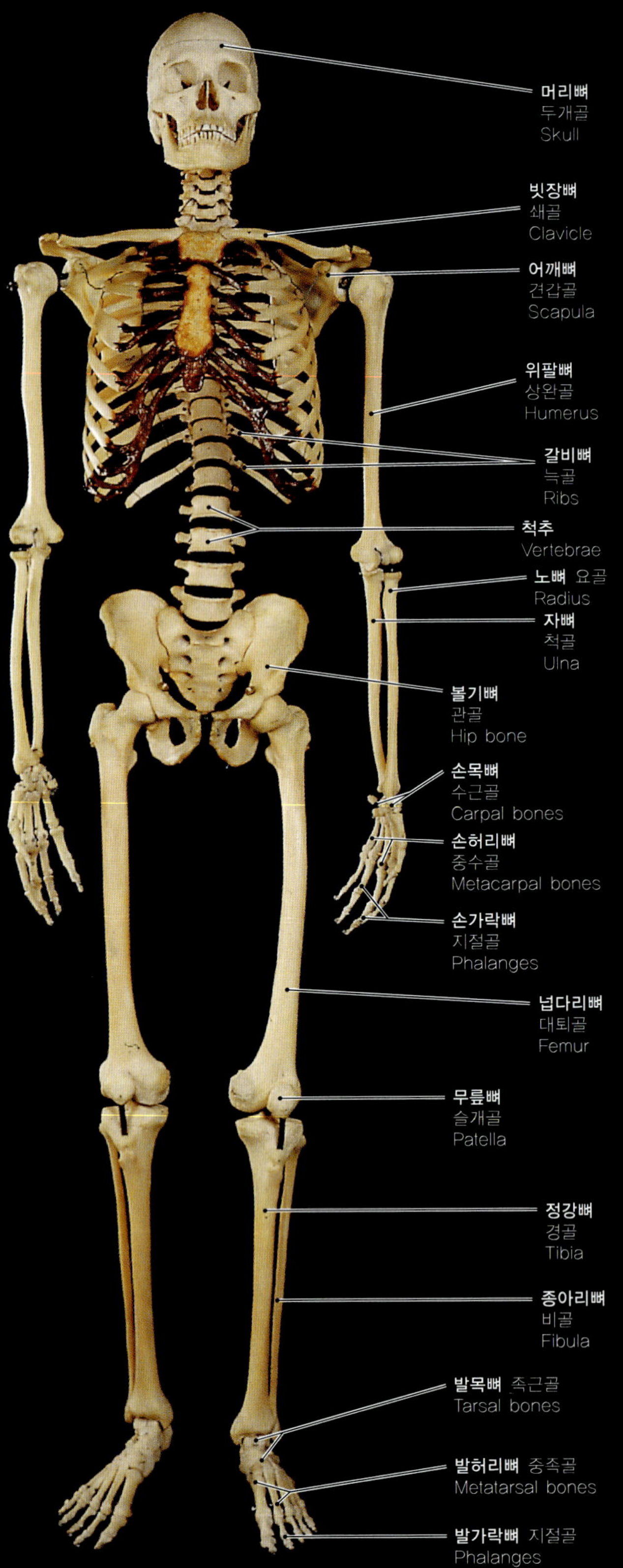

그림 1a 골격, 전면

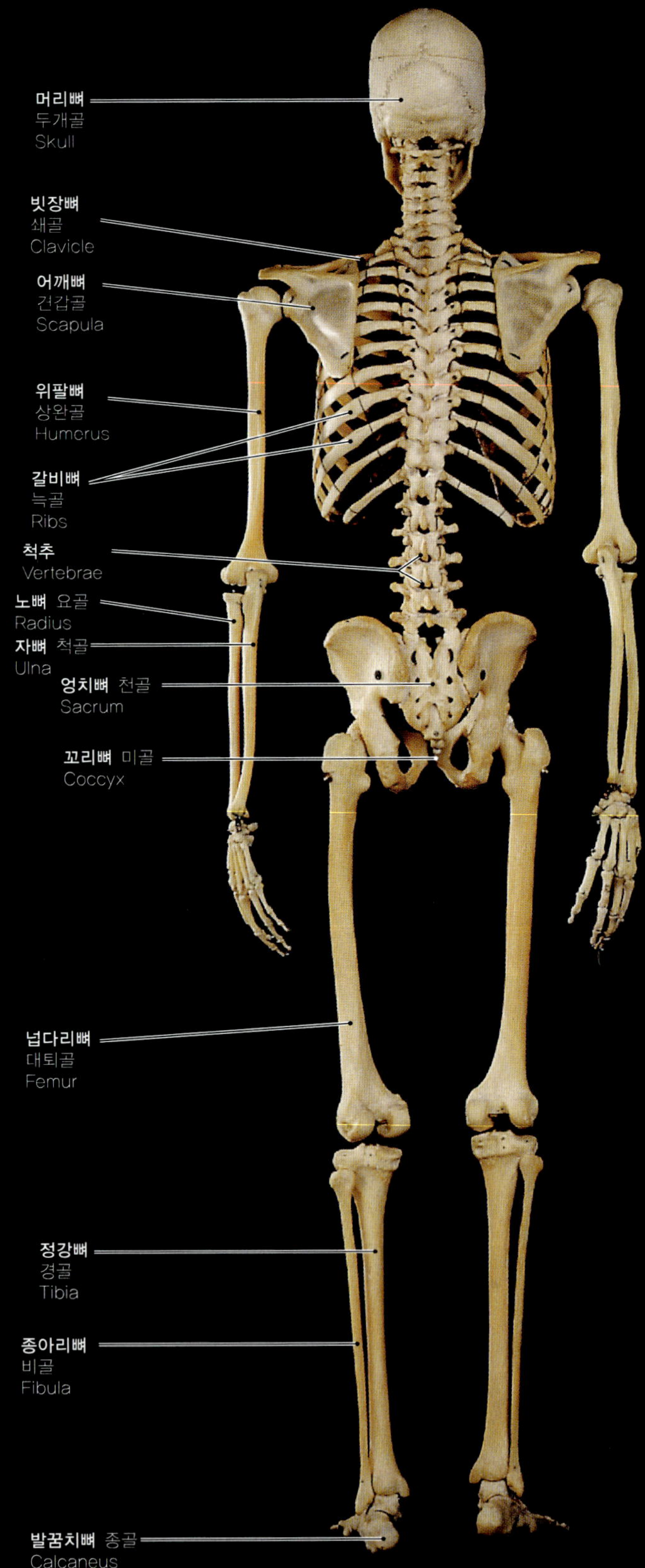

그림 1b 골격, 후면

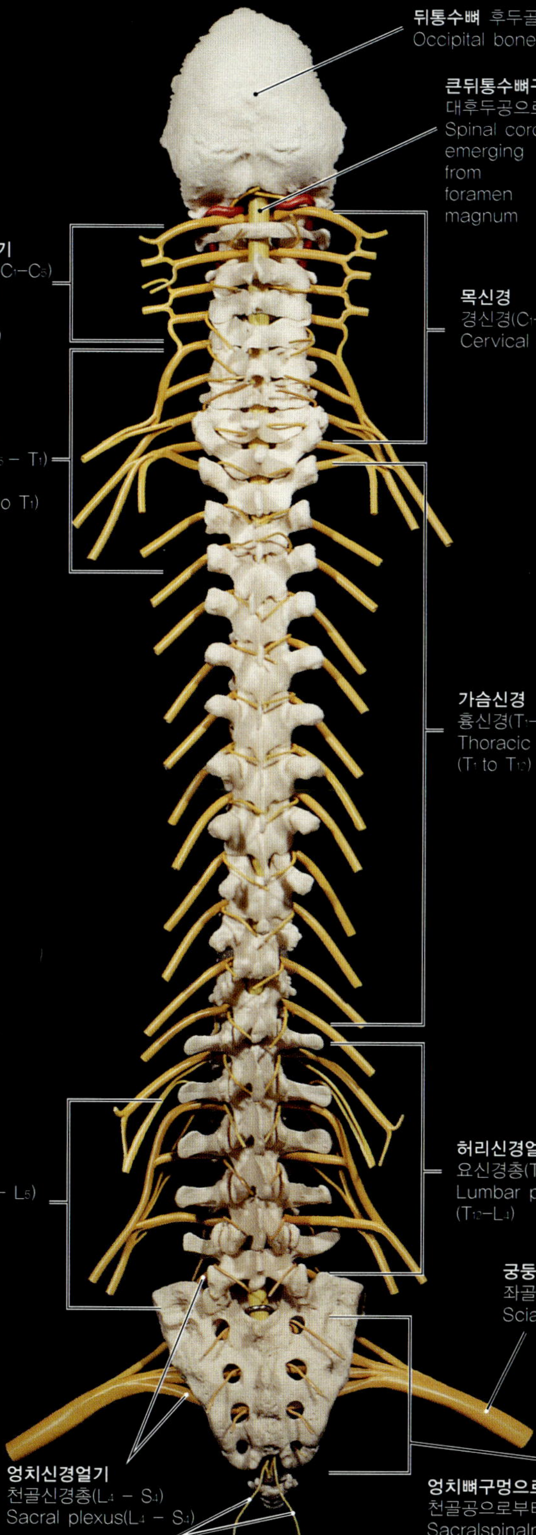

그림 2a 척주와 척수

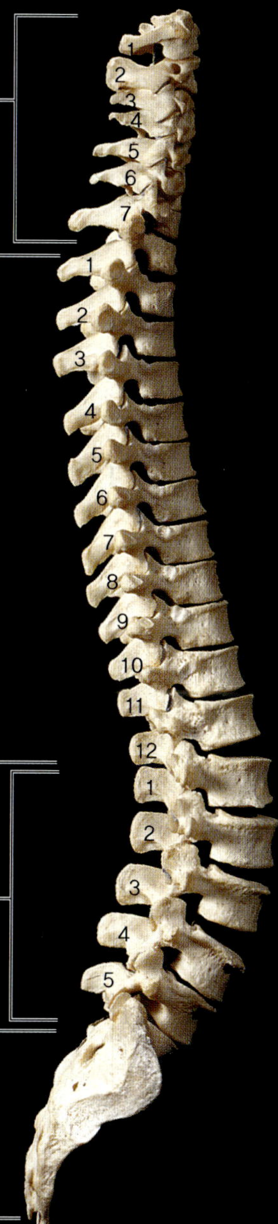

그림 2b 척주 가쪽면(외측면)

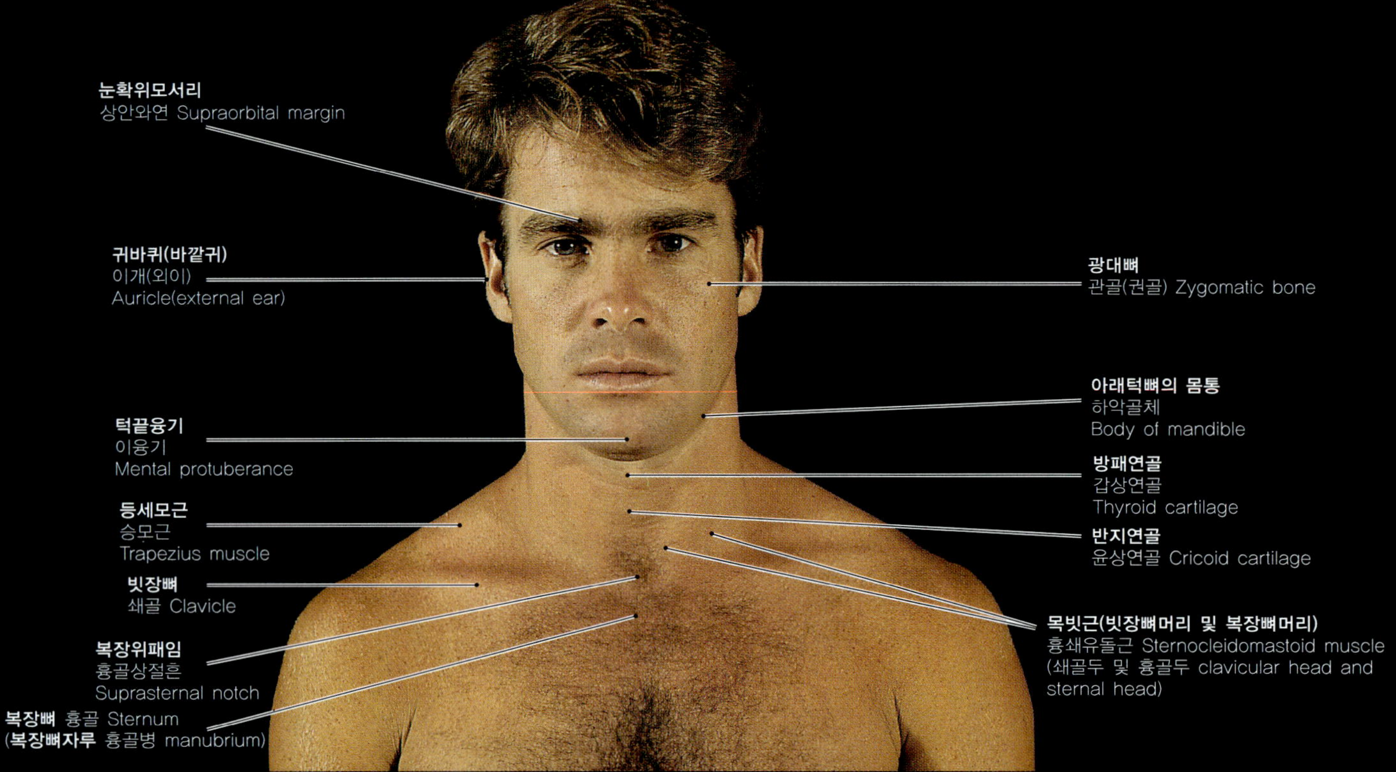

그림 3a 머리와 목의 표면해부학 앞면(두부와 경부의 표면해부학, 전면)

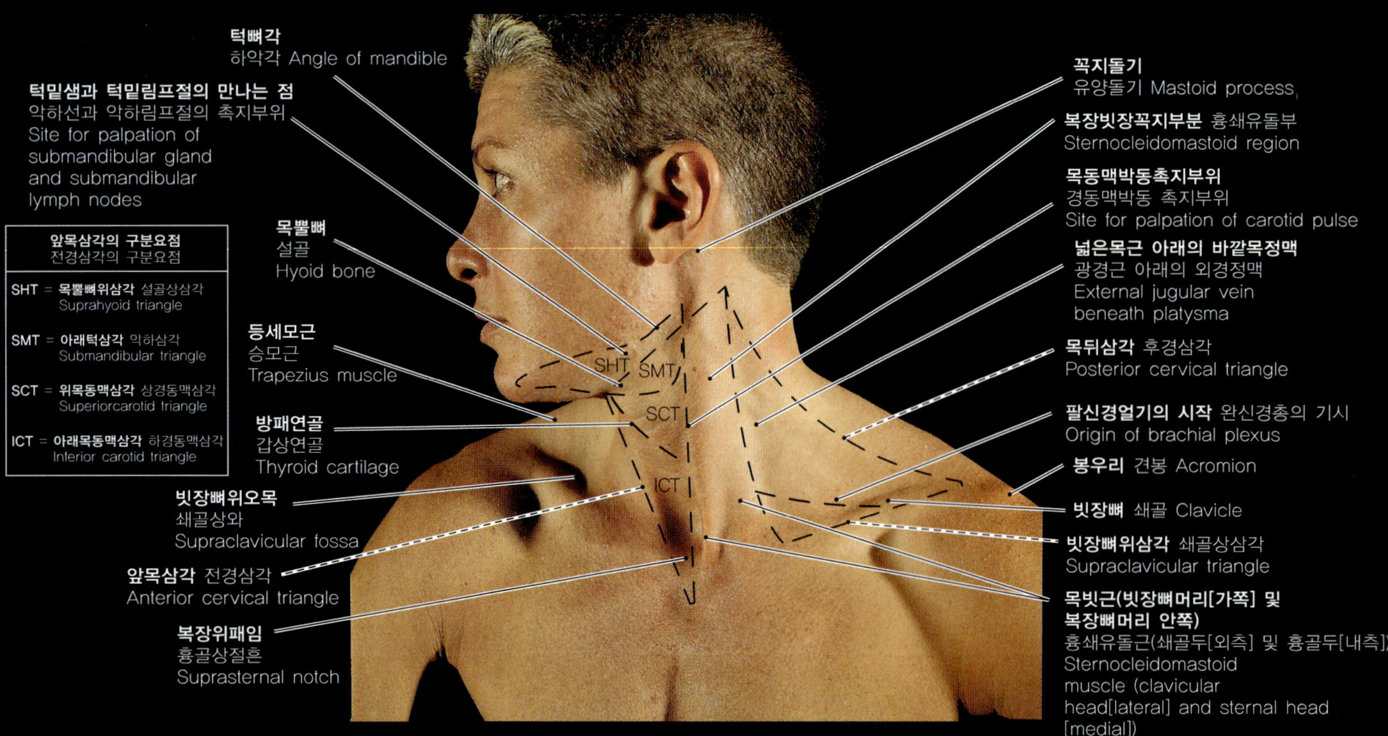

그림 3b 목삼각(경삼각)

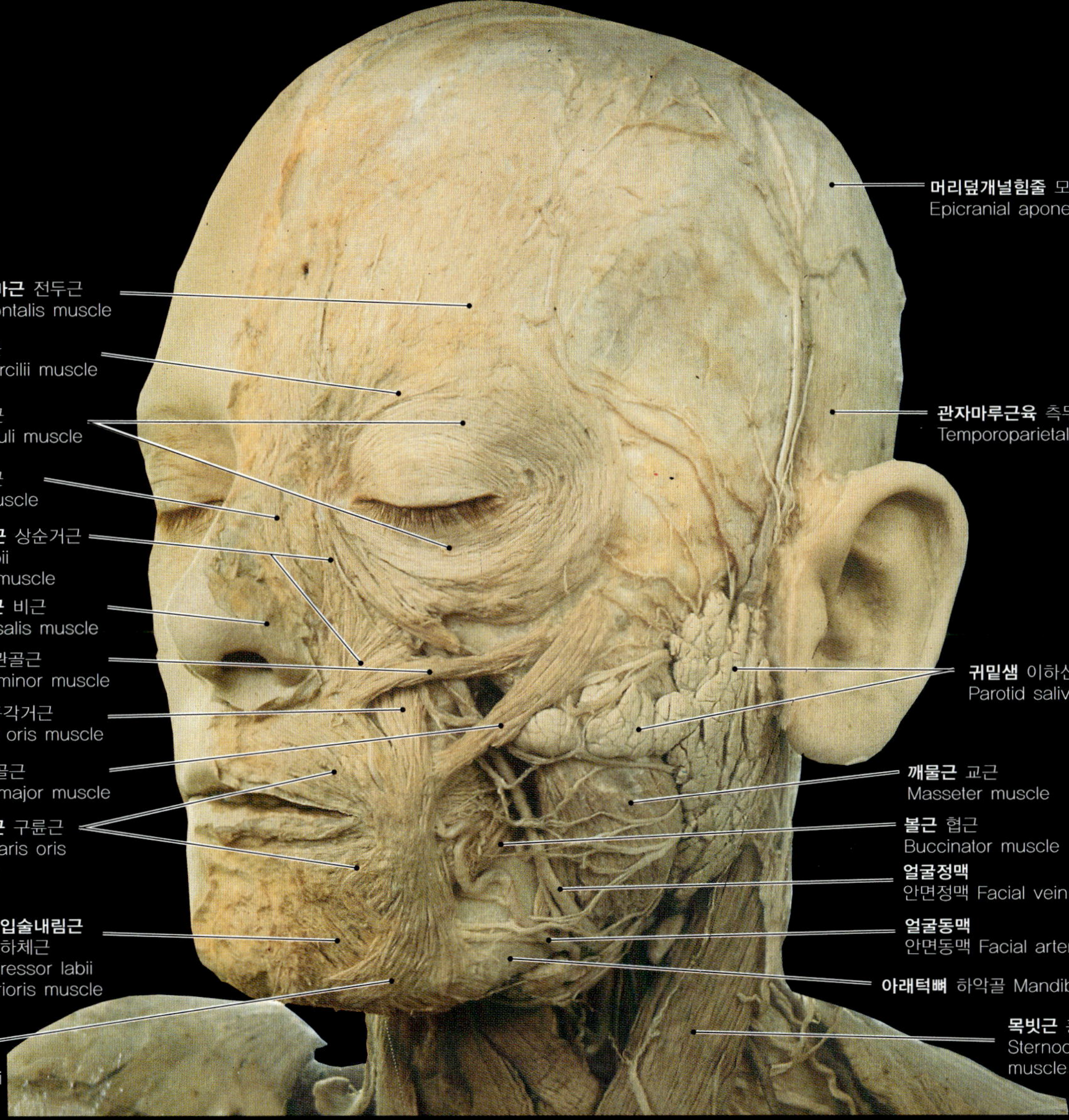

그림 3c 얼굴의 겉면(표면상)의 절단, 앞면(안면의 천층절단, 전면)

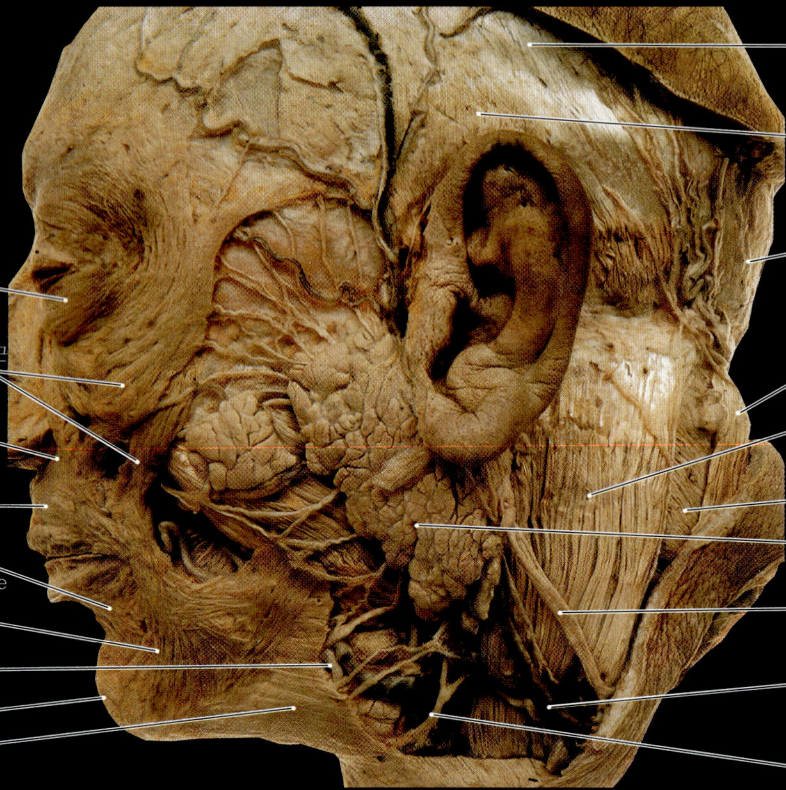

그림 3d 안면표층절단, 외측면

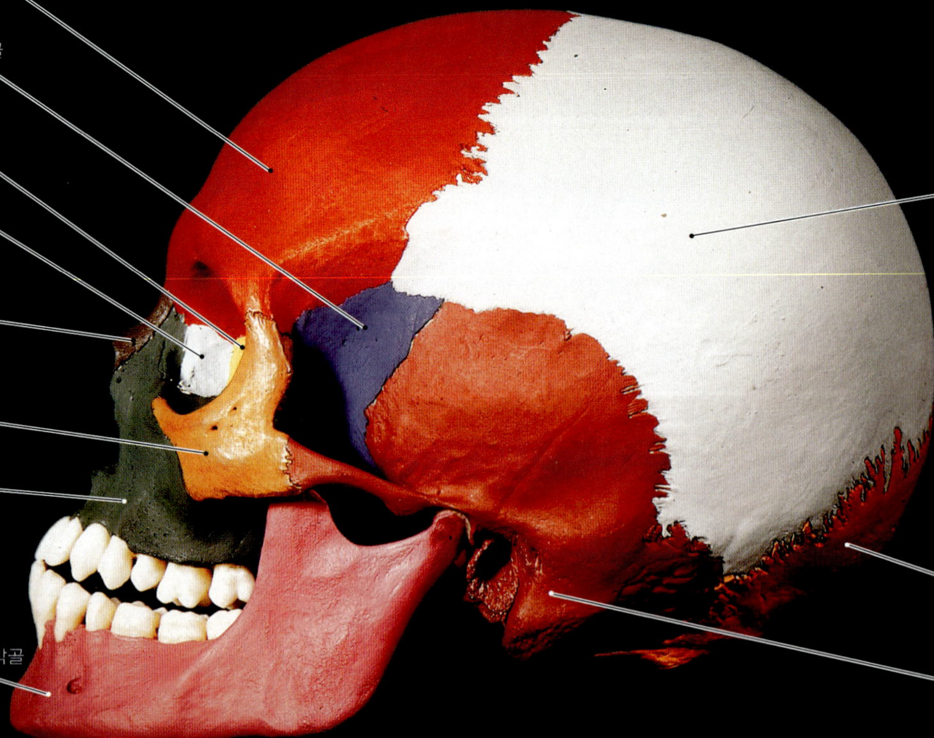

그림 4a 색칠한 머리뼈(두개골), 가쪽면(외측면)

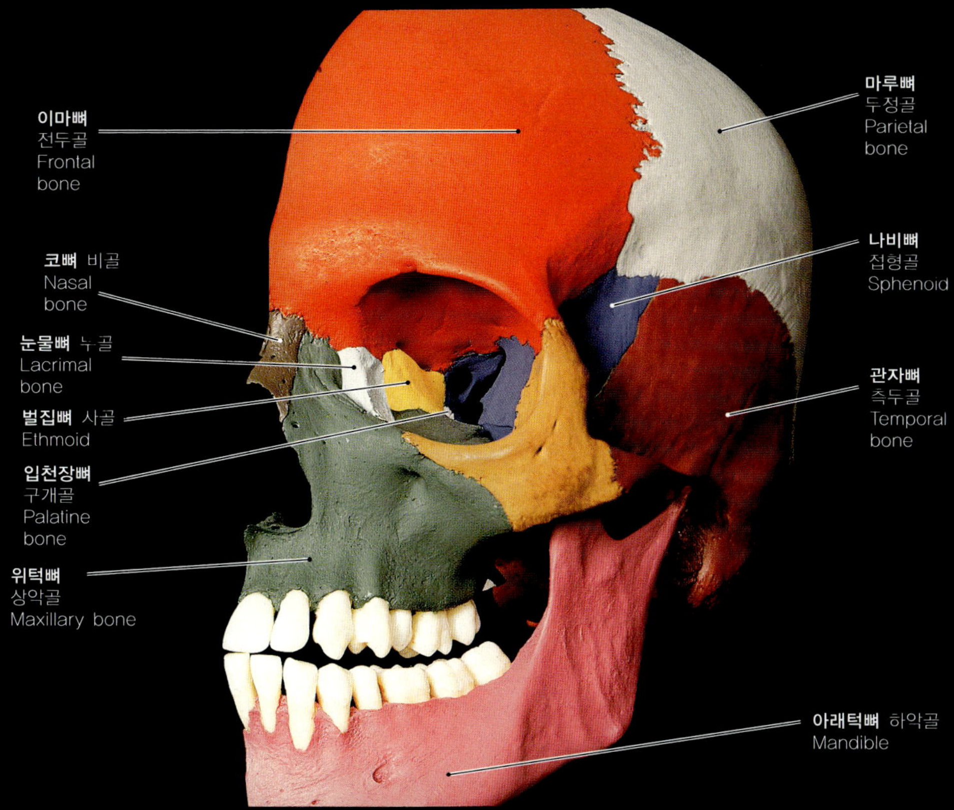

그림 4b 색칠한 머리뼈(두개골), 앞가쪽면(전외측면)

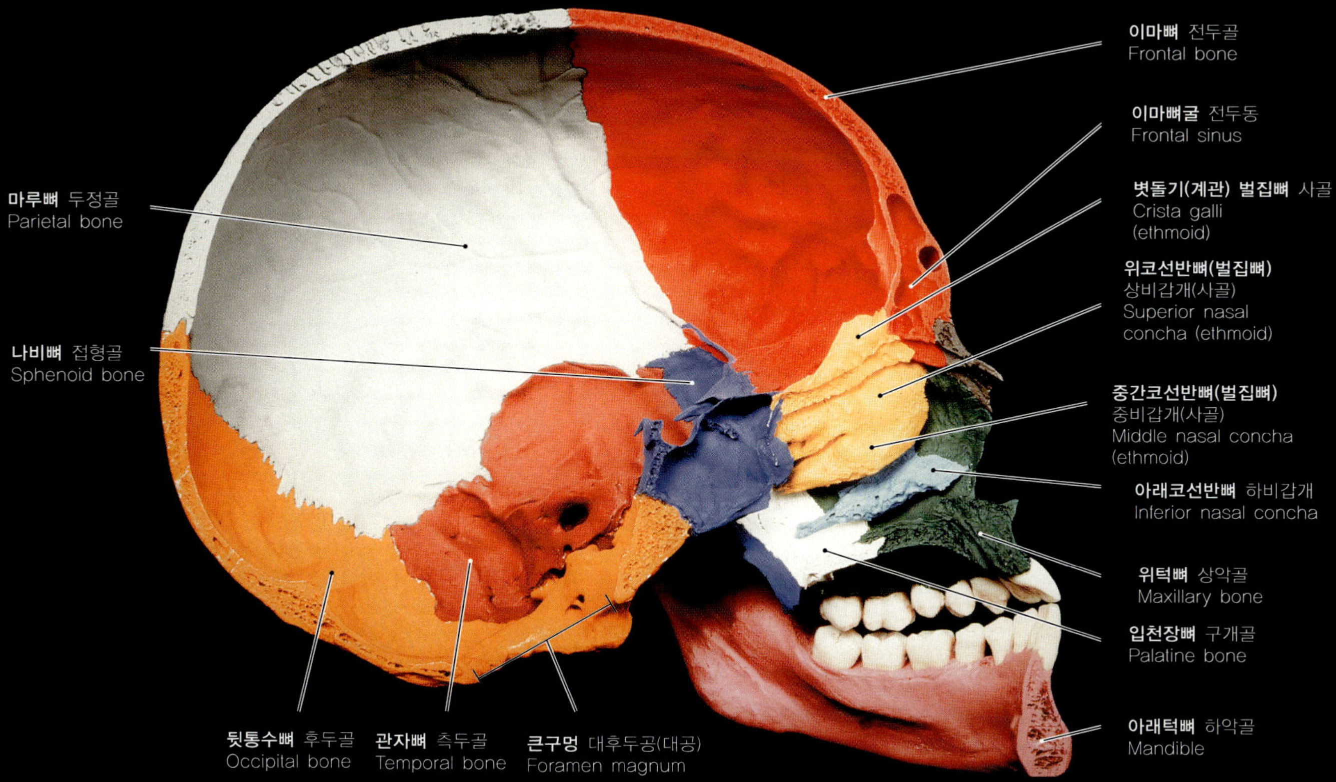

그림 4c 색칠한 머리뼈(두개골), 안쪽면(내측면)

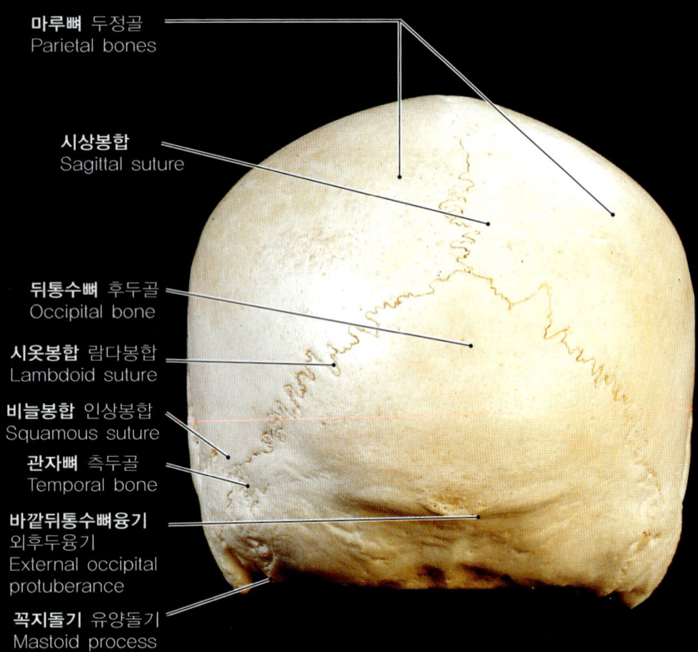

그림 5a 성인두개골, 후면

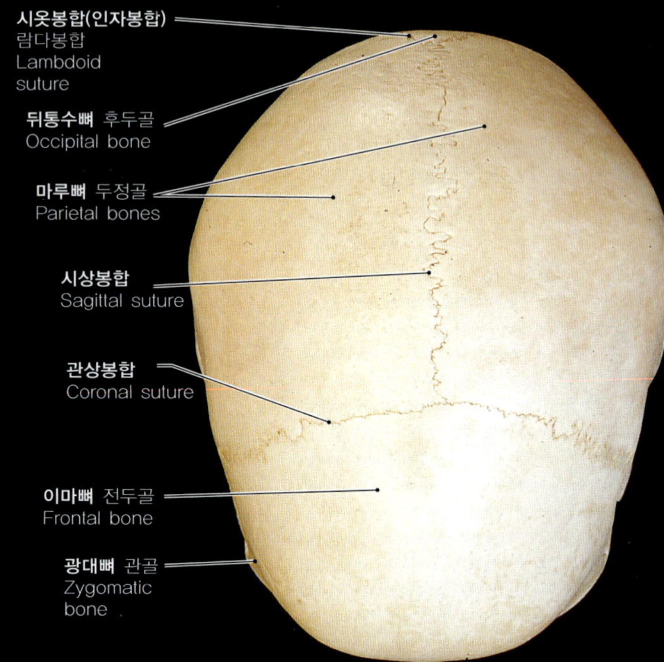

그림 5b 성인두개골, 상면

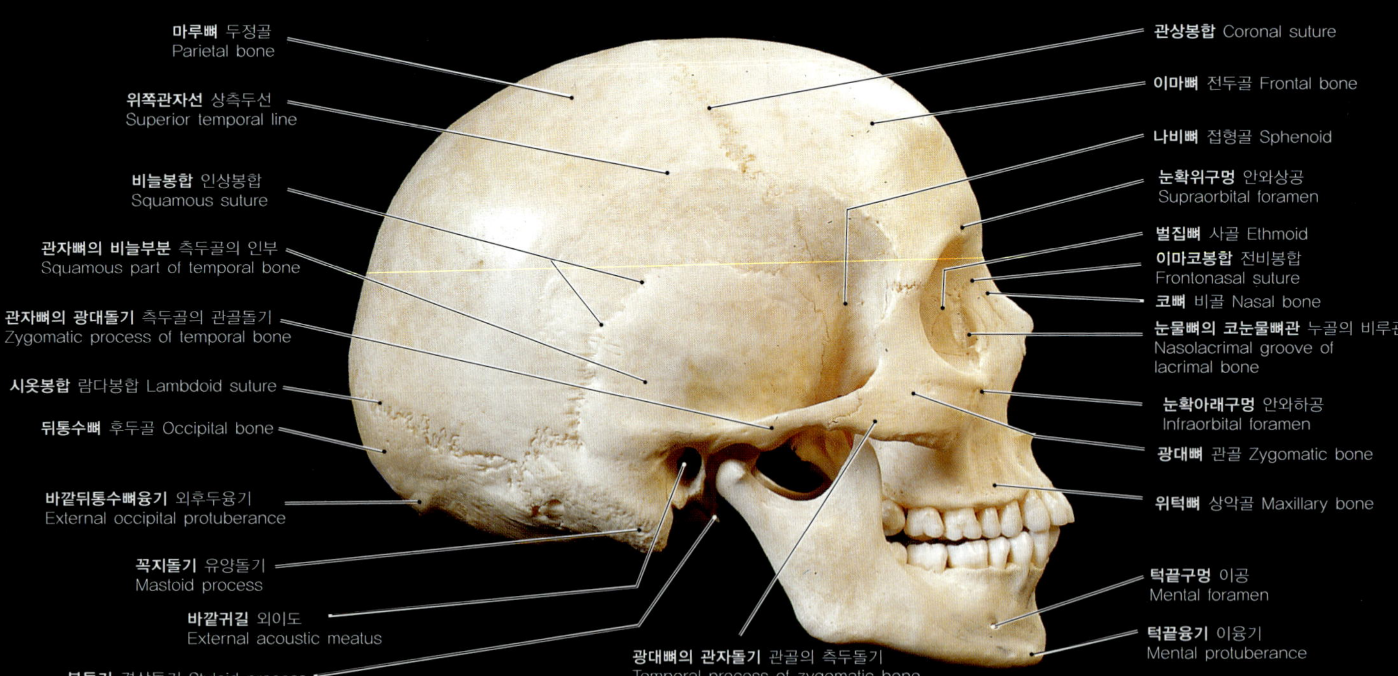

그림 5c 성인두개골, 가쪽면(외측면)

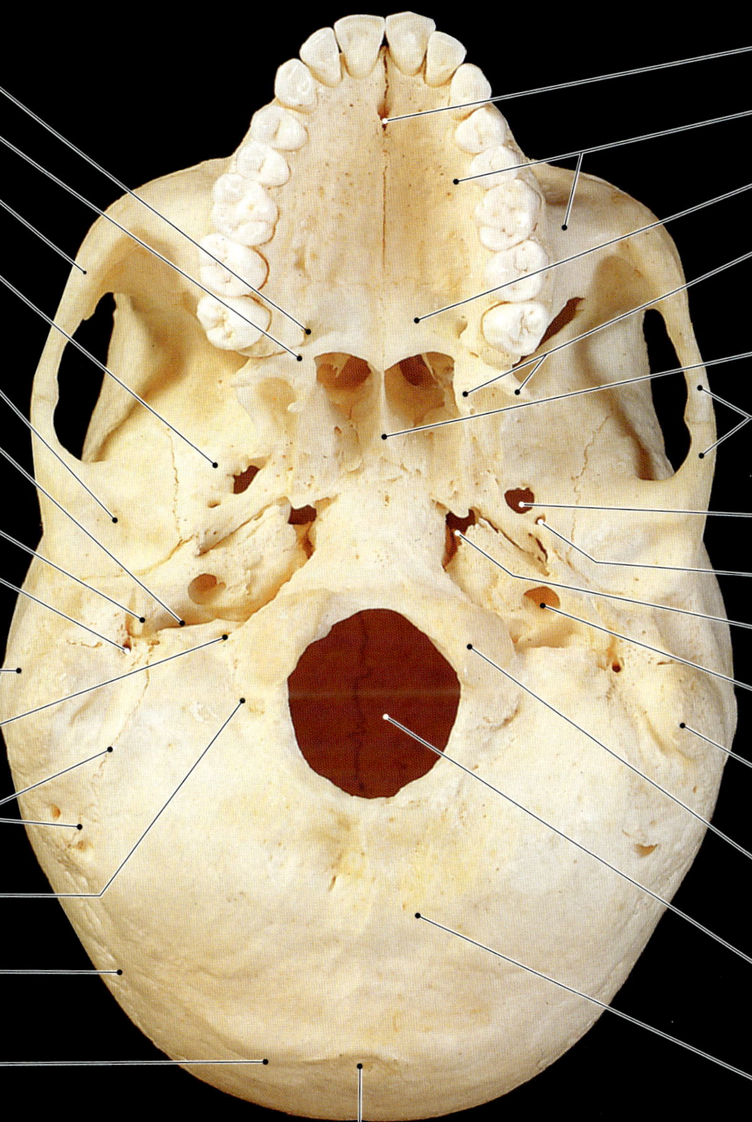

그림 5d 성인두개골, 하면(아래턱뼈 제거)

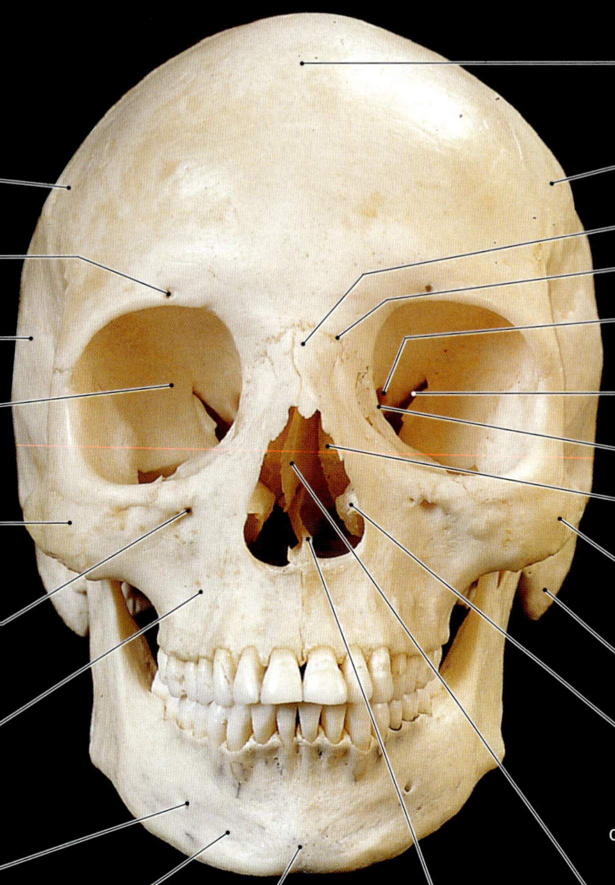

그림 5e 성인두개골, 전면

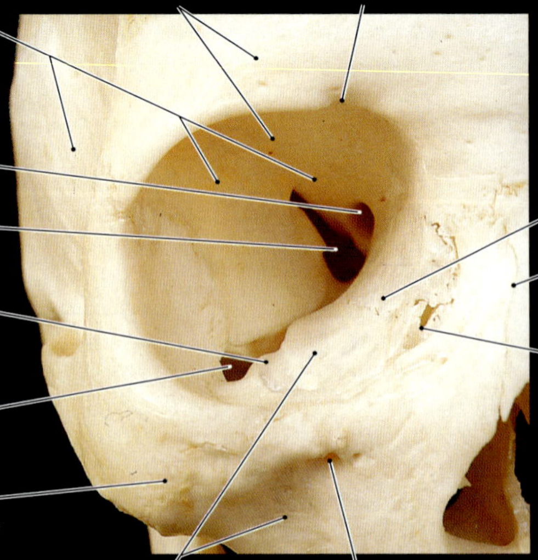

그림 5f 눈확(안와)복합체

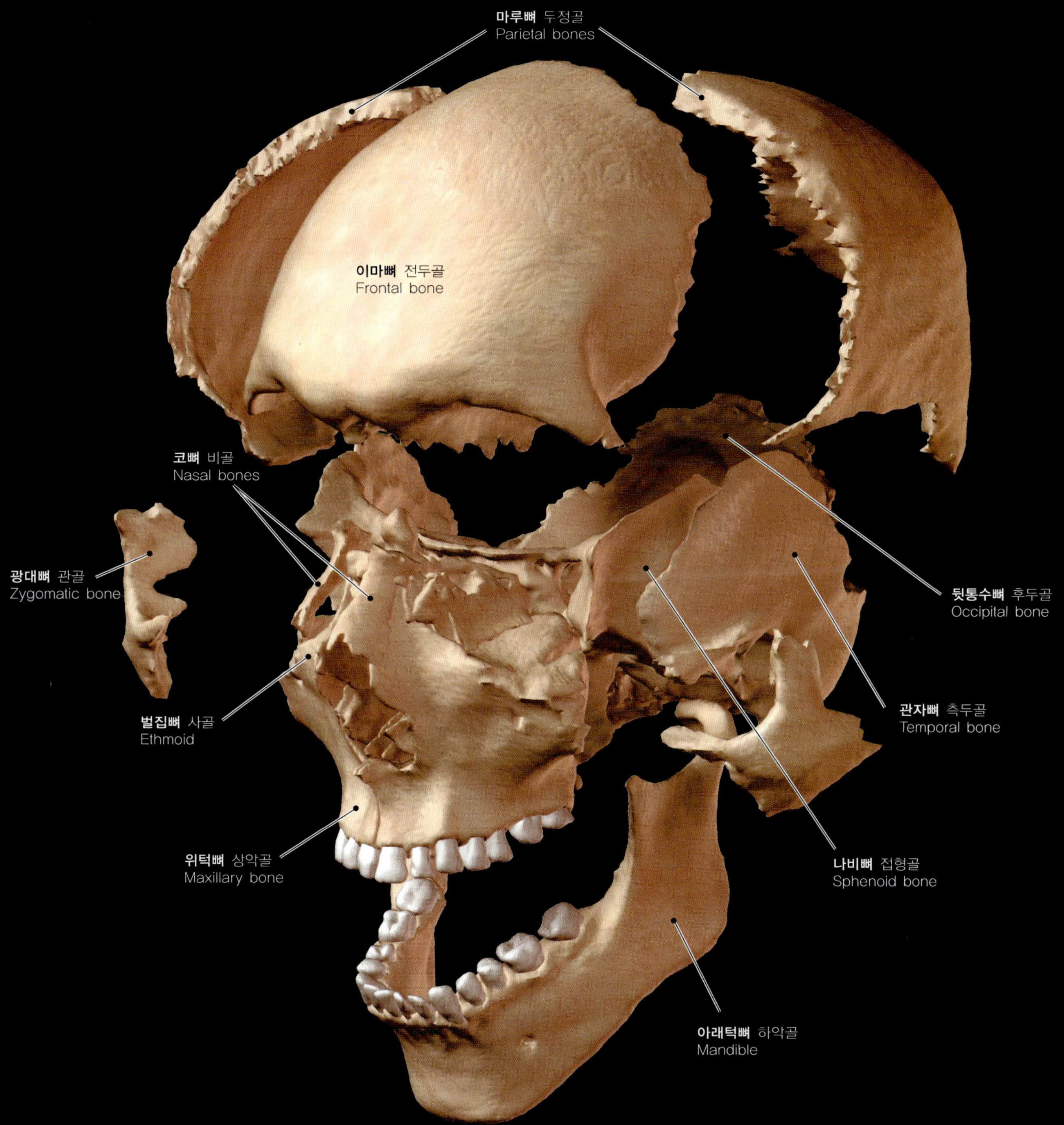

그림 6 해체된 뼈의 컴퓨터재건

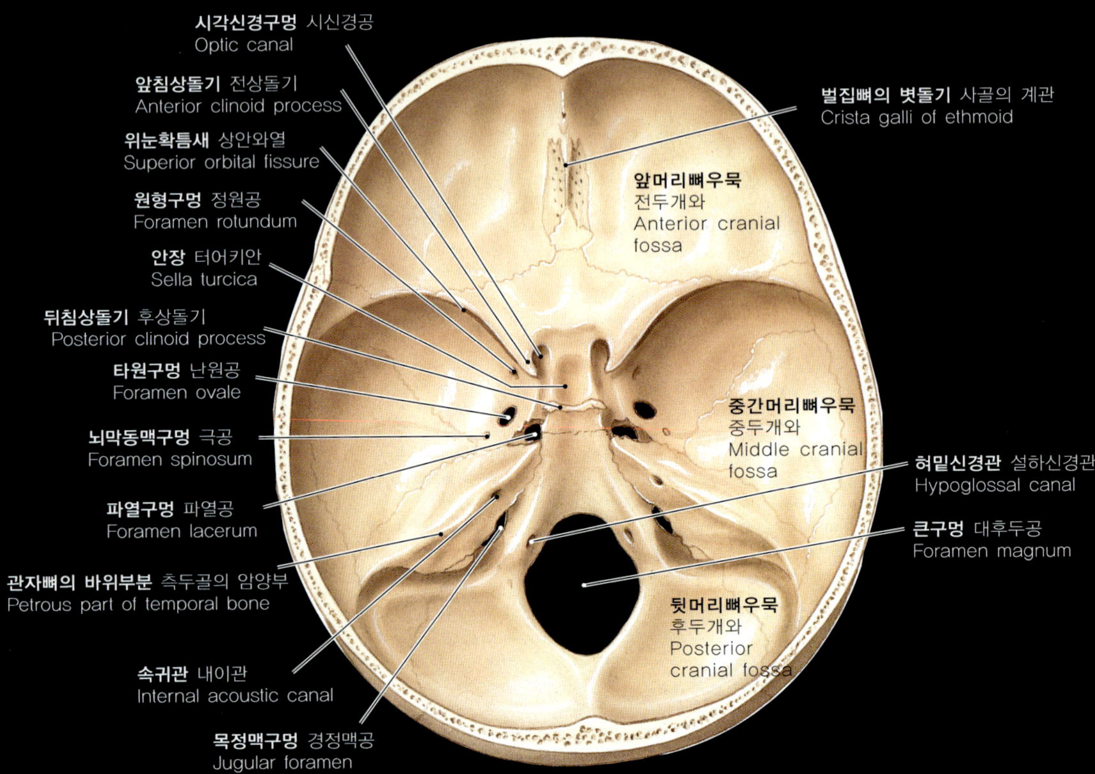

그림 7a 두개저, 도형적 상면

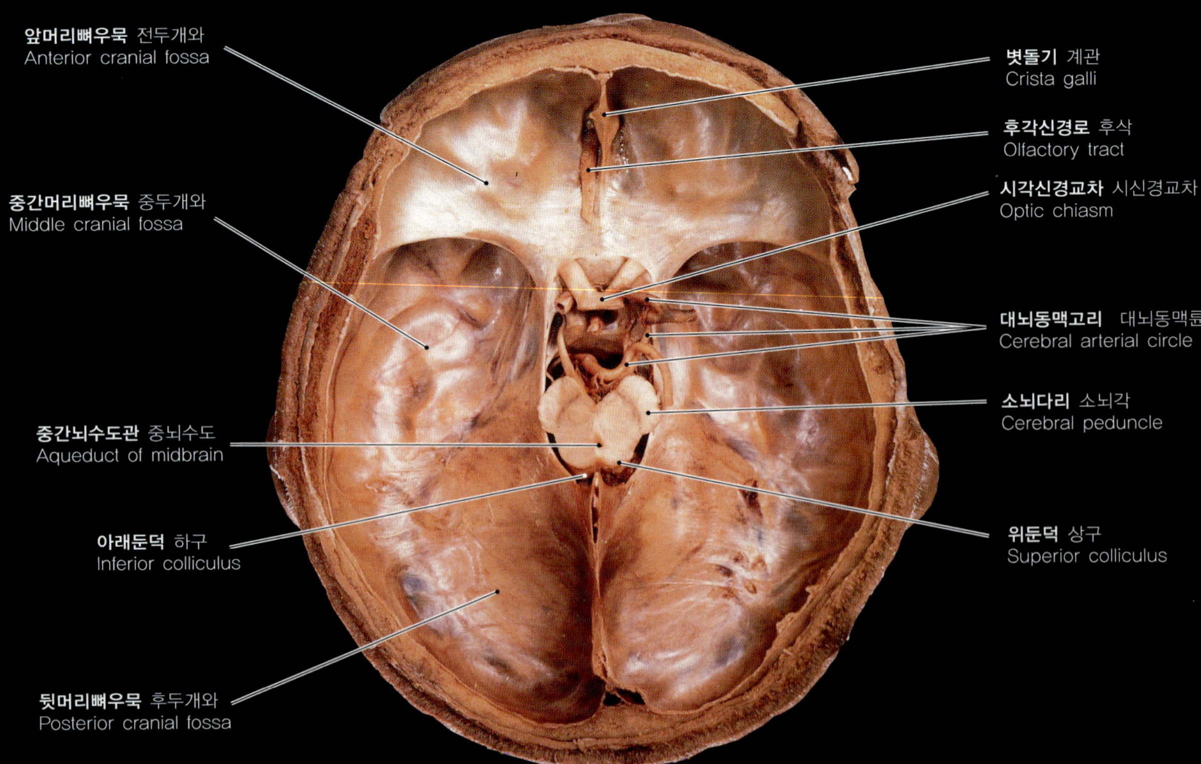

그림 7b 두개저, 상면

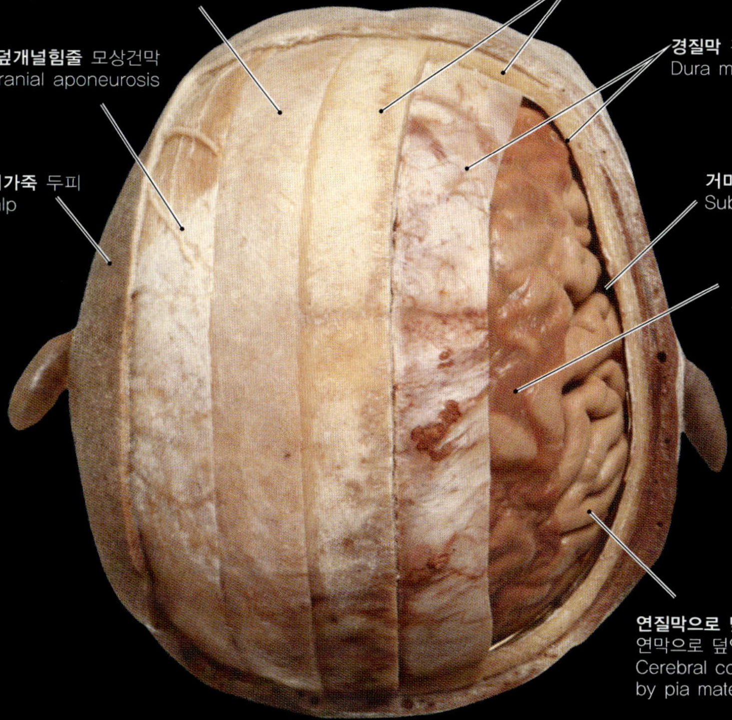

그림 7c 뇌막, 상면

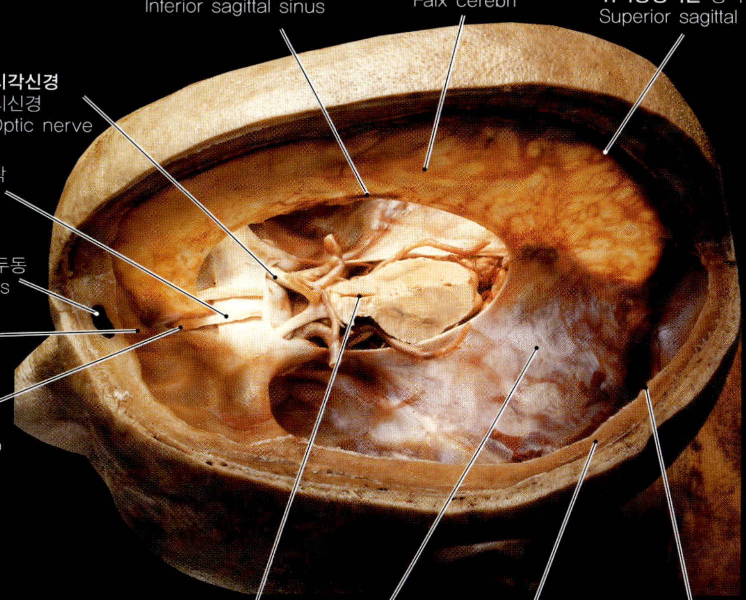

그림 7d 경막주름

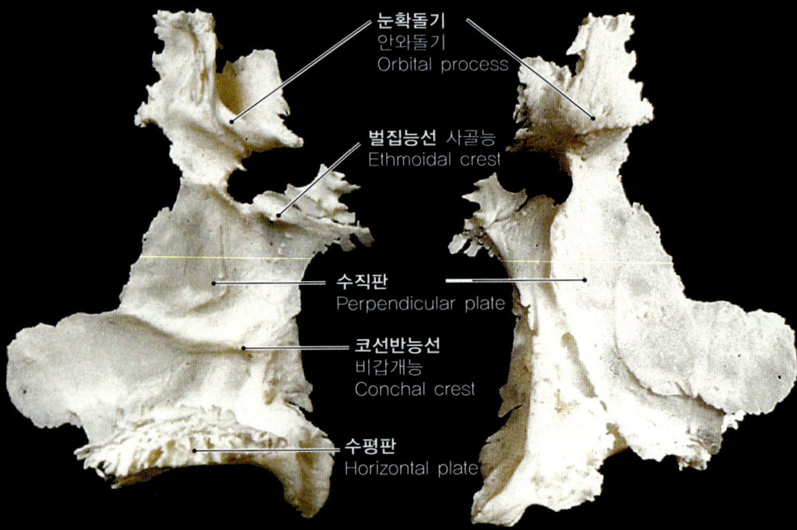

그림 8a-b 입천장뼈(구개골), 내 · 외측면

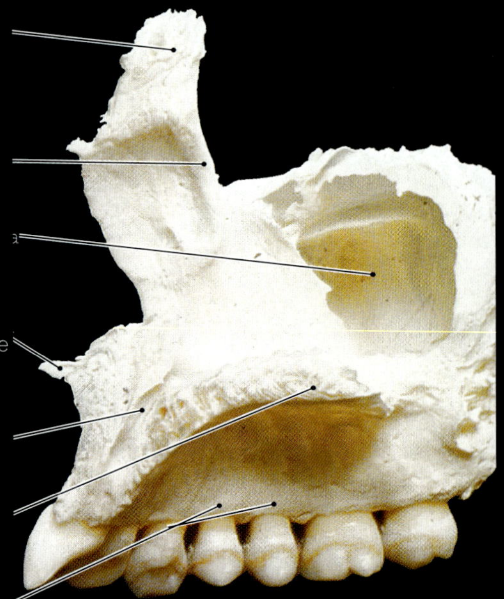

그림 8c 오른쪽위턱뼈 안쪽면(우측상악골, 내측면)

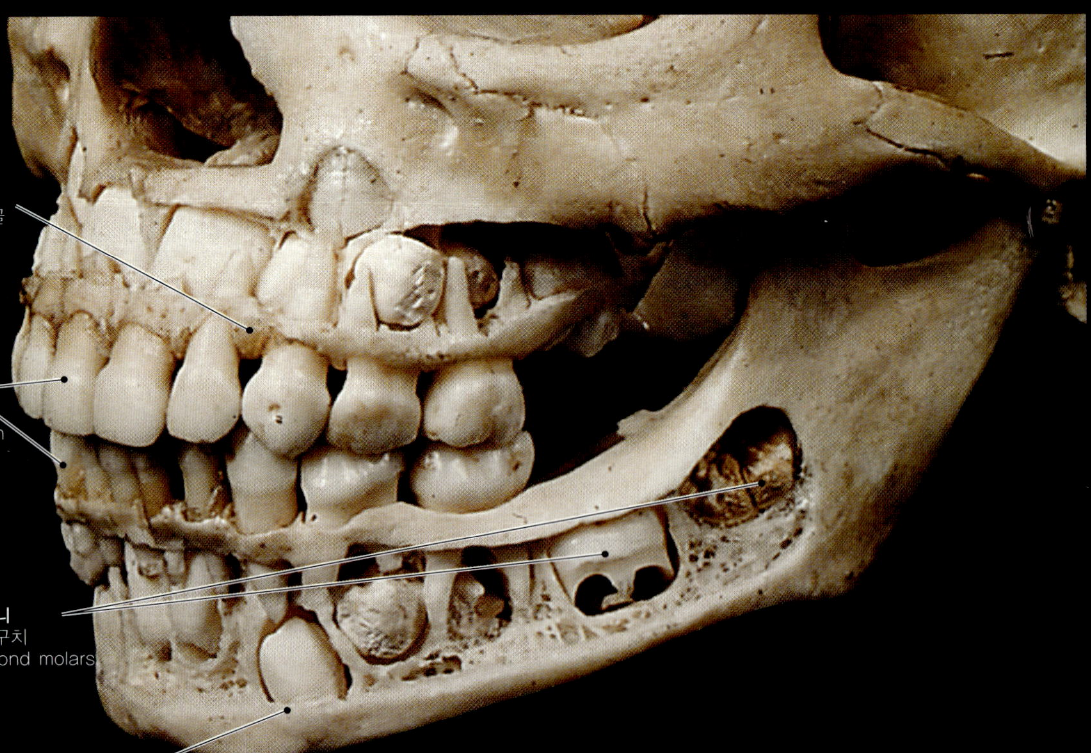

그림 8d 노출된 나지 않은 치아가 보이는 아래턱뼈와 위턱뼈(노출된 미봉출치아가 보이는 하악골과 상악골)

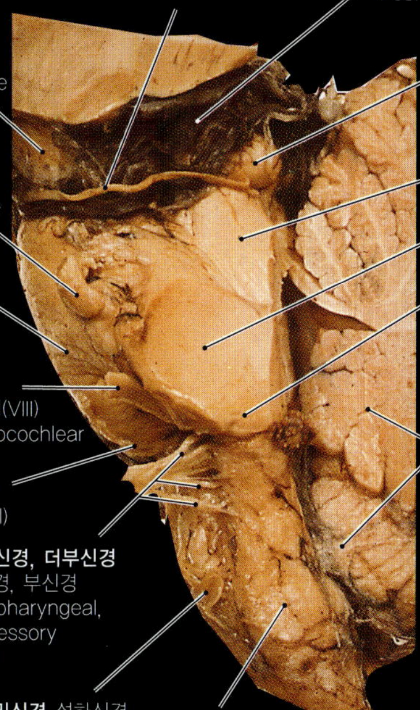

그림 9a 뇌줄기(뇌간), 외측면

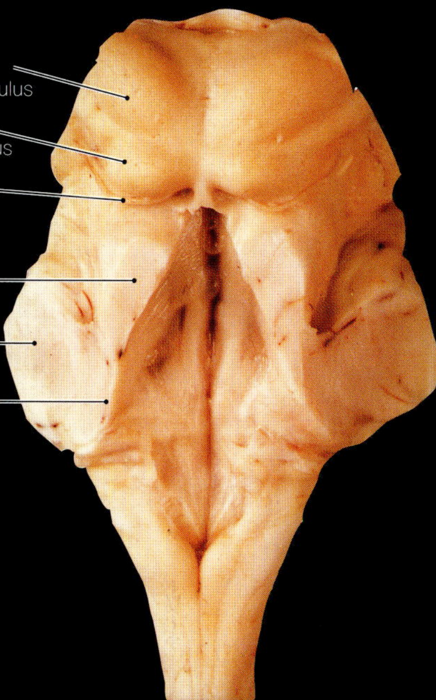

그림 9b 뇌줄기(뇌간), 후면

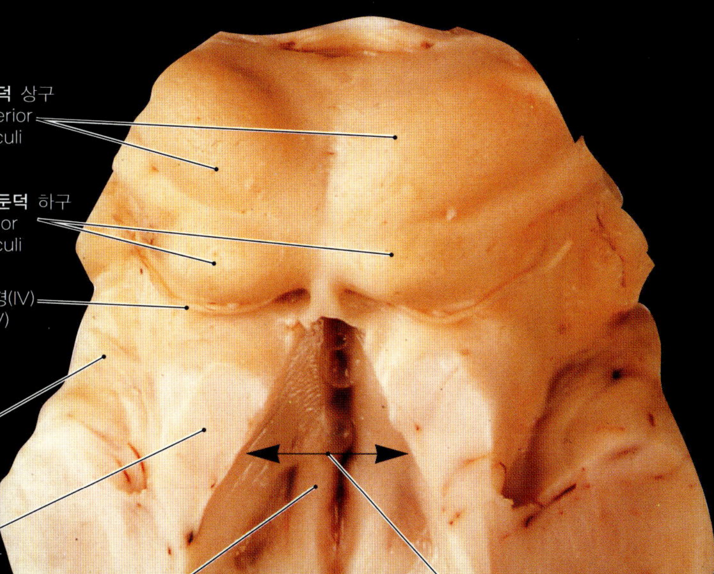

그림 9c 가운데뇌, 뒷면

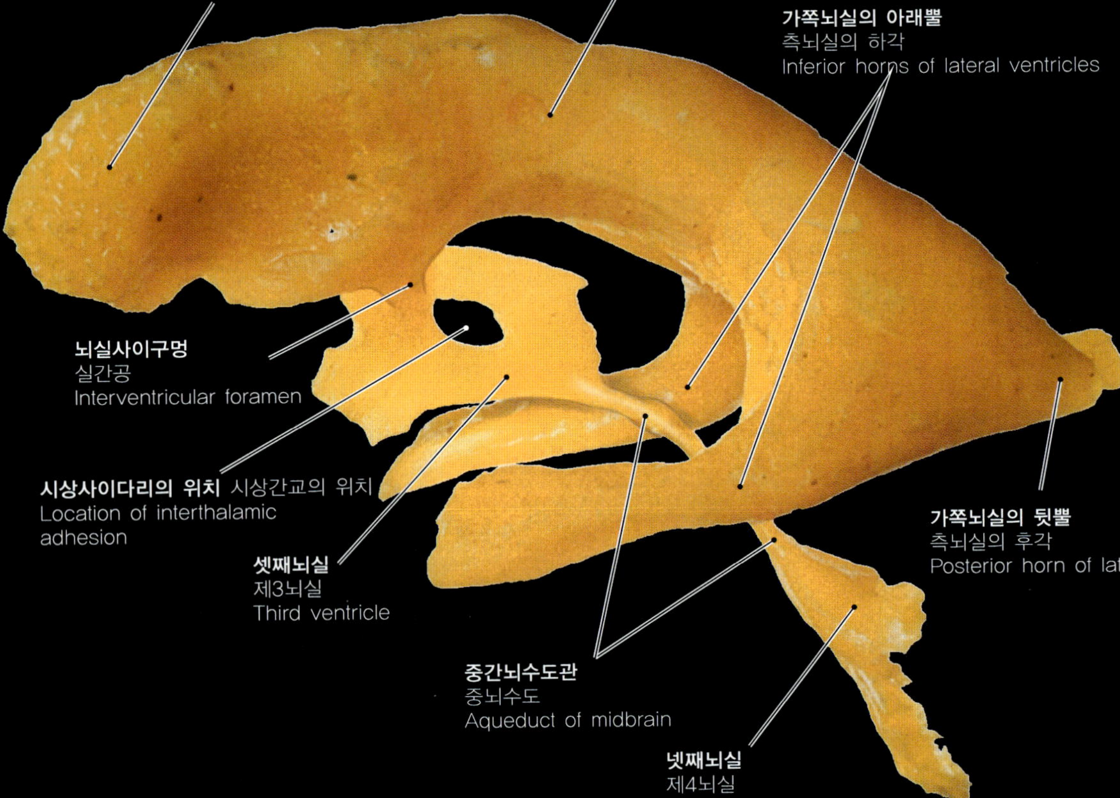

그림 10 뇌실주형, 가쪽면

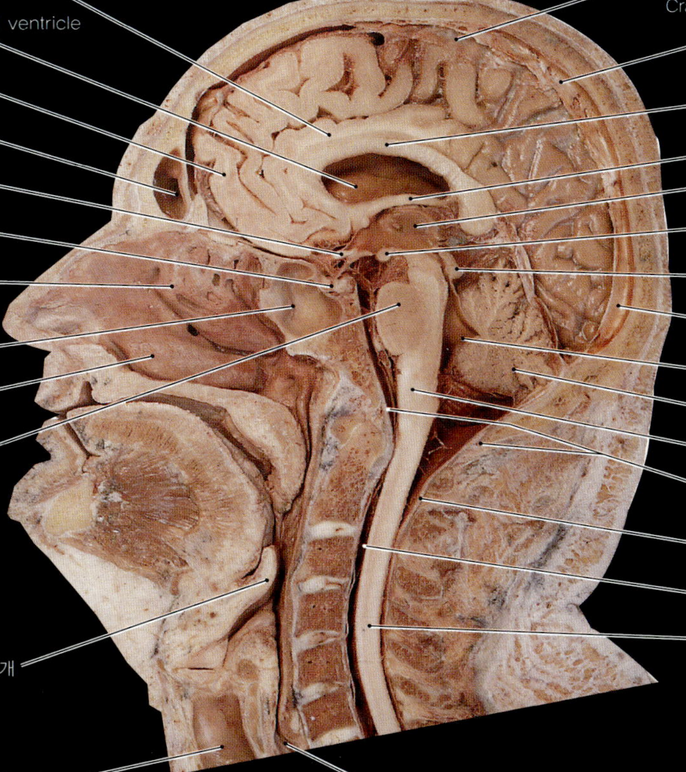

그림 11a 두부와 경부를 경위하는 정중시상단면

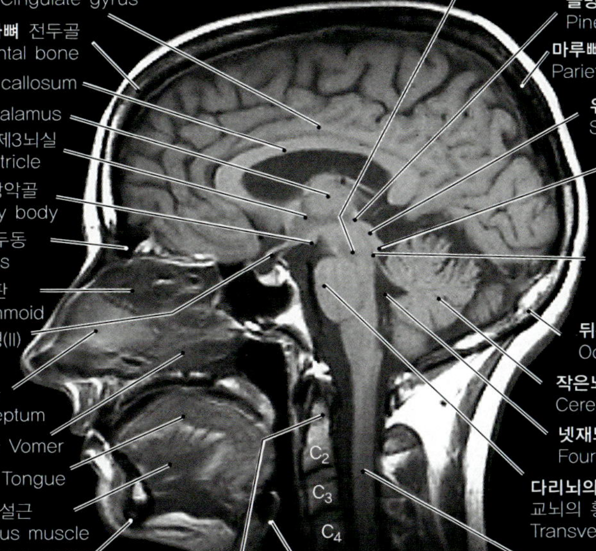

그림 11b 뇌의 MRI 영상, 정중시상단면

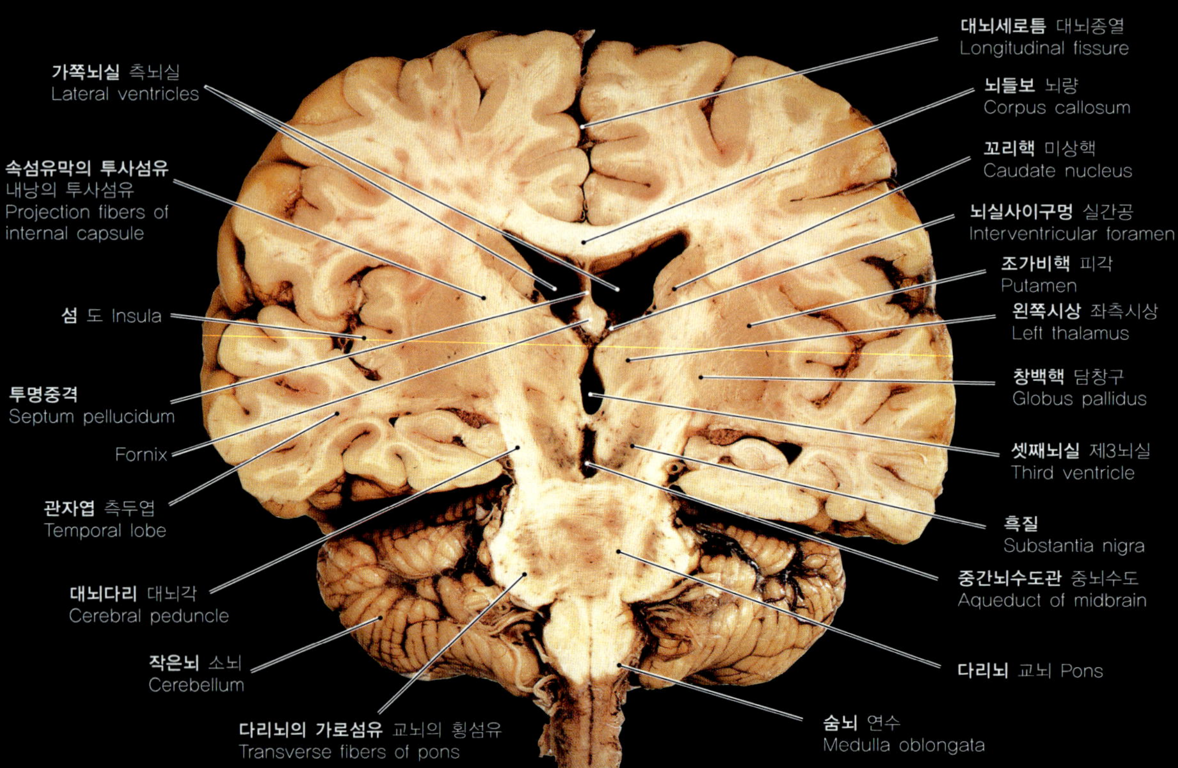

그림 11c 중간뇌(중뇌)와 다리뇌(교뇌) 위치에서 뇌를 경유하는 겨드랑단면(액와단면)

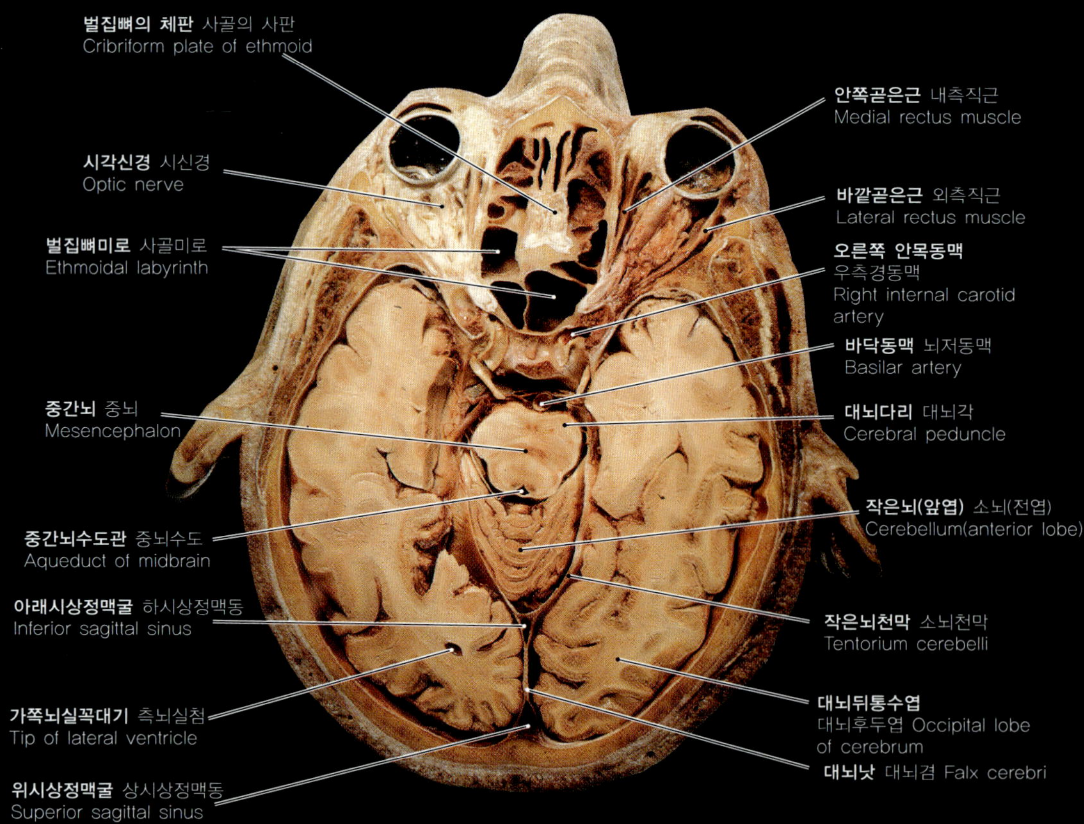

그림 12a 두부를 경유하는 수평면

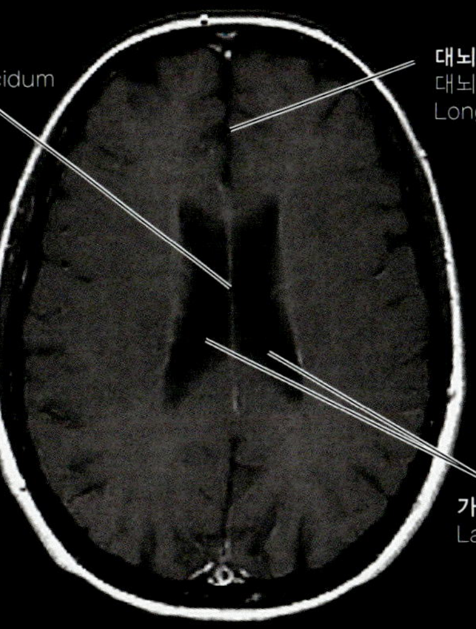

12b

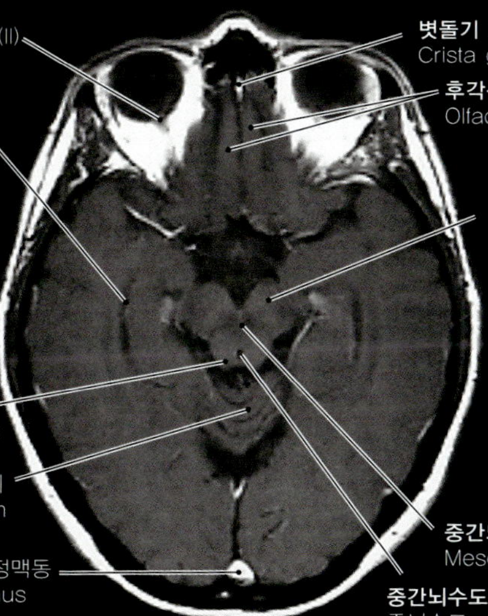

12c

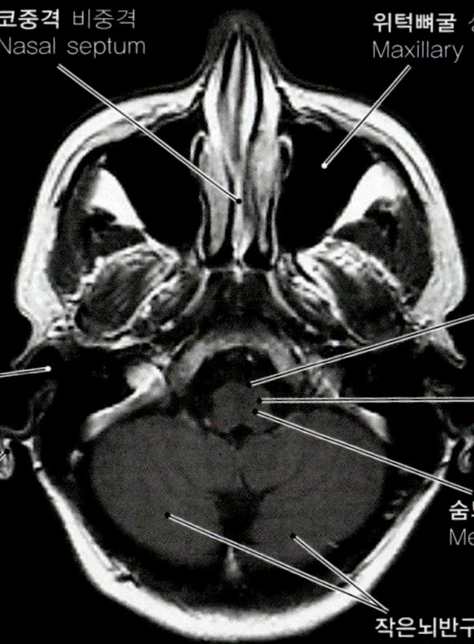

12d

그림 12b-d 뇌의 MRI영상, 수평면, 상부에서 하부로 연속

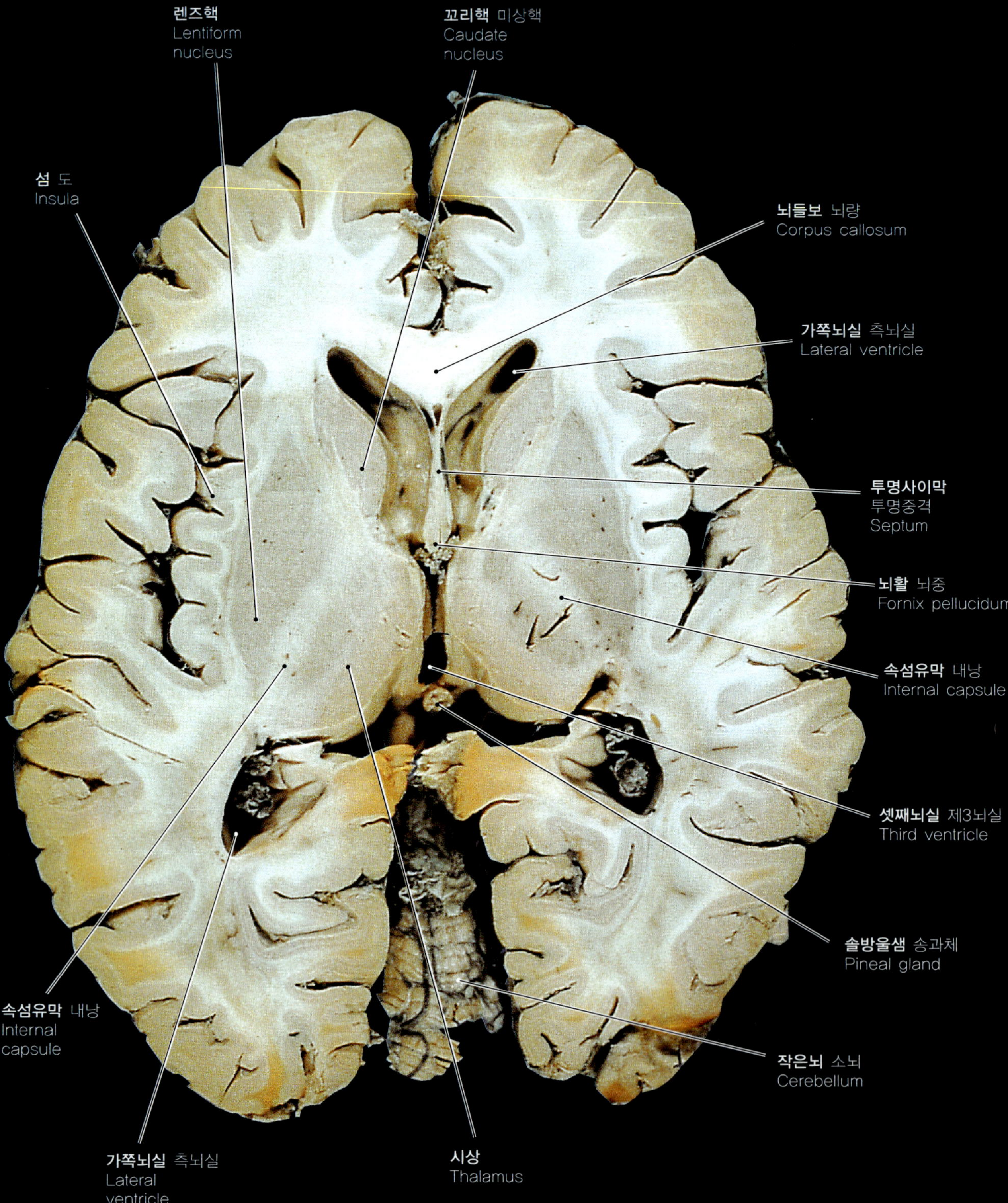

그림 13a 뇌를 경유하는 수평면

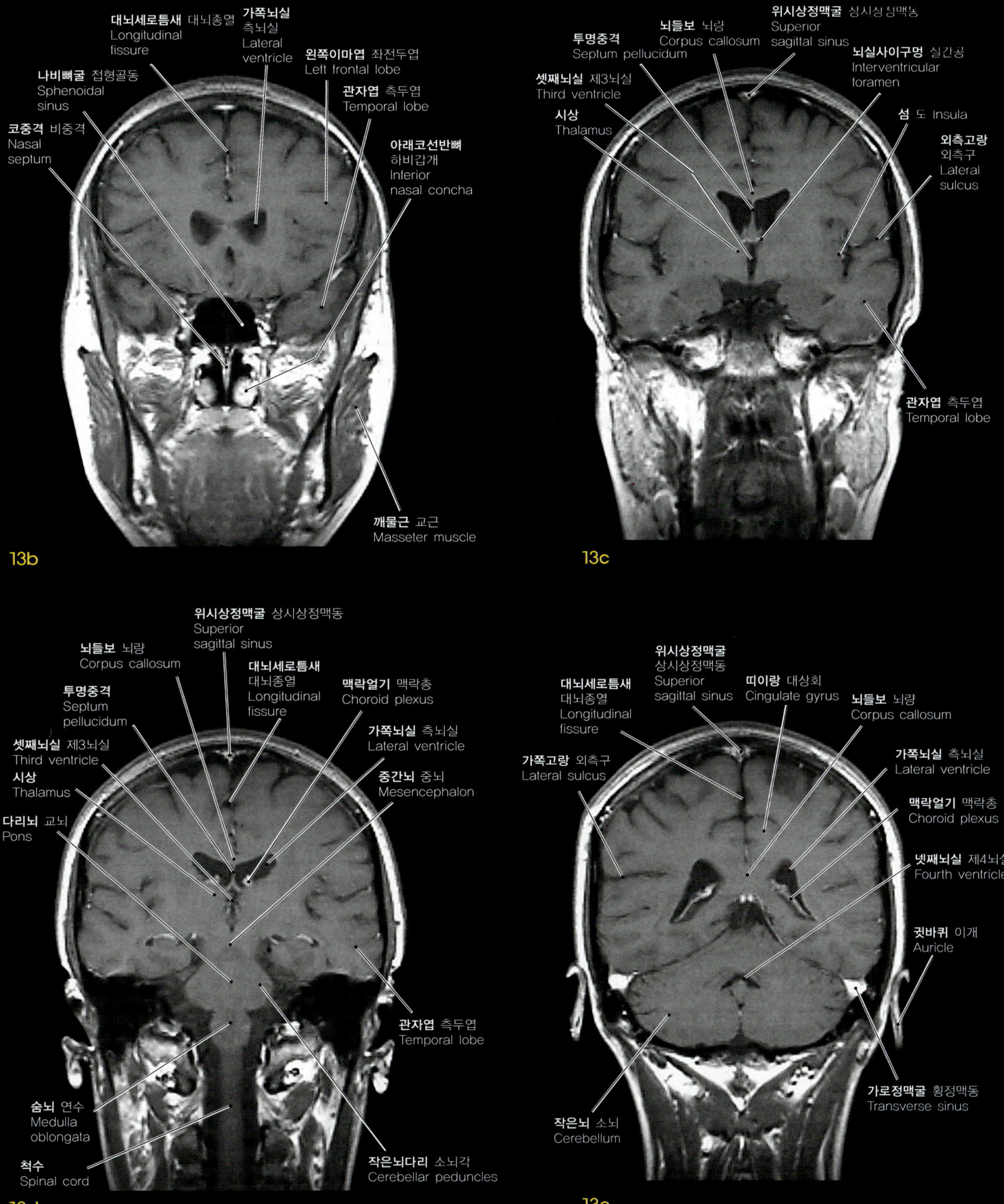

그림 13b-e 뇌의 MRI영상, 전두(액와)단면, 전부에서 후부로 연속

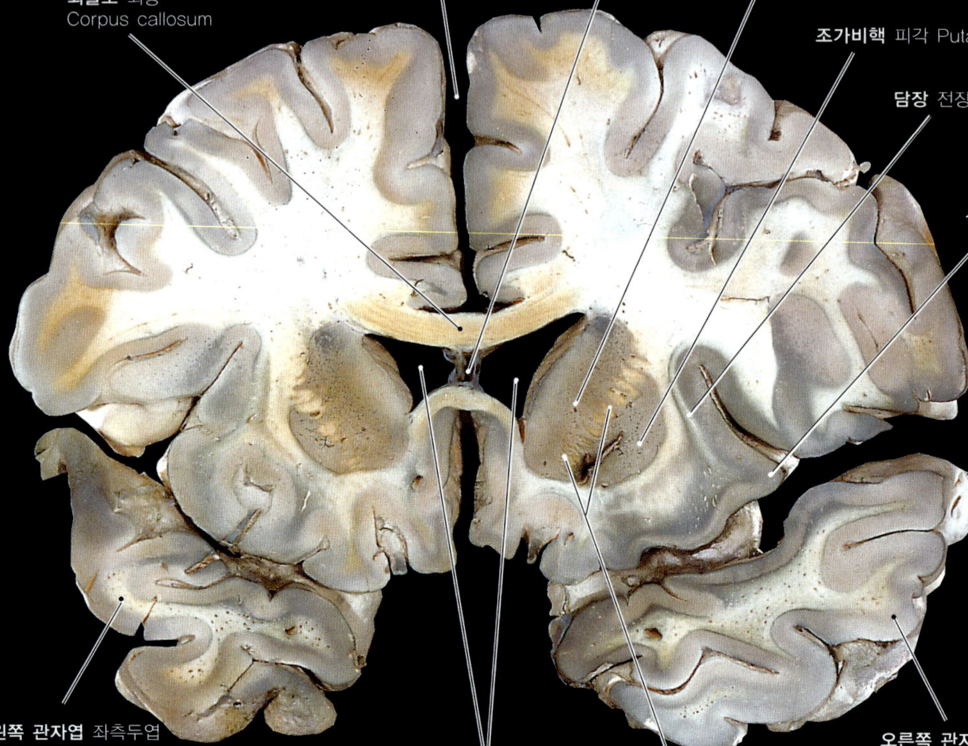

그림 13f 기저핵 위치에서 뇌를 경유하는 전두단면

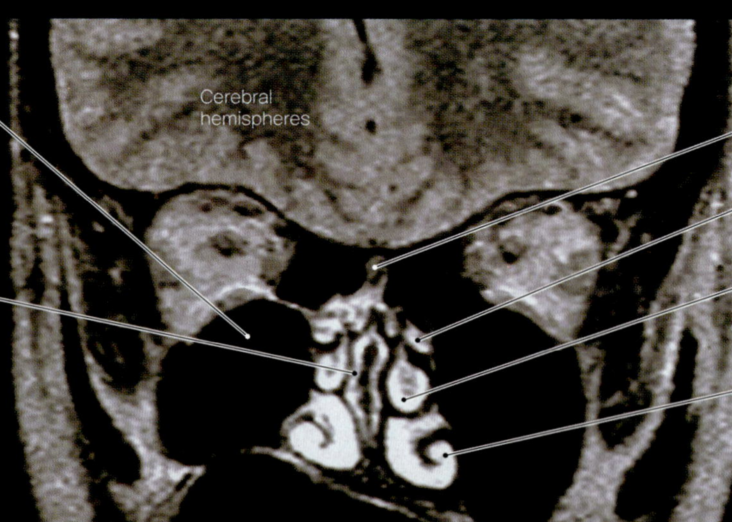

그림 13g 부비동을 보여주는 액와 단면, MRI 영상

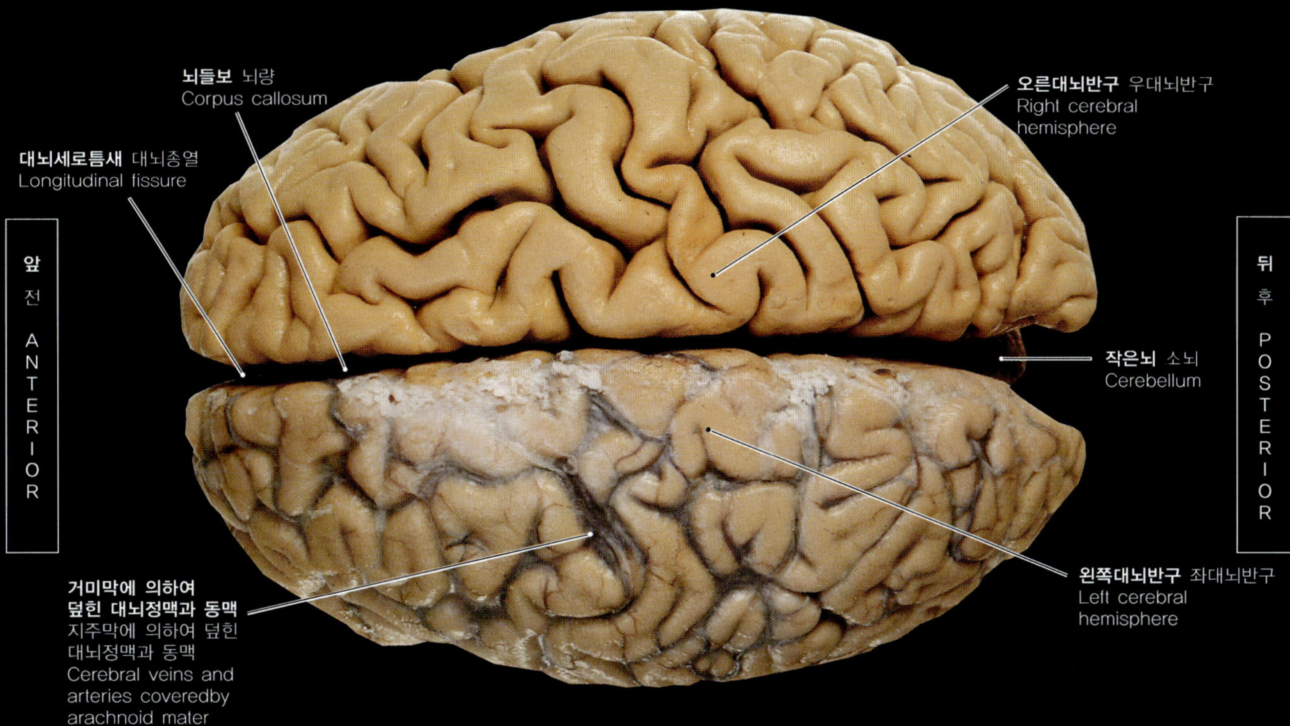

그림 14a 뇌의 표면해부학, 상면

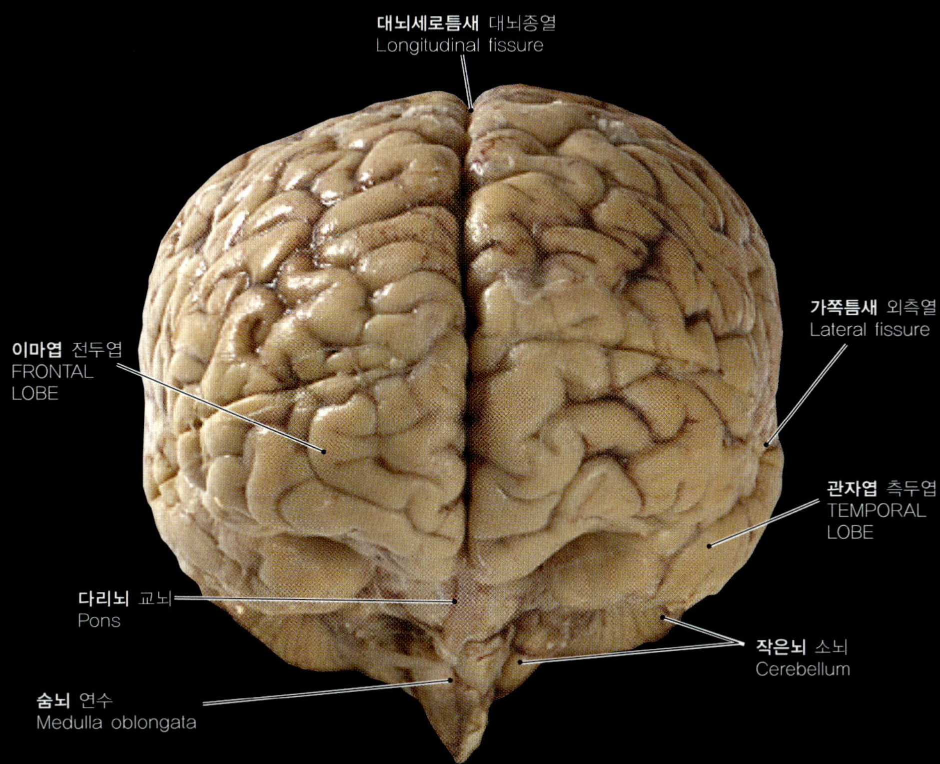

그림 14b 뇌의 표면해부학, 전면

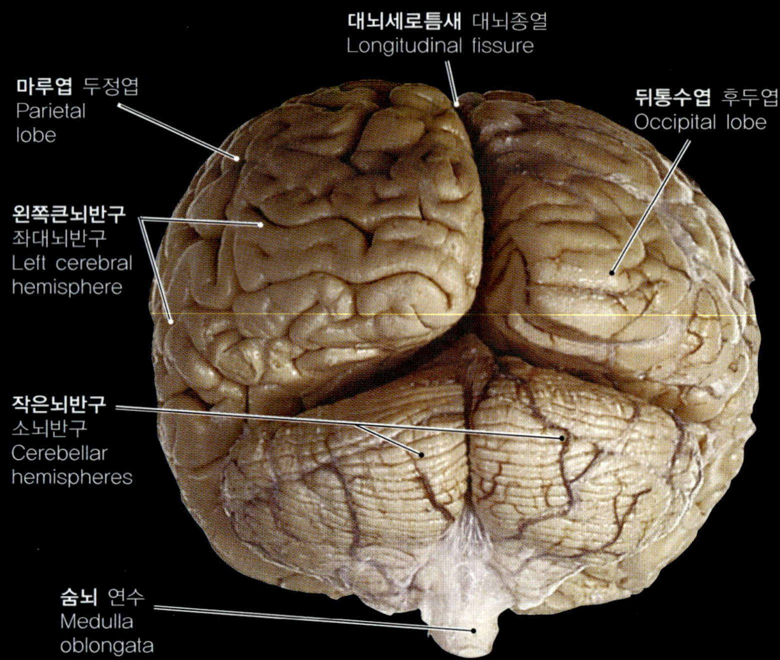

그림 14c 뇌의 표면해부학, 후면

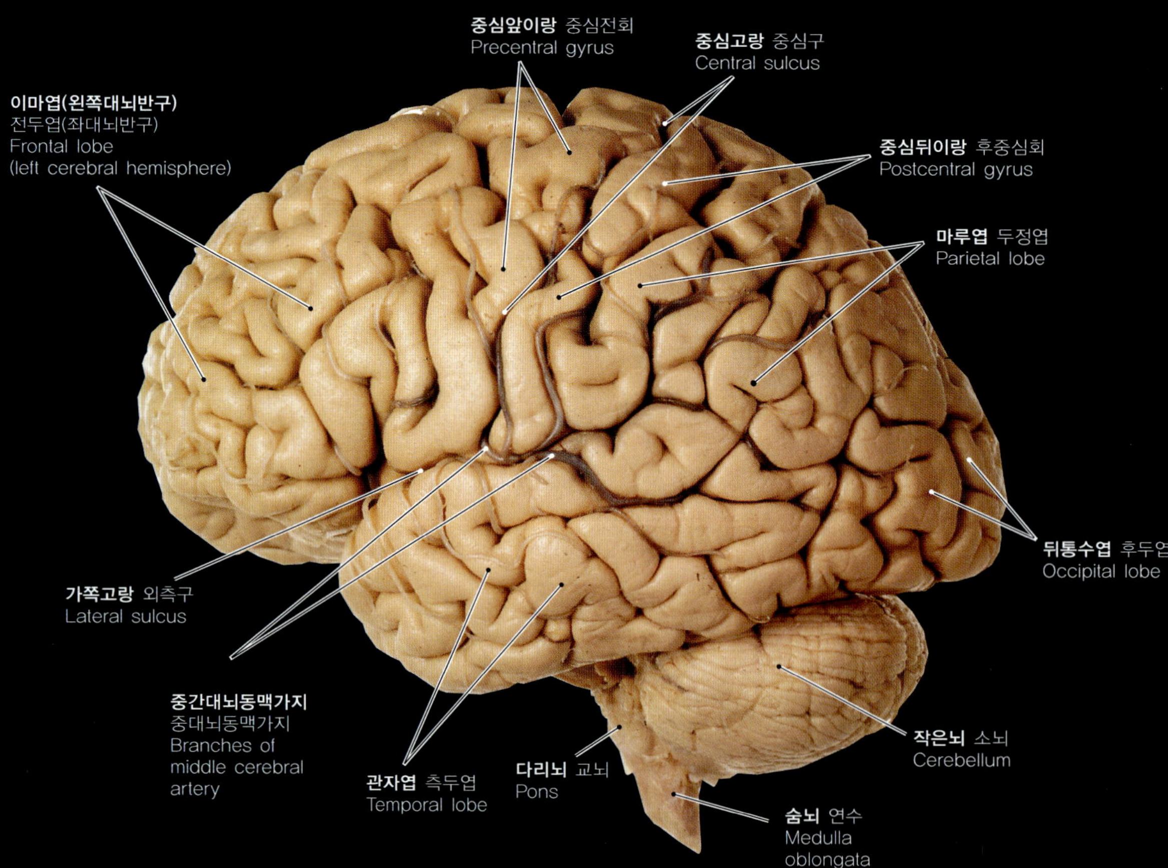

그림 14d 뇌의 표면해부학, 외측면

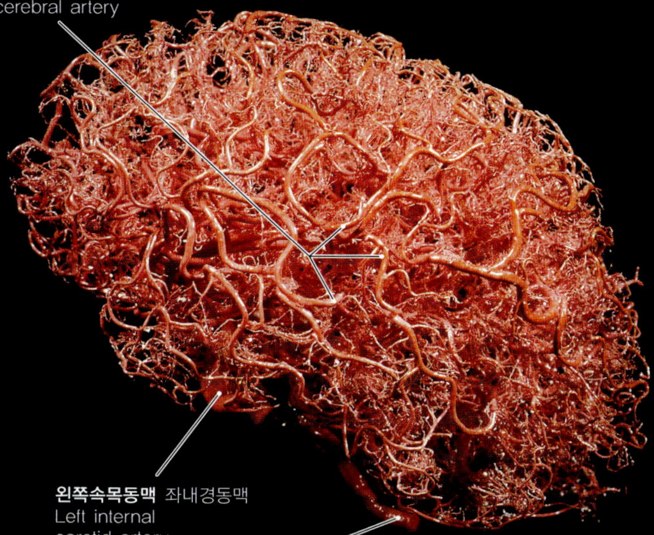

그림 15a 뇌로 가는 동맥순환, 부식주조영상의 외측면

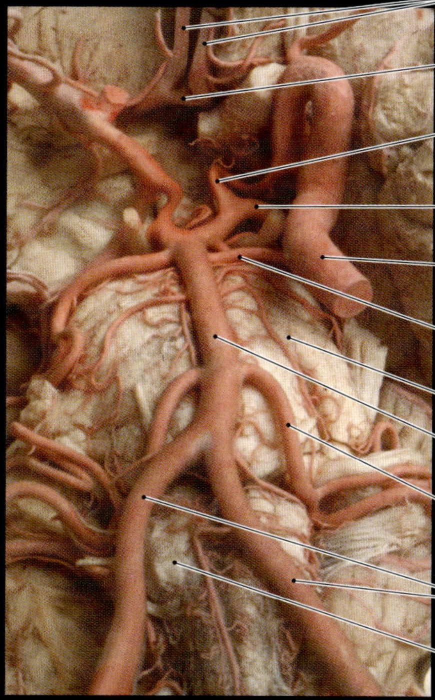

그림 15c 뇌의 하표면위의 동맥

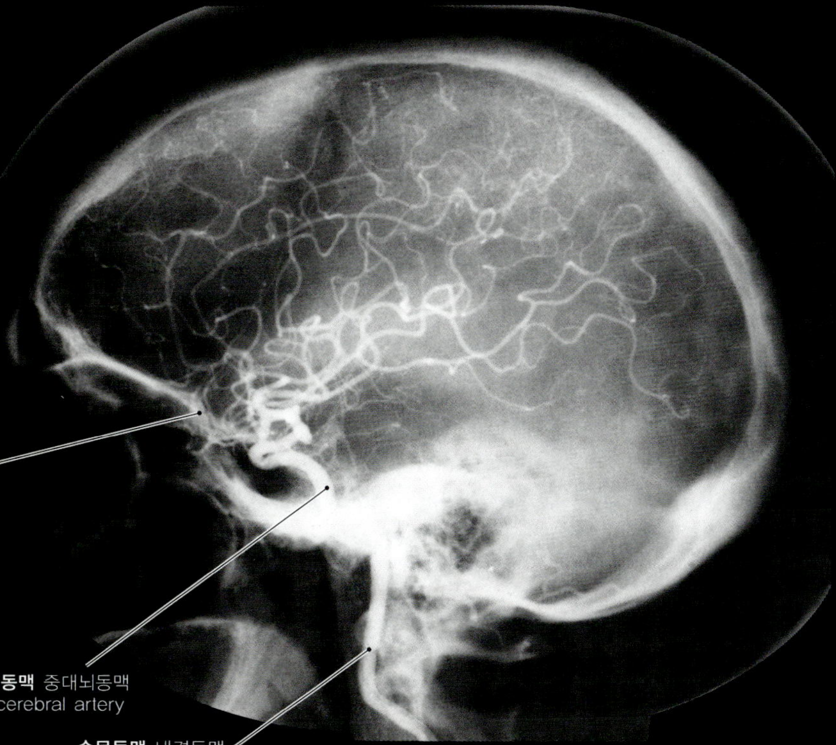

그림 15b 뇌혈관 영상

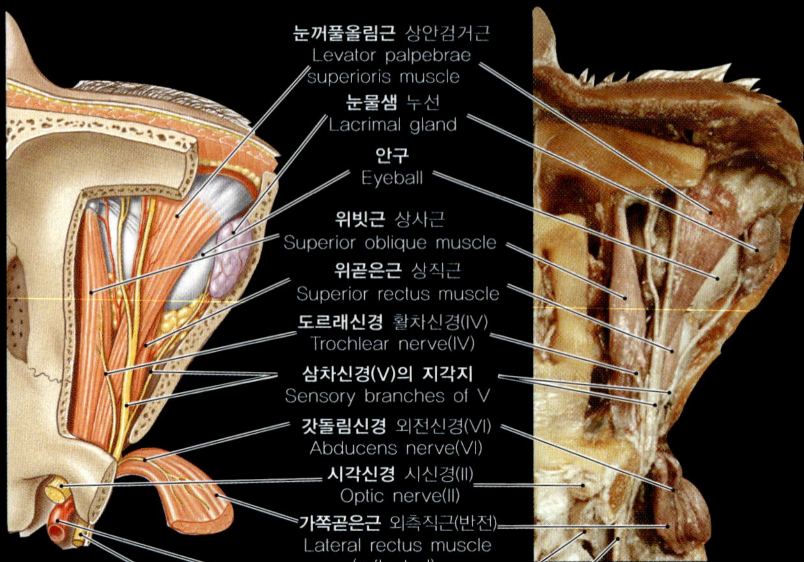

그림 16a-b 안구의 부속구조물, 상면

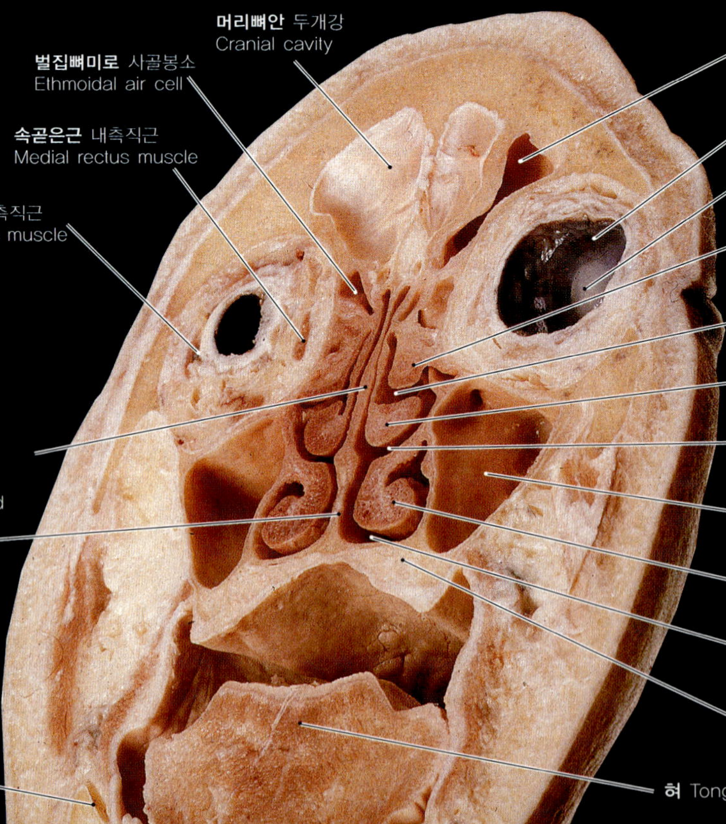

그림 16c 얼굴(안면)을 경유하는 이마면(전두) 단면

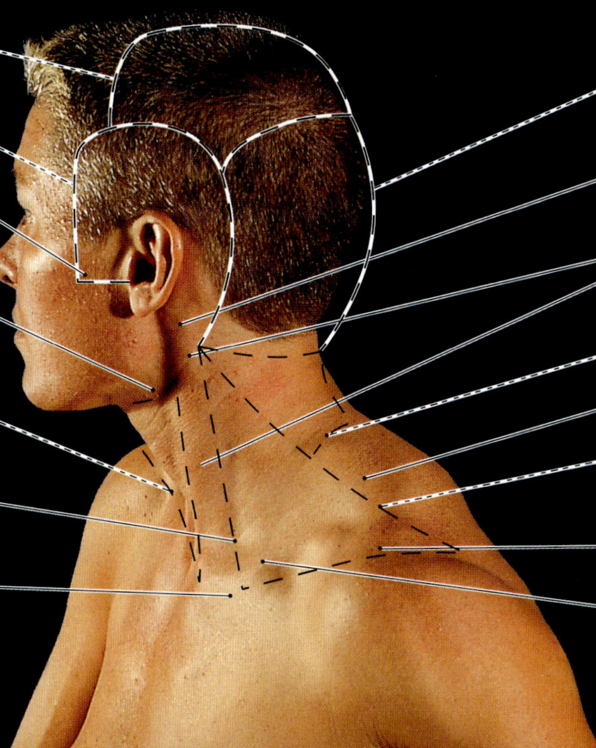

그림 17 후경삼각

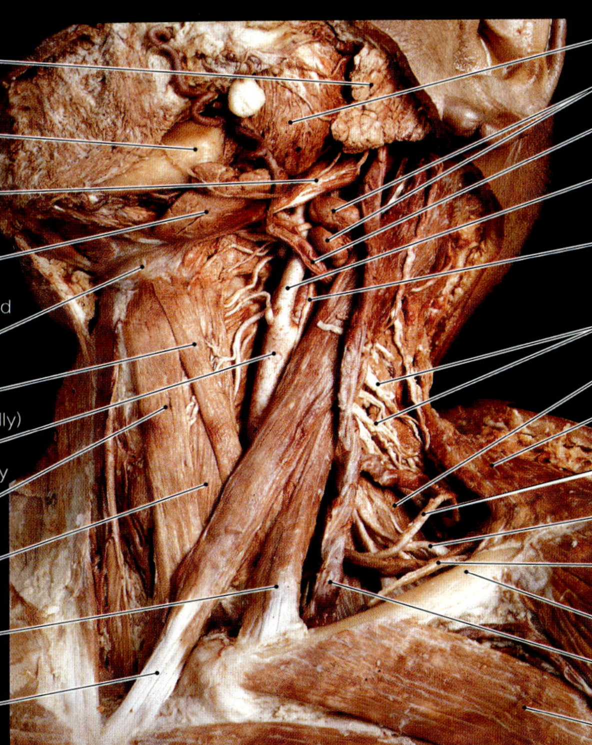

그림 18a 목(경부)의 얕은층(천층)구조, 앞가쪽면(전외측면)

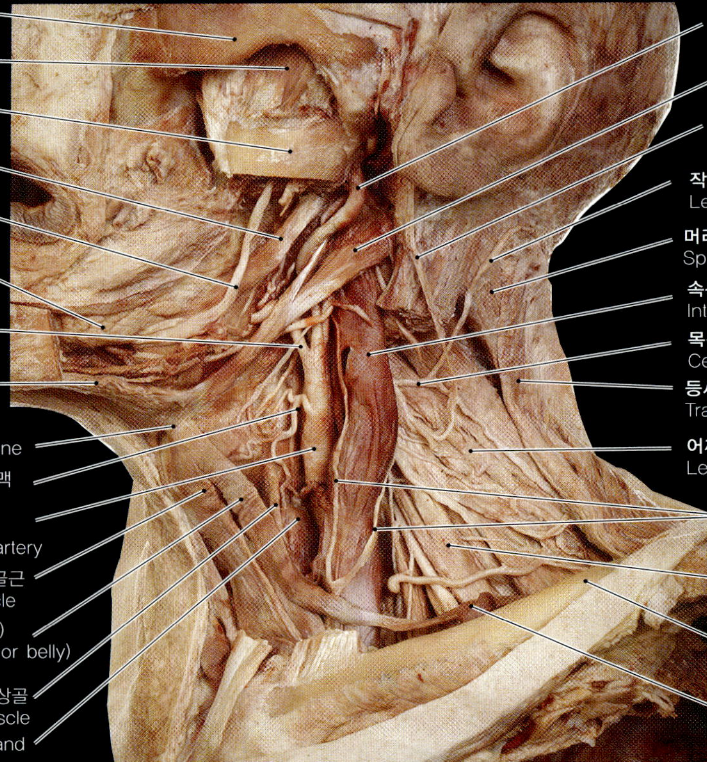

그림 18b 목(경부)의 깊은(심부) 구조, 가쪽면(외측면)

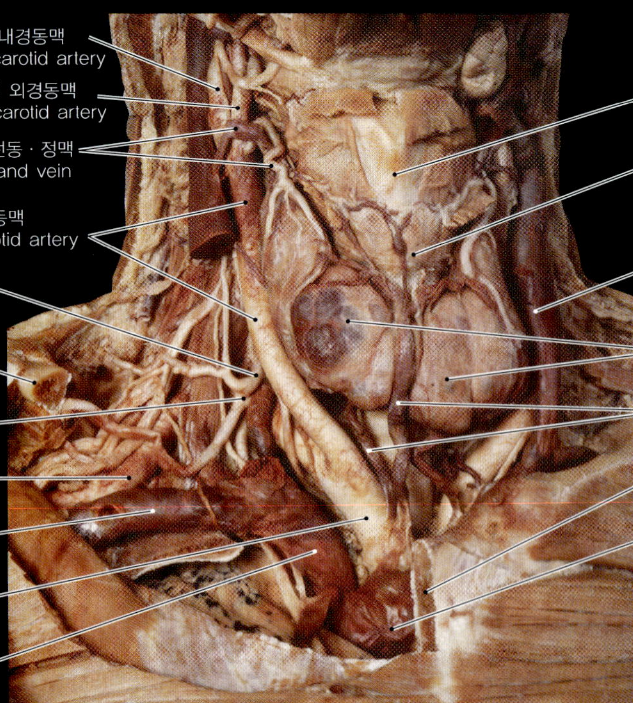

그림 18c 목(경부)의 깊은(심부) 구조, 앞쪽면(전면)

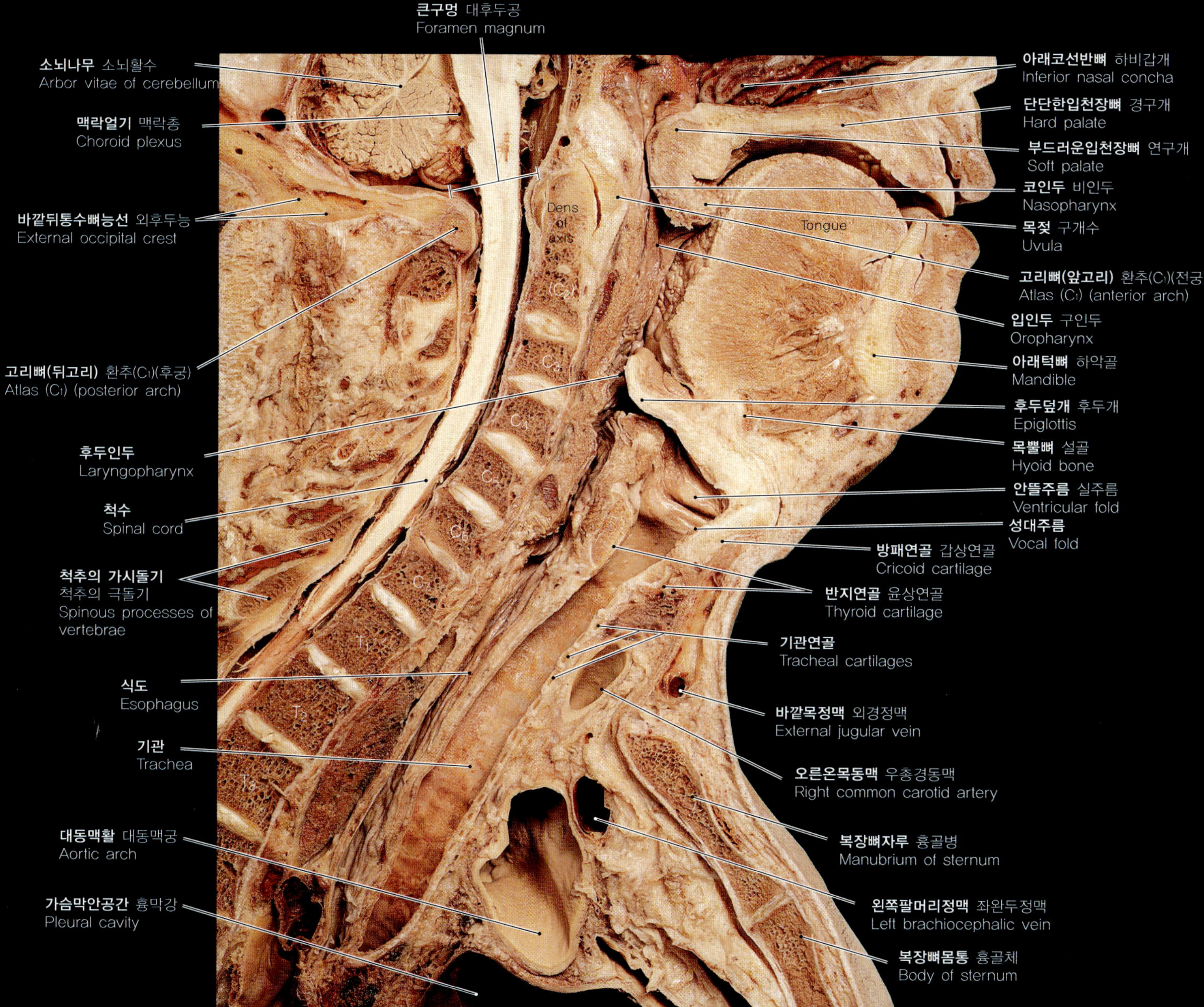

그림 19 머리와 목을 경유하는 정중시상단면

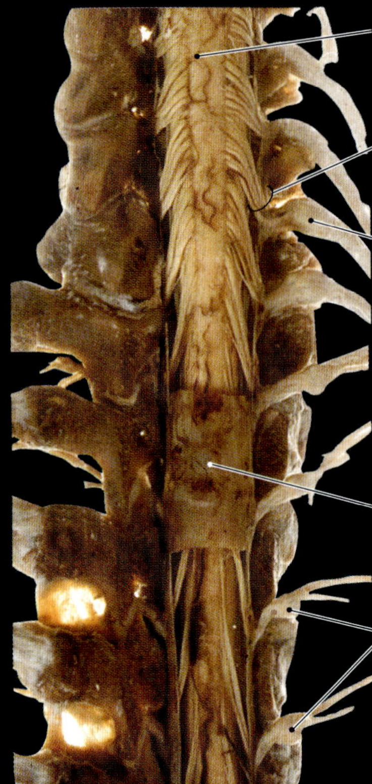

그림 20a 척수의 목과 가슴, 후면

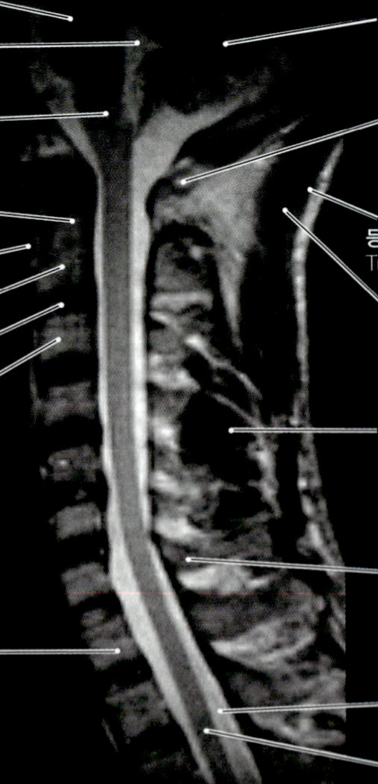

그림 20b 골격, 전면

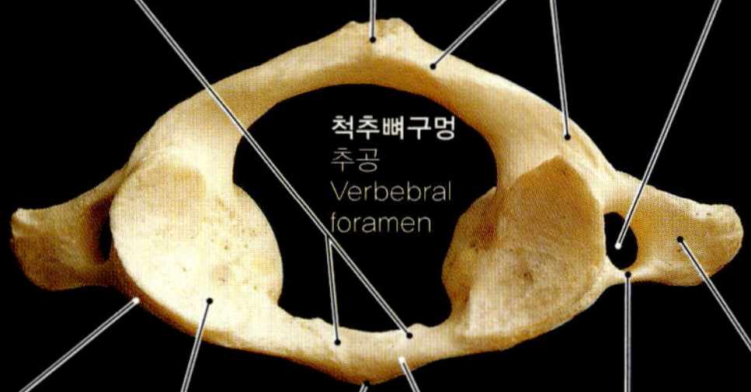

그림 21a 고리뼈(환추), 상면

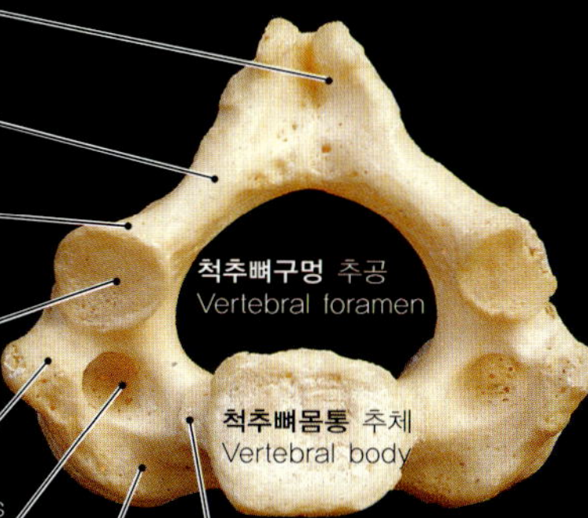

그림 21d 중쇠뼈(축추), 하면

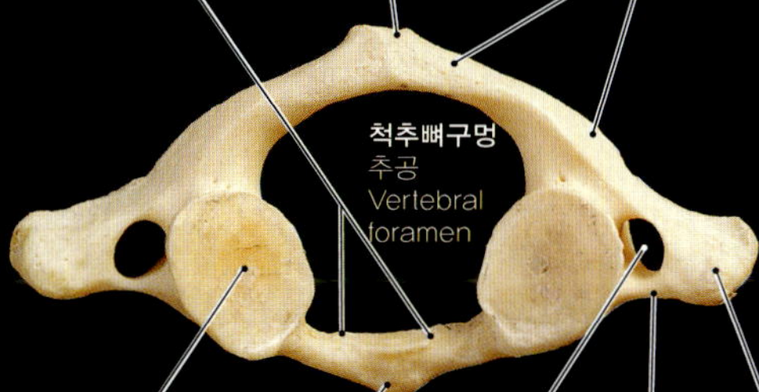

그림 21b 고리뼈(환추), 하면

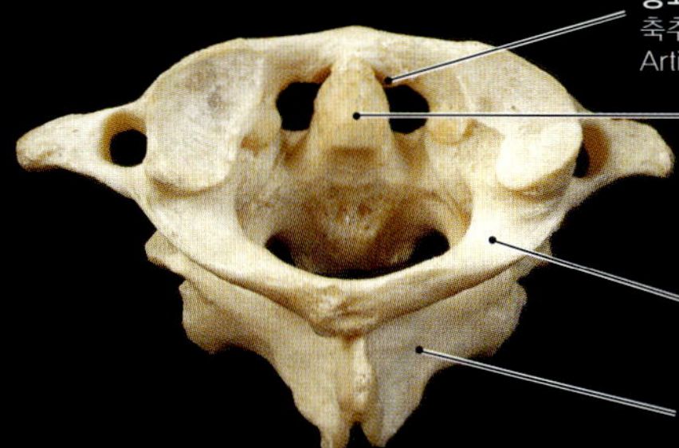

그림 21e 고리뼈(환추)와 중쇠뼈(축추)의 관절, 위와 아래면

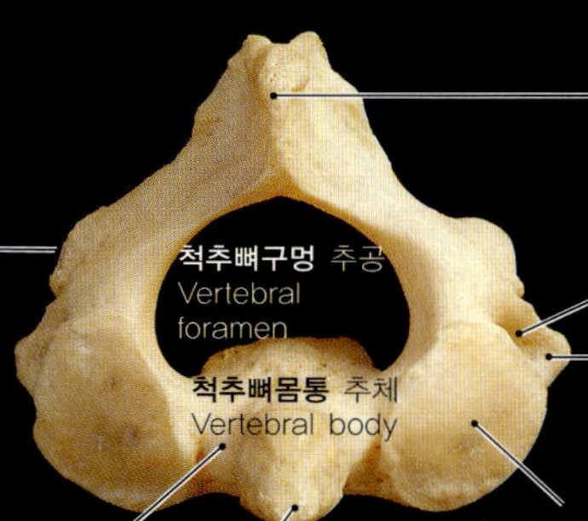

그림 21c 중쇠뼈(축추), 상면

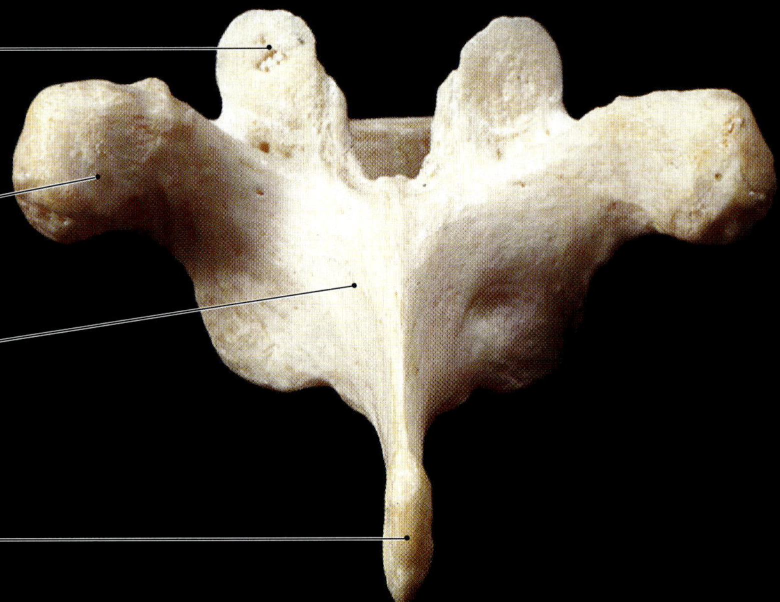

그림 22a 등뼈(흉추), 후면

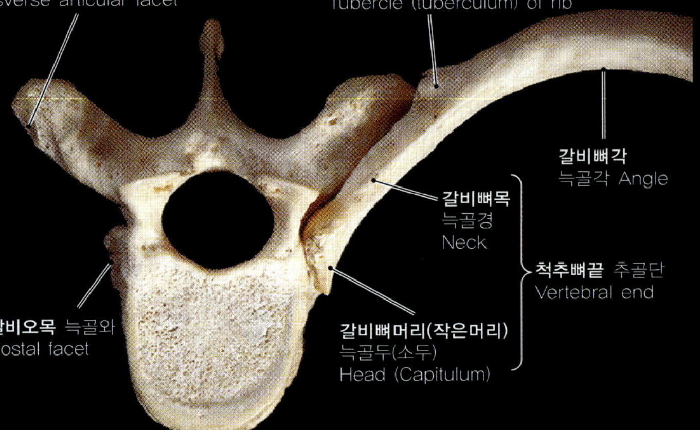

그림 22b 등뼈(흉추)와 갈비뼈(늑골), 상면

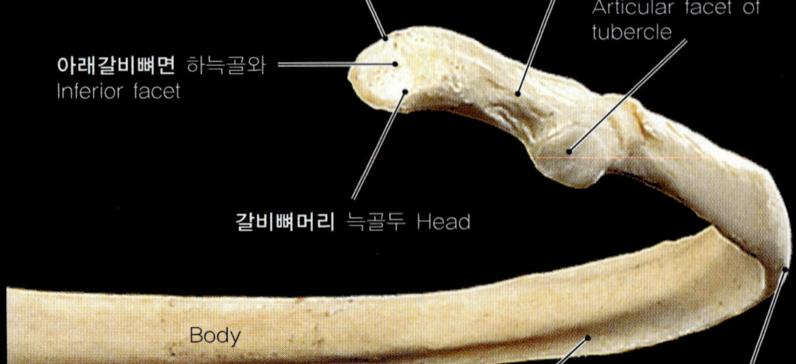

그림 22c 전형적 갈비뼈(늑골), 후면

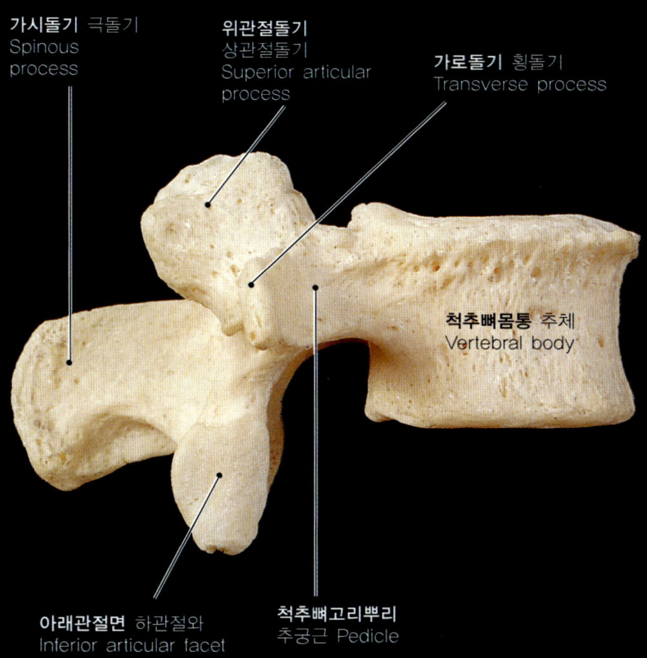

그림 23a 허리뼈(요추), 외측면

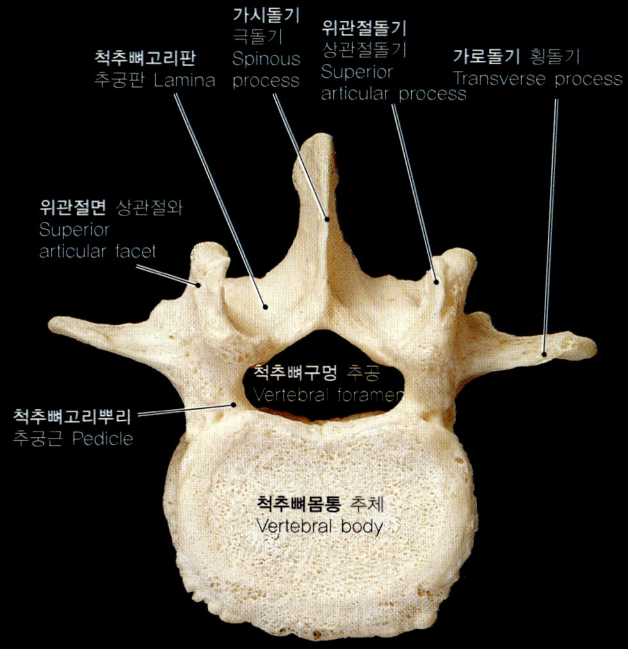

그림 23b 허리뼈(요추), 상면

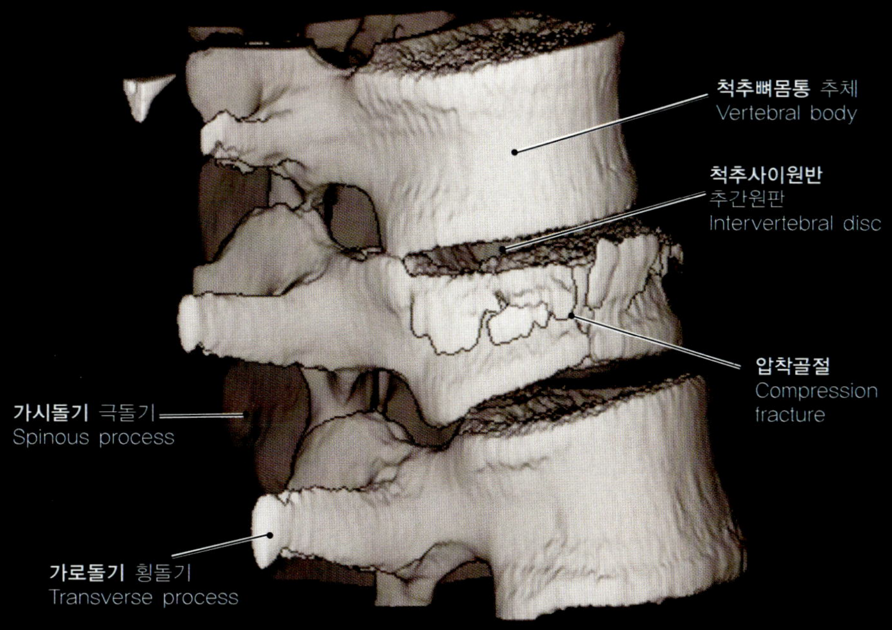

그림 23c 허리뼈몸통(요추체)의 골절을 보여주는 3차원적 단층촬영술 영상

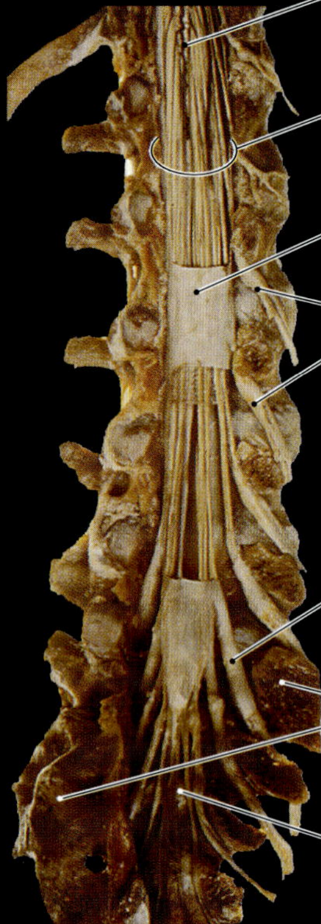

그림 24a 척주의 하부, 후면

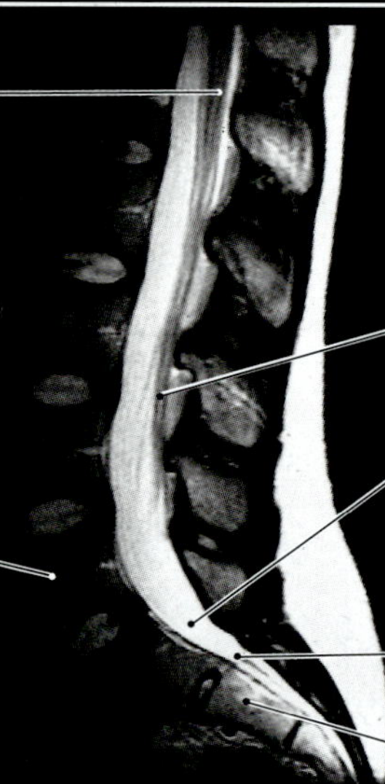

그림 24b 척주관 하부의 MRI 영상, 외측면

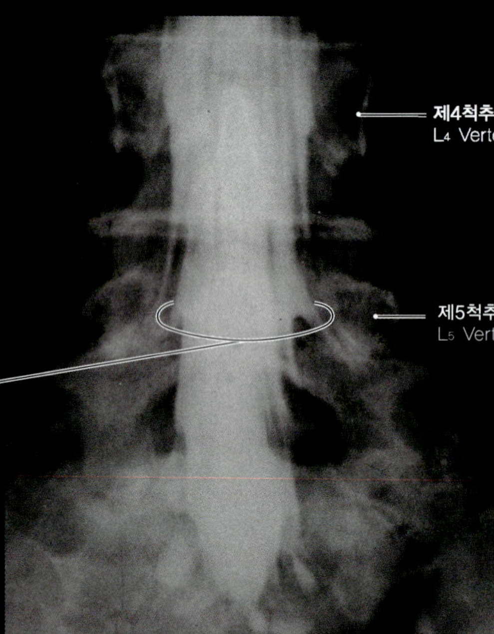

그림 24c 거미막밑공간(지주막하강)에 대조적 배치를 가한
말총(마미)의 X-ray

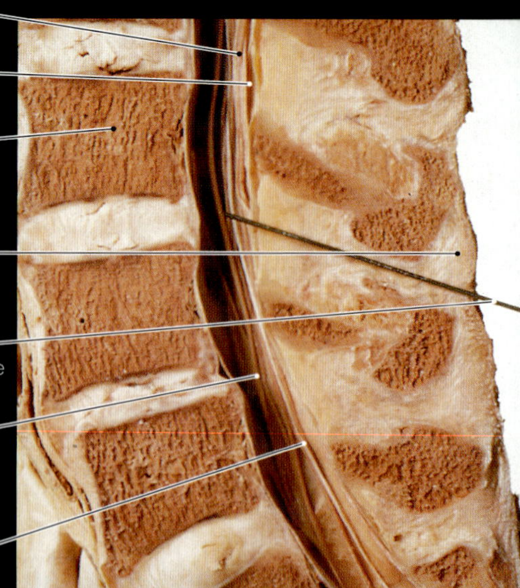

그림 24d 시상단면에서 본 허리뼈뚫기위치(요추천자위치)

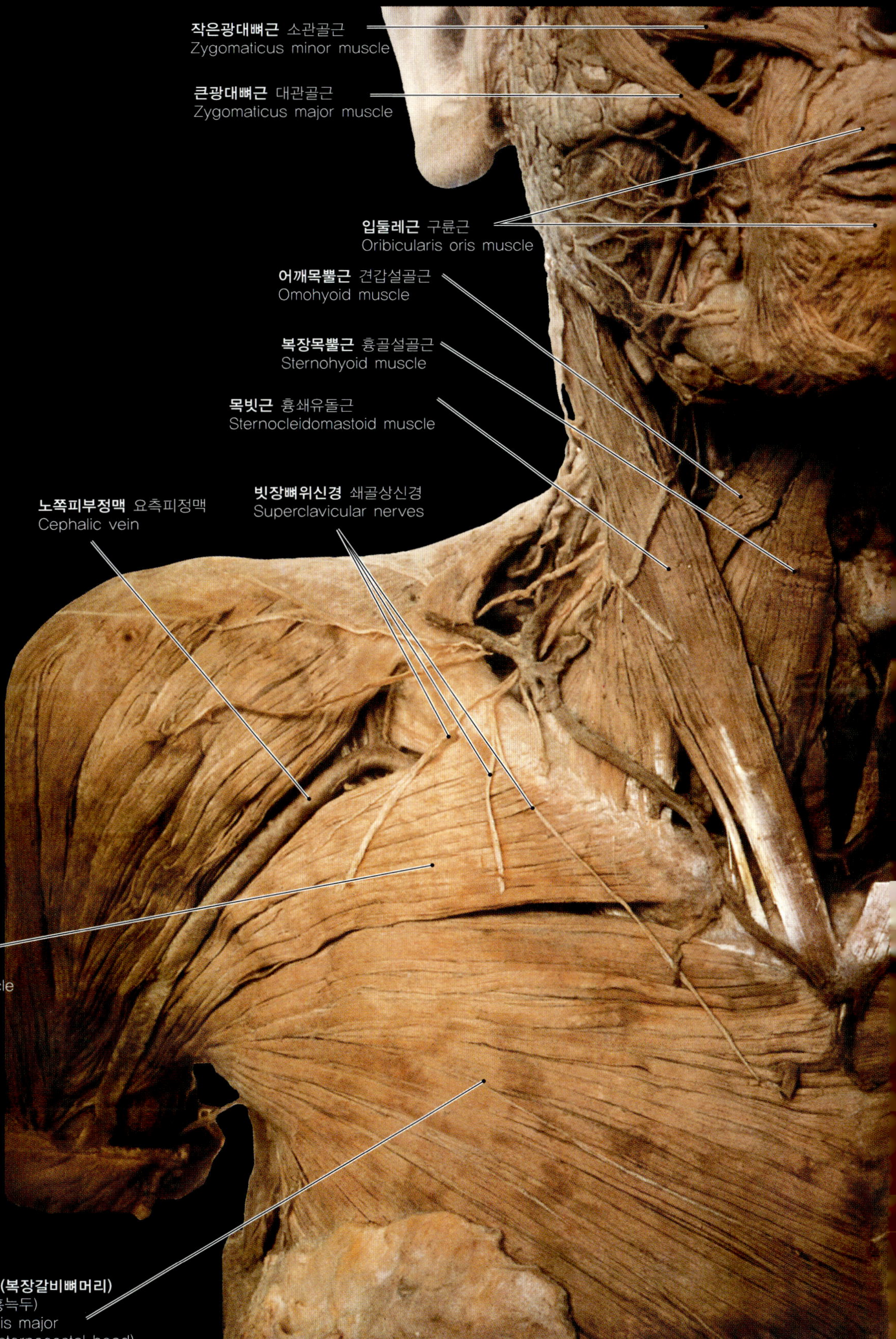

그림 25 어깨(견부)와 목부위(경부), 앞면(전면)

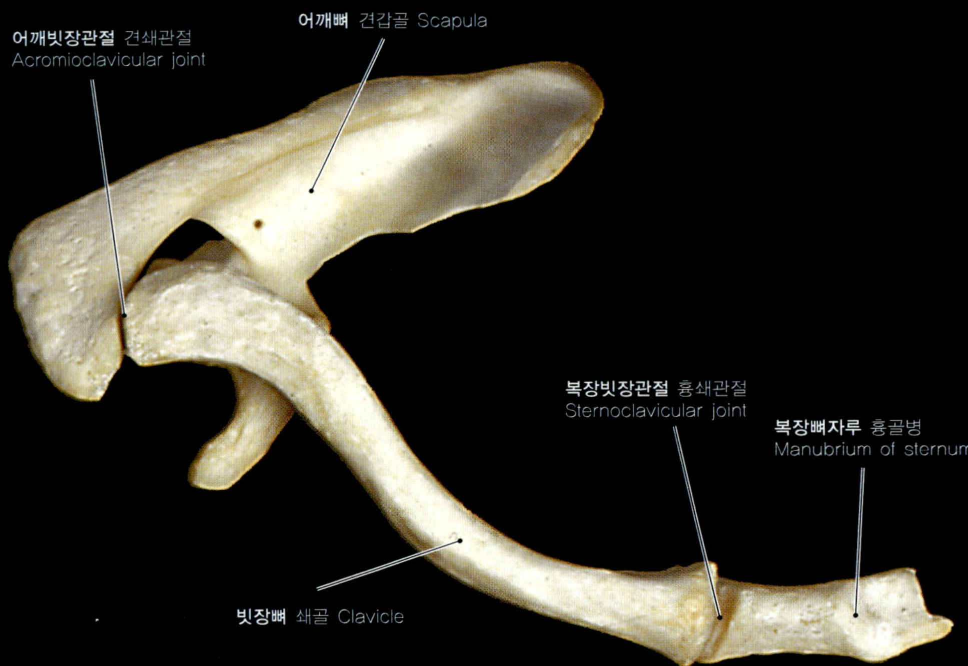

그림 26a 우측흉부와 상지대의 뼈, 상면

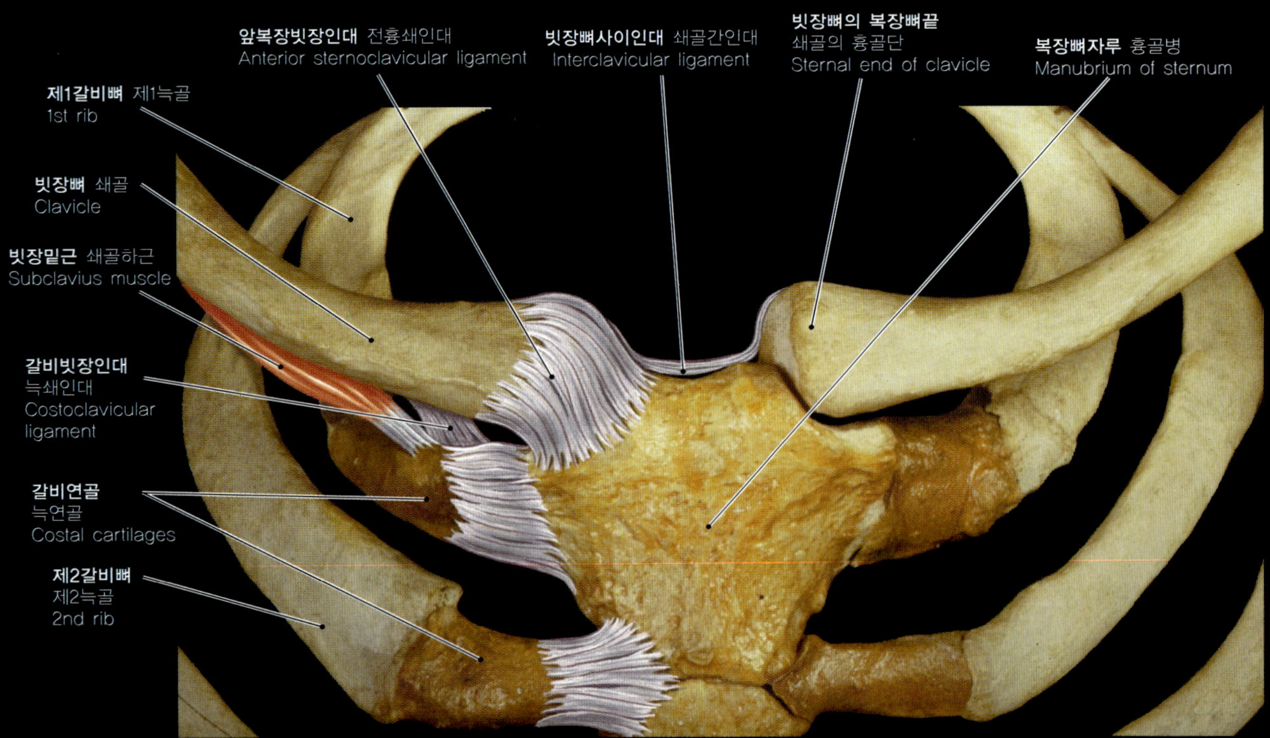

그림 26b 복장빗장관절(흉쇄관절)

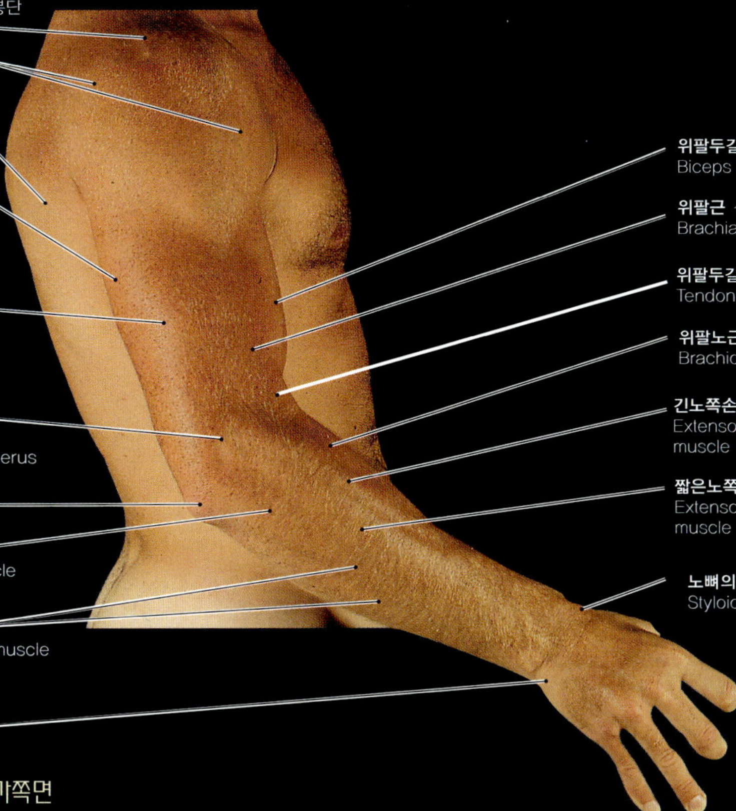

그림 27a 오른쪽 위팔과 몸통, 가쪽면

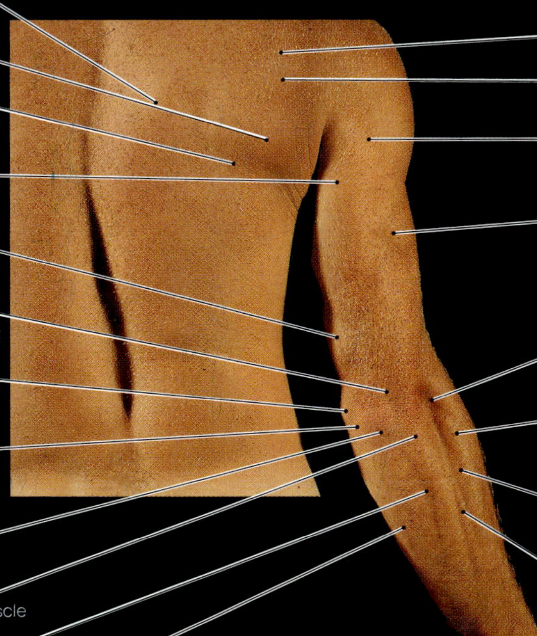

그림 27b 오른쪽 위팔과 몸통, 후면

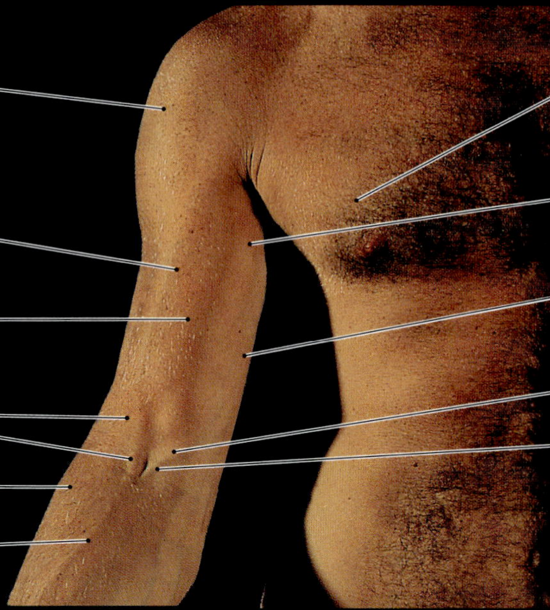

그림 27c 오른쪽 위팔과 몸통, 가쪽면

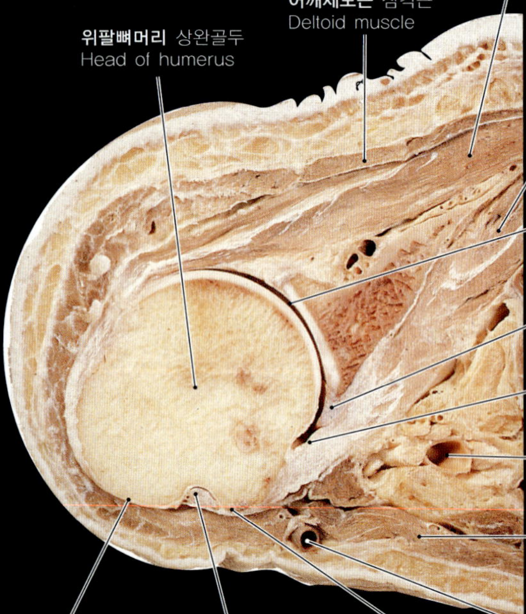

그림 27d 오른쪽어깨(오측견부)를 경유한 수평단면

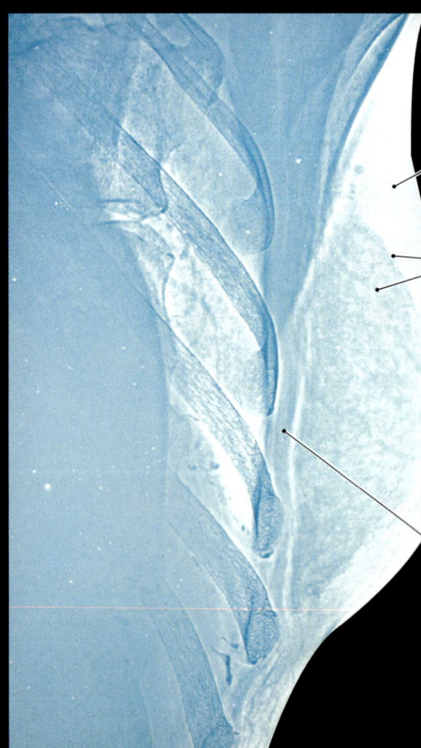

그림 28 여성유방 X-선사진

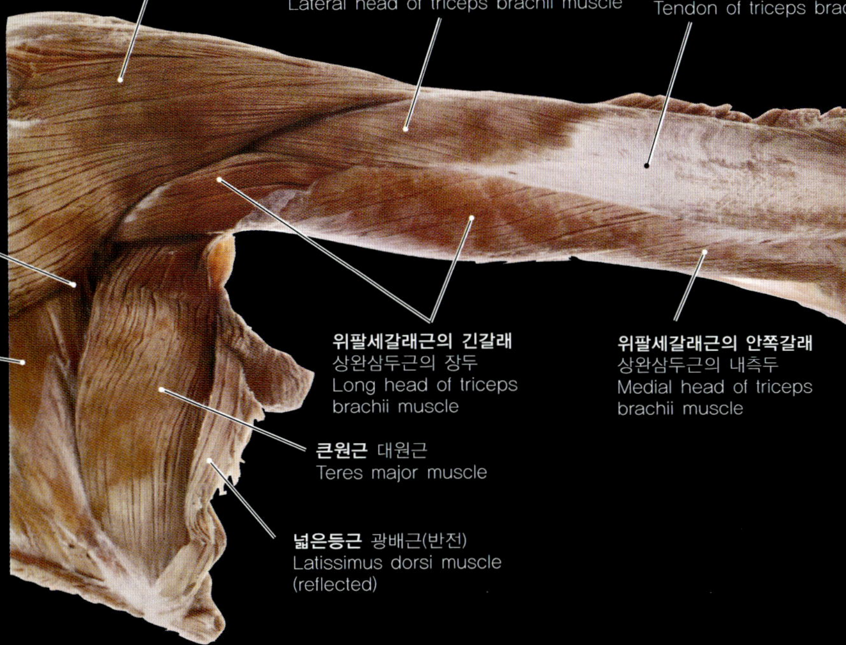

그림 29a 오른쪽어깨(우측견부)의 표층절개, 후면

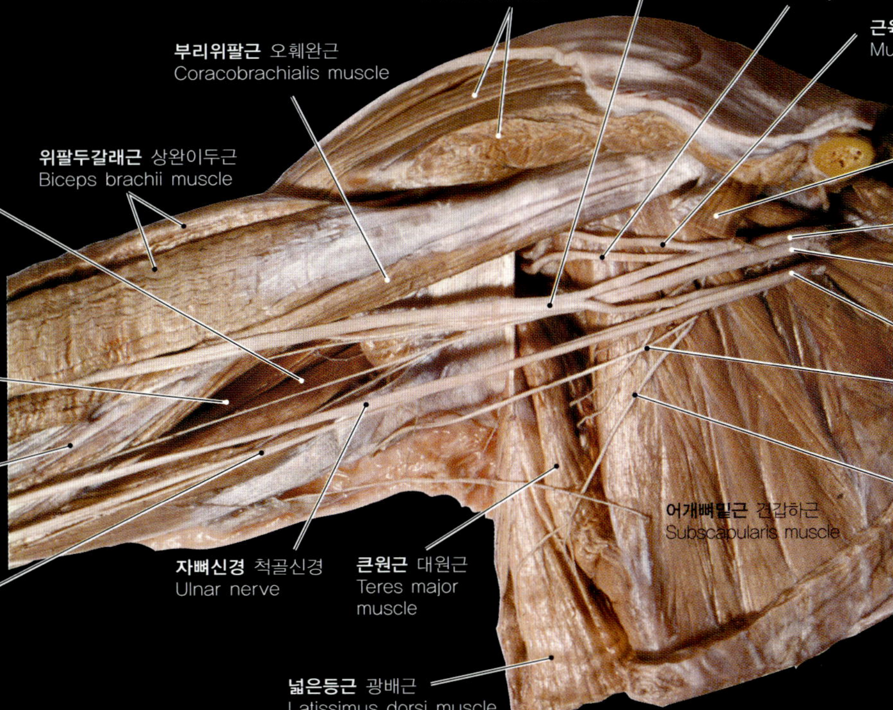

그림 29b 오른쪽팔신경얼기(우측완신경총)의 깊은층(심층) 절개

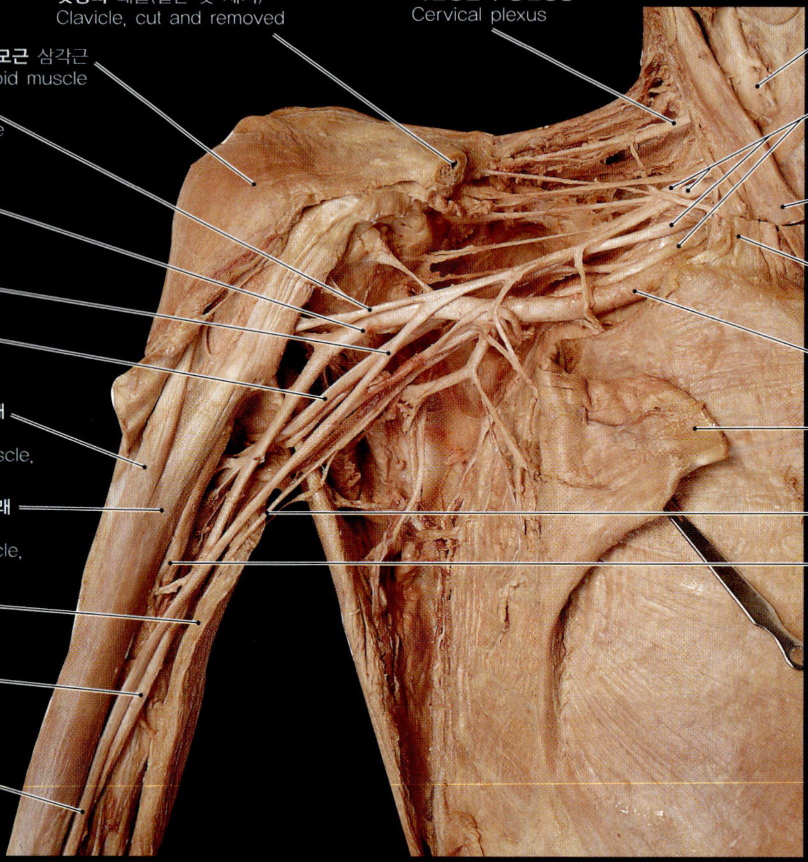

그림 29c 신경과 혈관, 오른쪽 겨드랑부분(우측액와부)

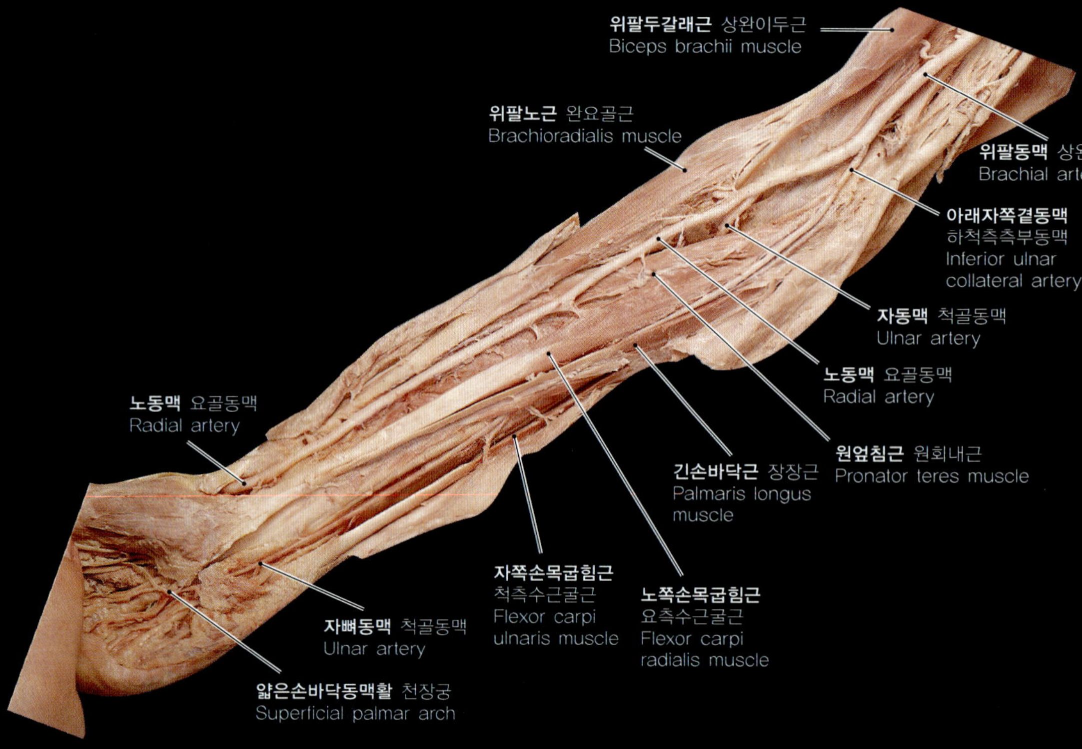

그림 30 신경과 혈관, 오른팔 및 아래팔(우측상완 및 전완)

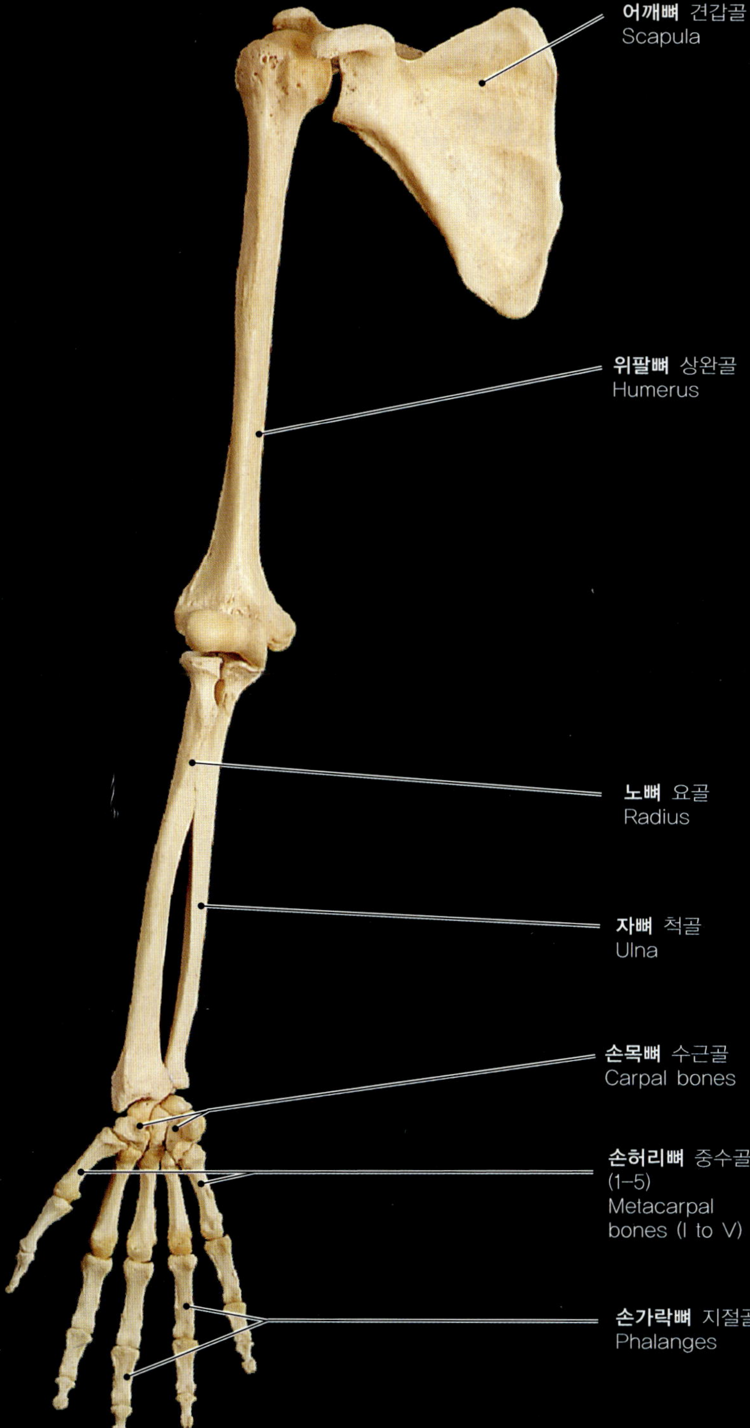

그림 31 오른쪽팔뼈(우측상지골), 전면

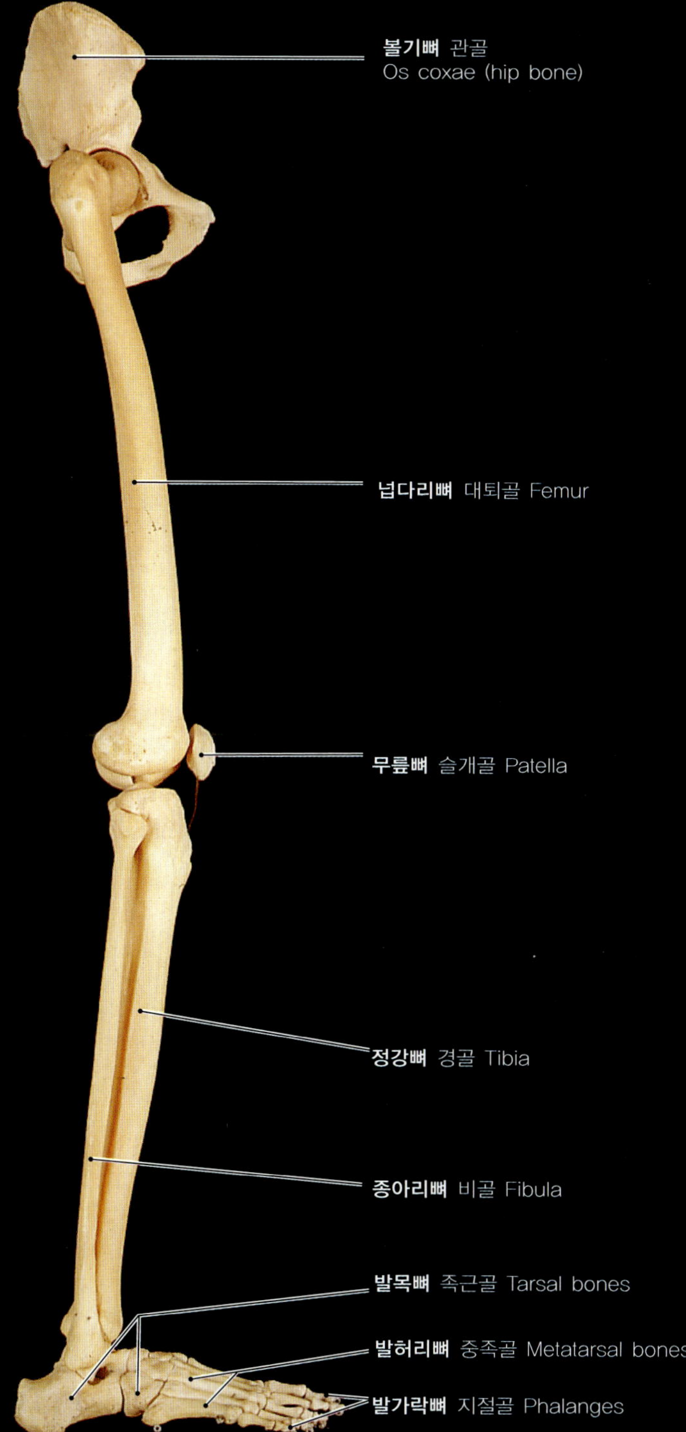

그림 32 오른쪽다리뼈(우측하지골), 가쪽면(외측면)

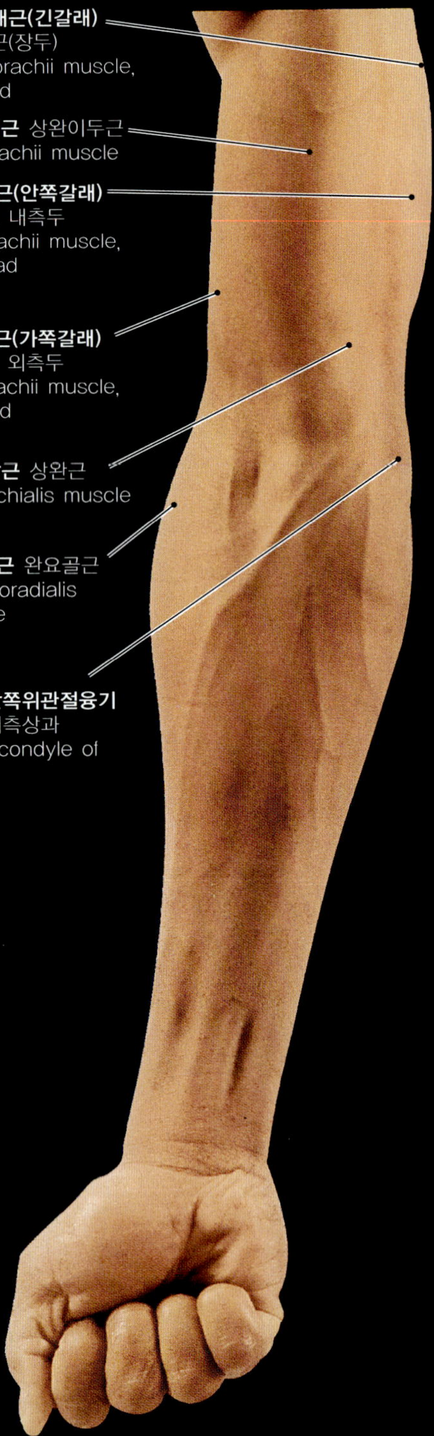

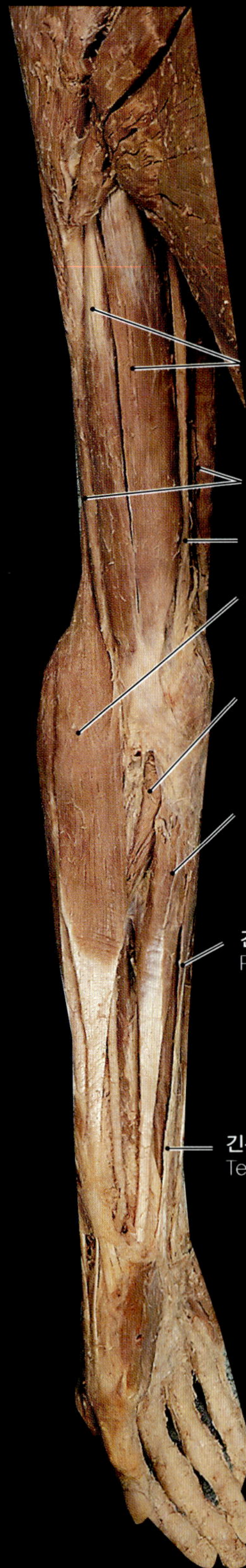

그림 33a 오른쪽팔뼈(우측상지), 전면, 근육

그림 33b 오른쪽팔뼈(우측상지), 전면, 천층절단

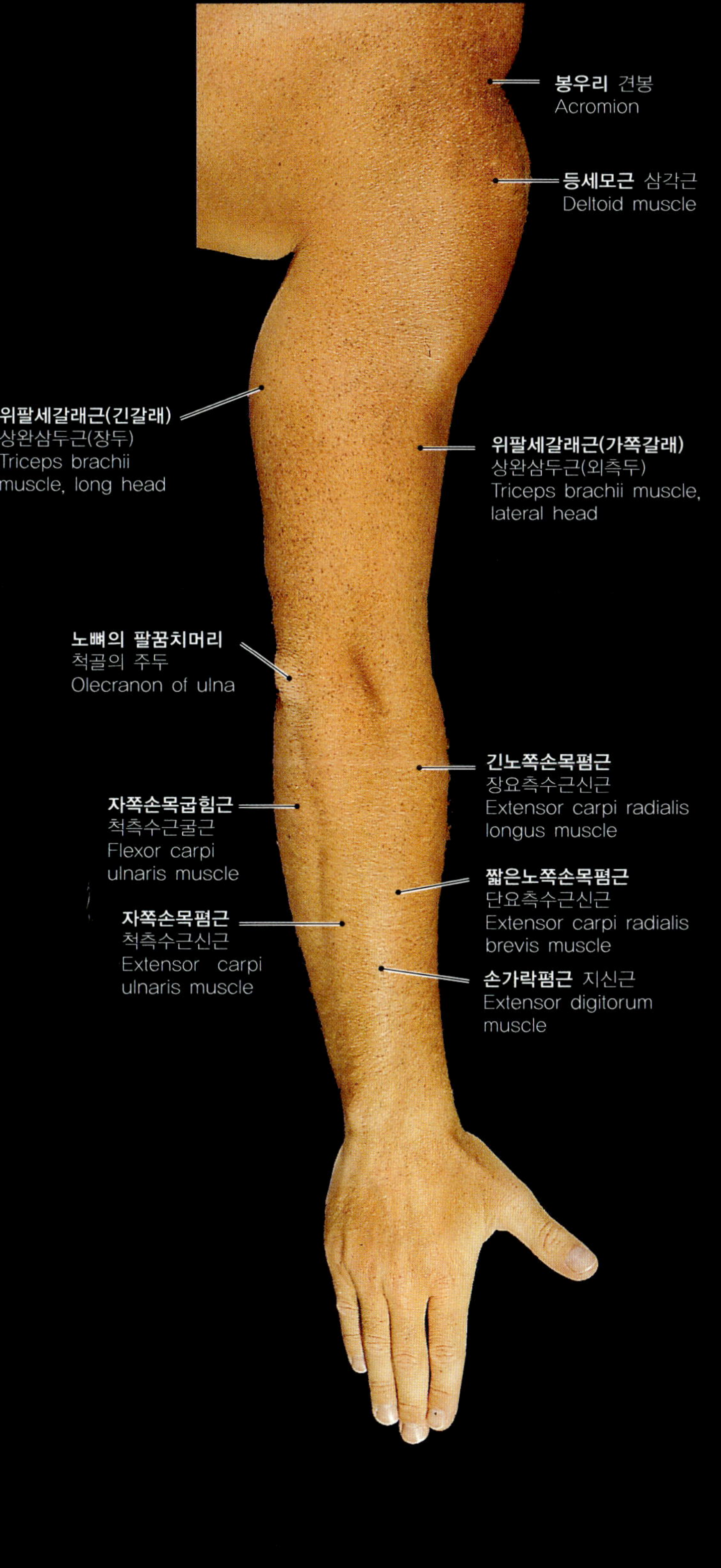

그림 33c 오른쪽팔(우측상지), 후면, 지표

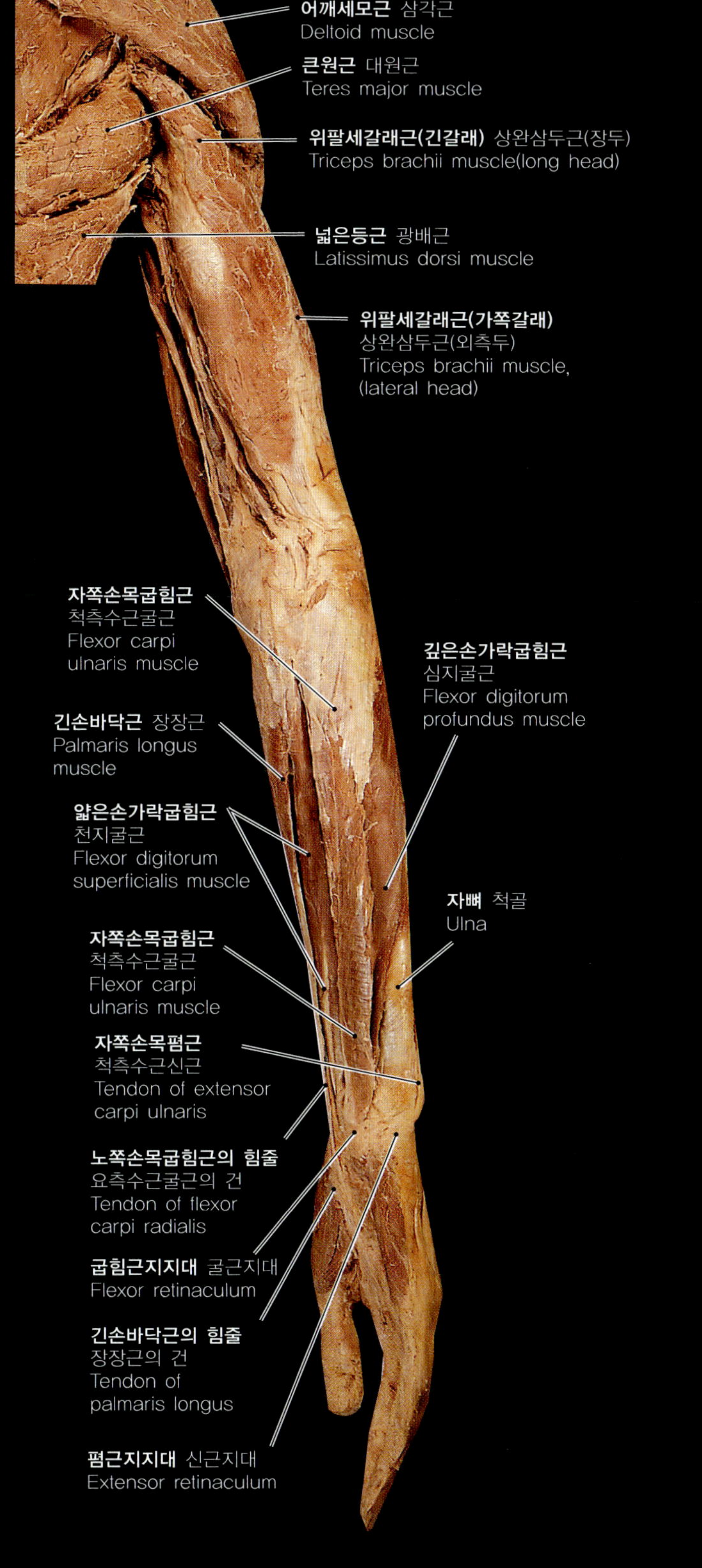

그림 33d 오른쪽팔(우측상지), 후면, 천층절단면

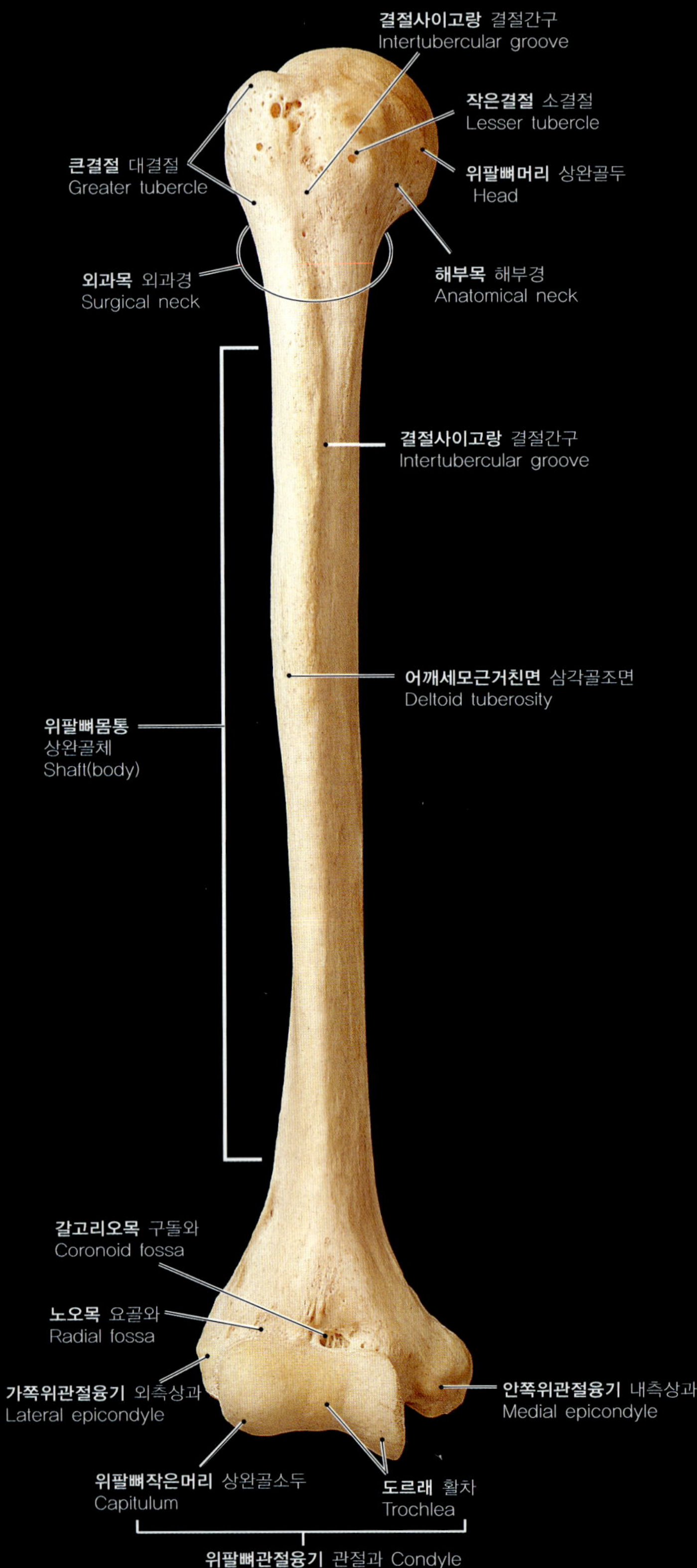

그림 34a 오른쪽위팔뼈(우측상완골), 전면

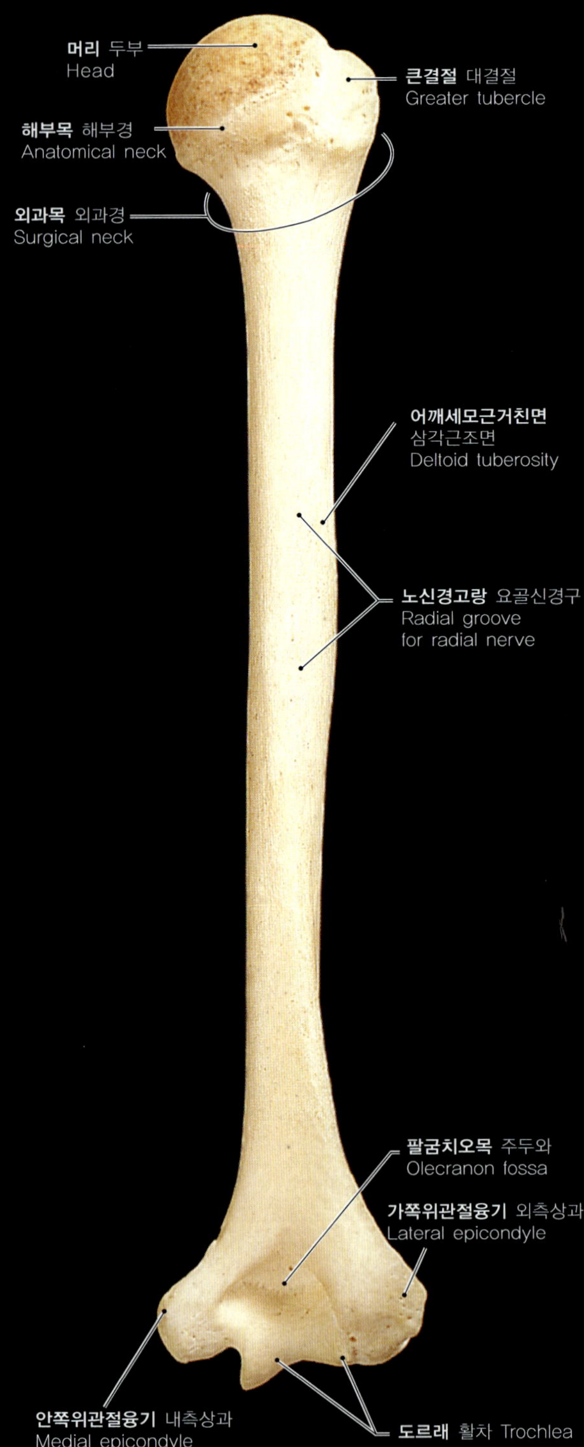

그림 34b 오른쪽위팔뼈(우측상완골), 후면

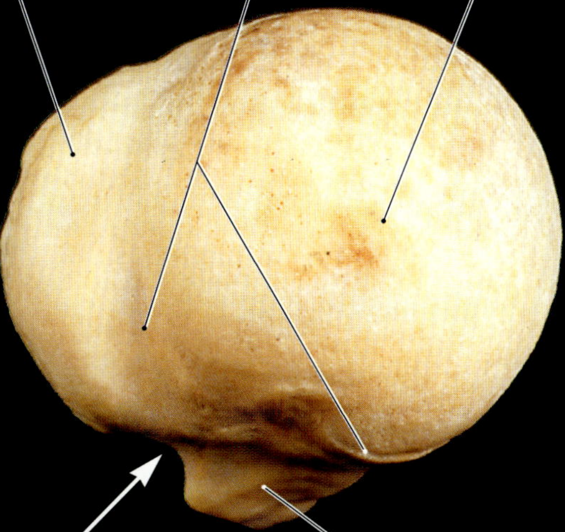

그림 34c 오른쪽위팔뼈(우측상완골)의 가까운부위(근위부), 위면(상면)

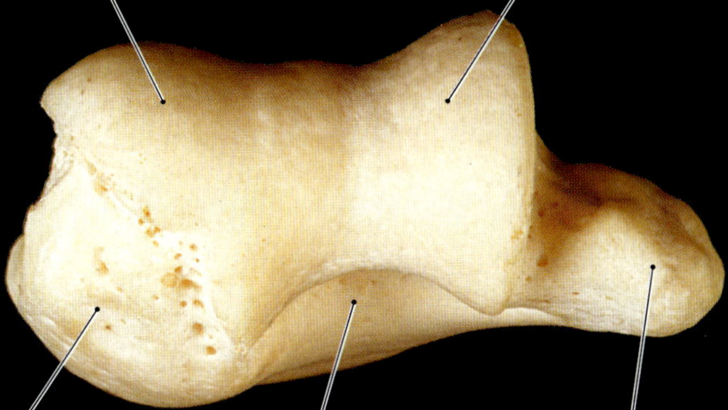

그림 34d 오른쪽위팔뼈(우측상완골)의 먼부위(원위부), 아래면(하면)

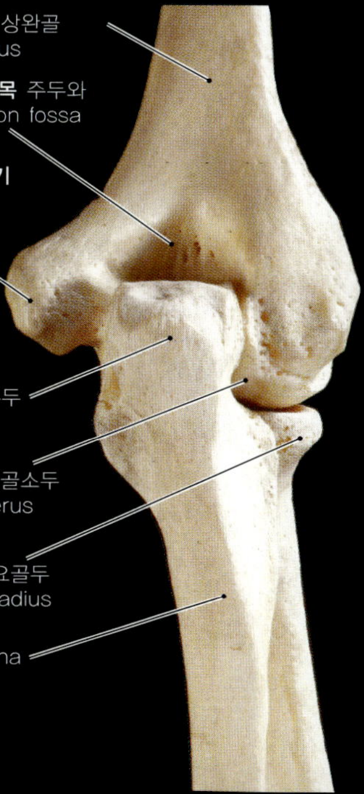

그림 35a 오른쪽팔꿈치관절(우측주관절), 뒷면(후면)

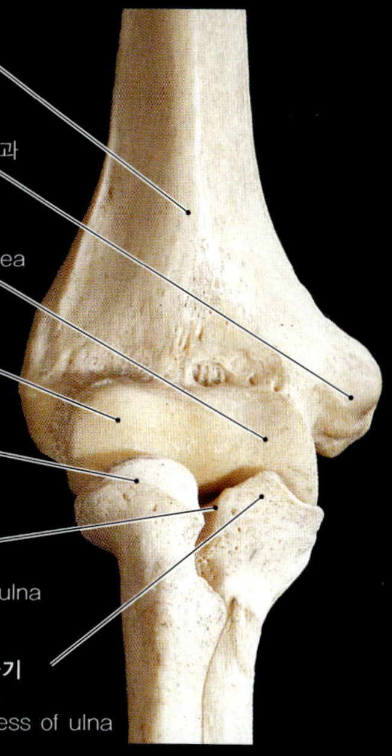

그림 35b 오른쪽팔꿈치관절(우측주관절), 앞면(전면)

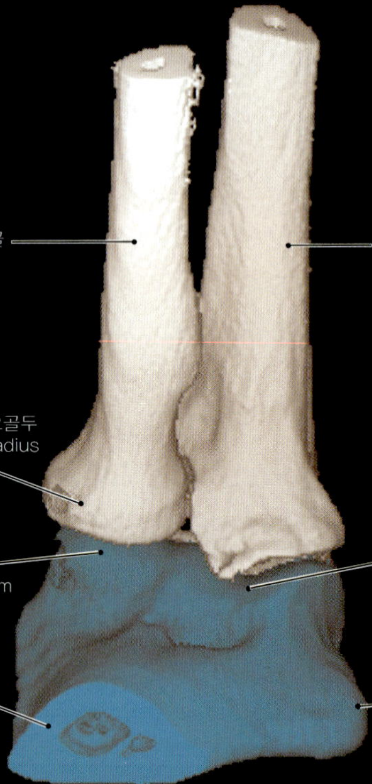

그림 35c 우측주관절의 3차원적 단층촬영술영상, 상면

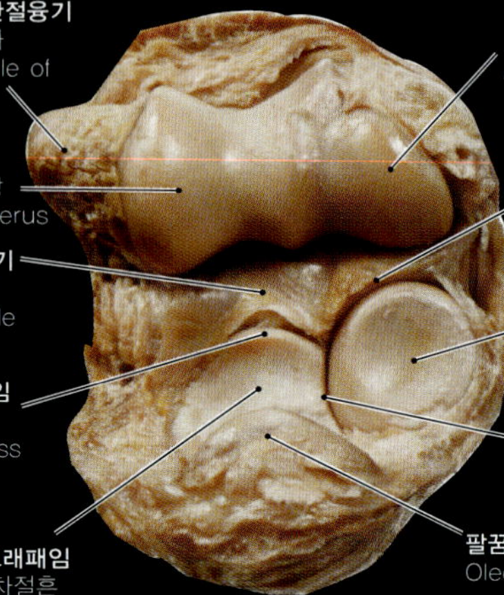

그림 35e 오른쪽팔꿈치관절(우측주관절) 내의 관절면

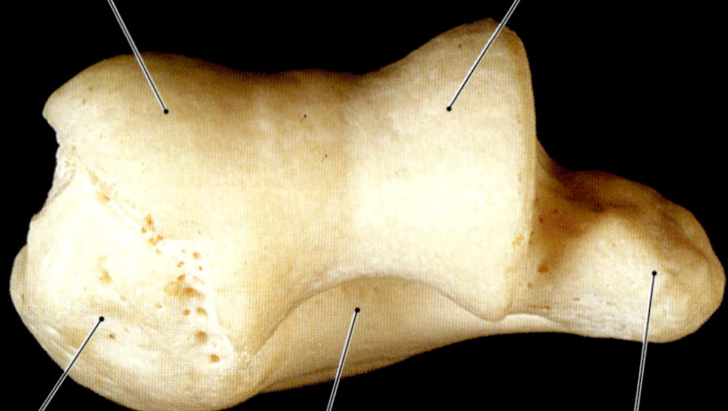

그림 35d 주관절의 X-선, 안쪽-바깥쪽(내측-외측) 투사

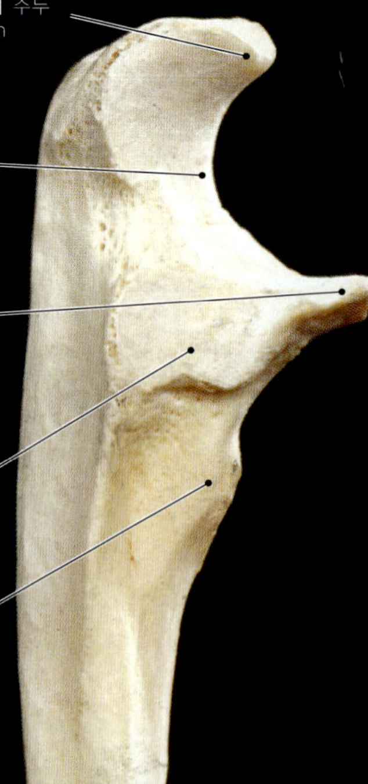

그림 35f 오른쪽자뼈(우측척골), 가쪽면(외측면)

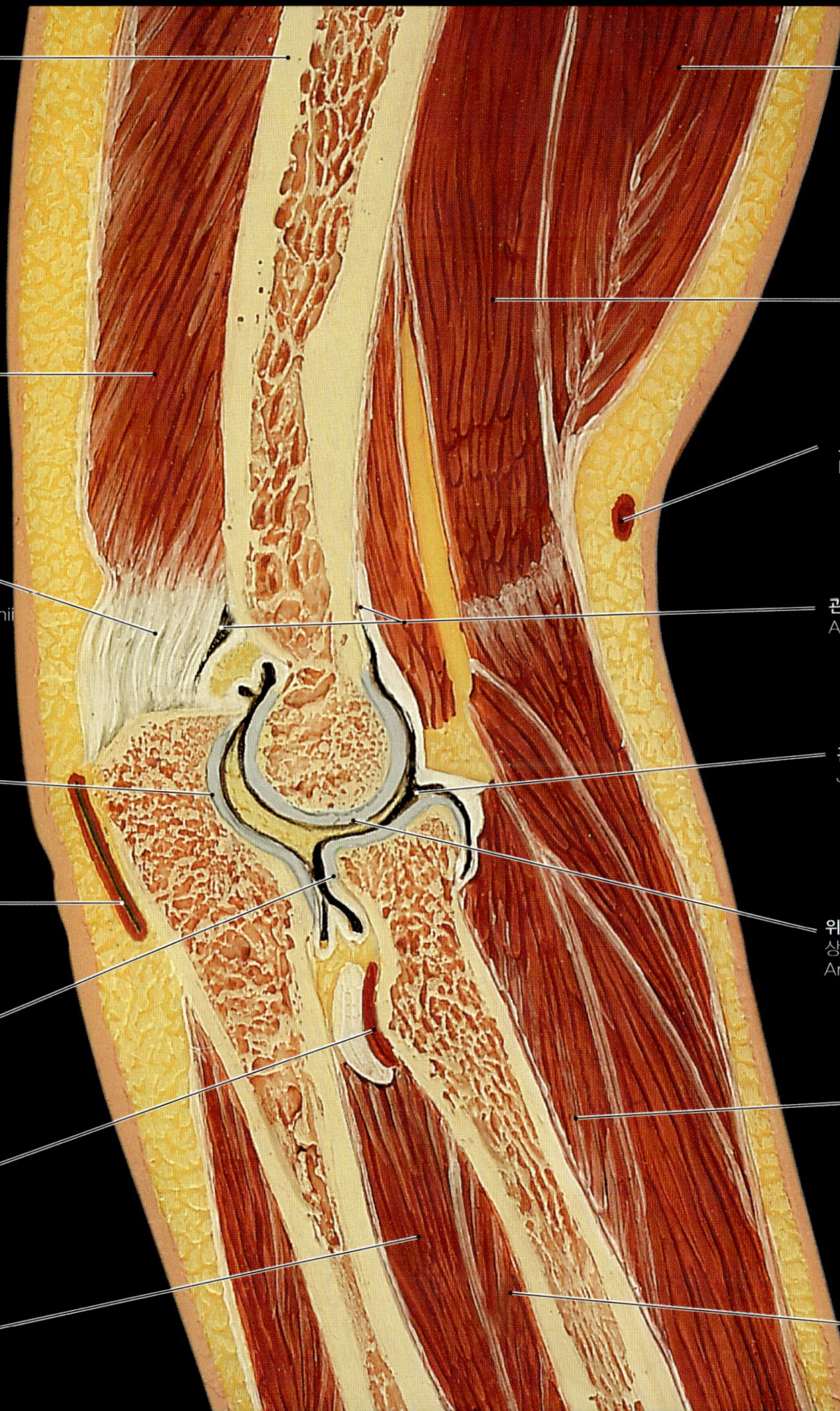
위팔뼈 상완골
Humerus
위팔두갈래근 상완이두근
Biceps brachii muscle
위팔근 상완근
Brachialis muscle
위팔세갈래근 상완삼두근
Triceps brachii muscle
노동맥 요골동맥
Radial artery
위팔세갈래근의 힘줄
상완삼두근의 건
Tendon of triceps brachii
관절주머니 관절낭
Articular capsule
관절공간 관절강
Joint cavity
팔꿈치머리의 관절연골
주두의 관절연골
Articular cartilage of olecranon
활액주머니 활액낭
Bursa
위팔뼈작은머리관절면
상완골소두의 관절면
Articular cartilage of capitulum
노뼈의 관절연골
요골의 관절연골
Articular cartilage of radius
원엎침근 원회내근
Pronator teres muscle
자동맥 척골동맥
Ulnar artery
깊은손가락굽힘근 심지굴근
Flexor digitorum profundus muscle
얇은손가락굽힘근 천지굴근
Flexor digitorum superficialis muscle

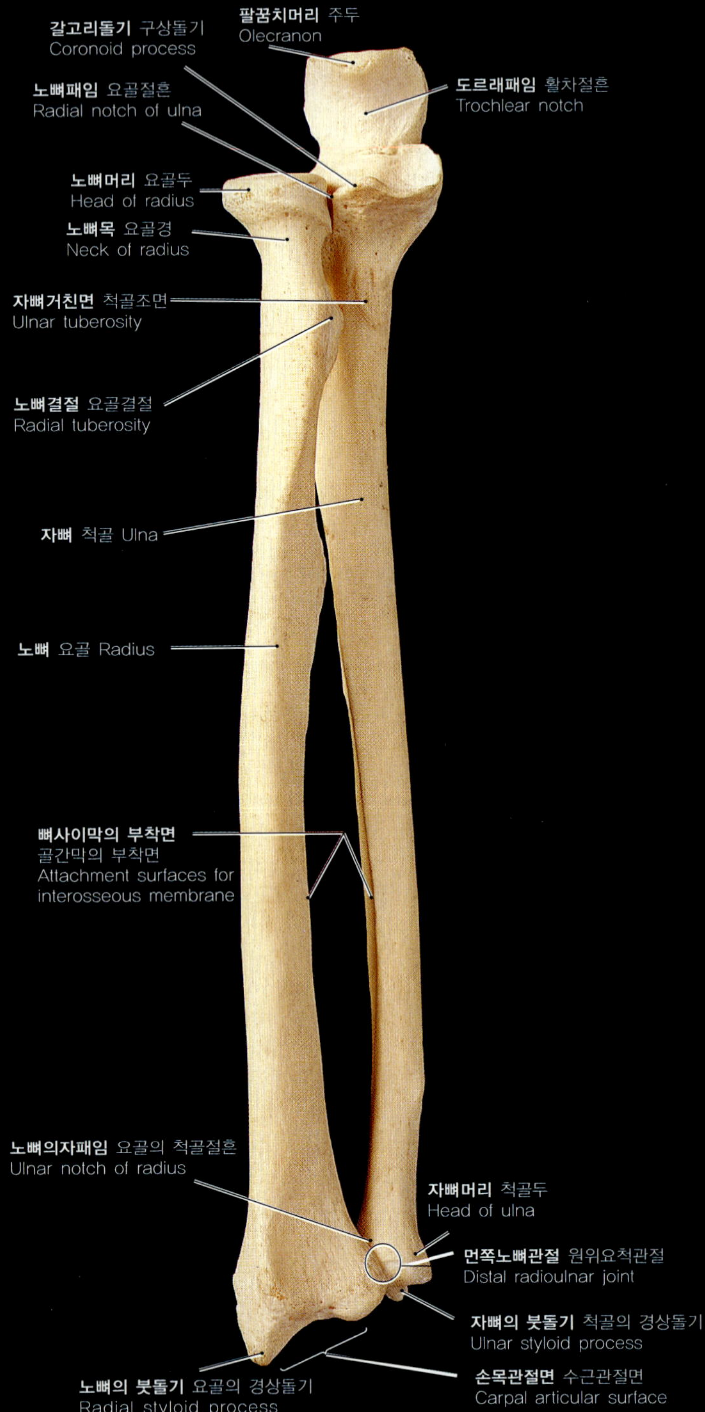

그림 36a 오른노뼈(우측요골)와 자뼈(척골), 전면

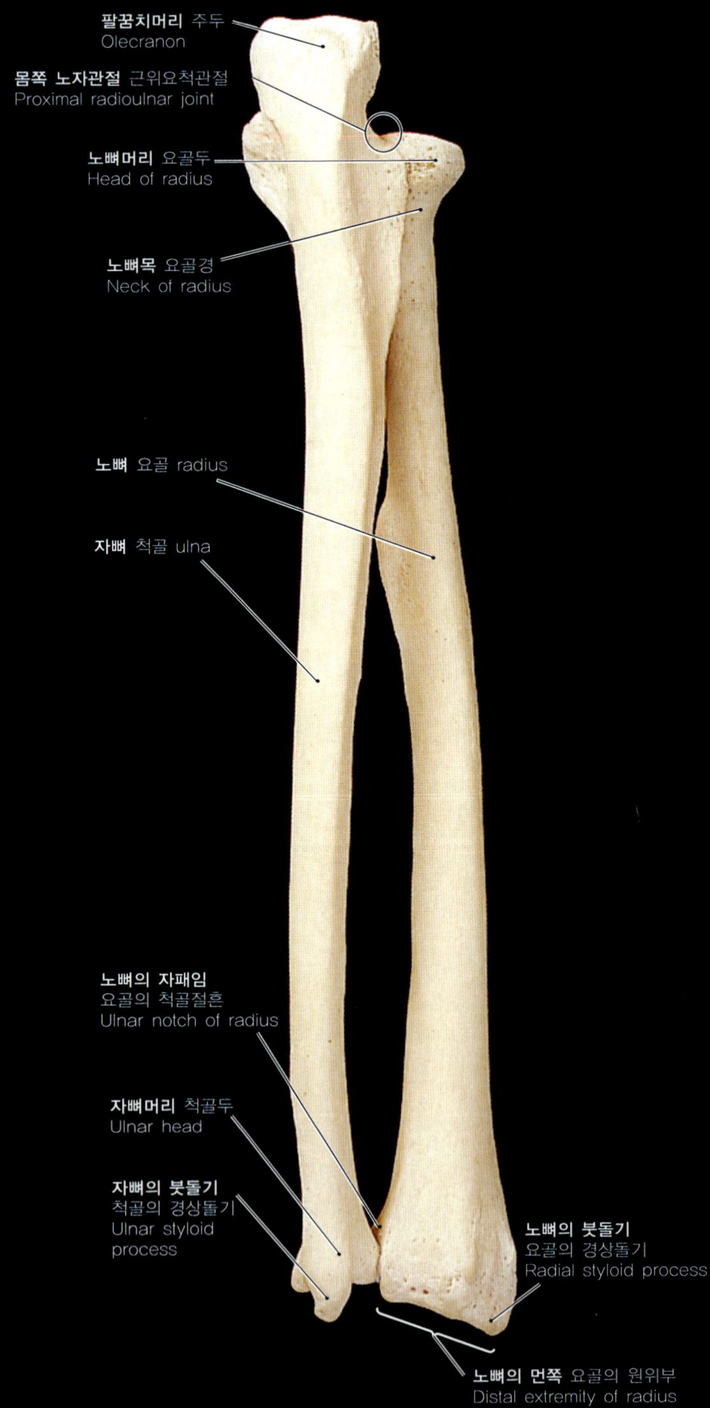

그림 36b 오른노뼈(우측요골)와 자뼈(척골), 후면

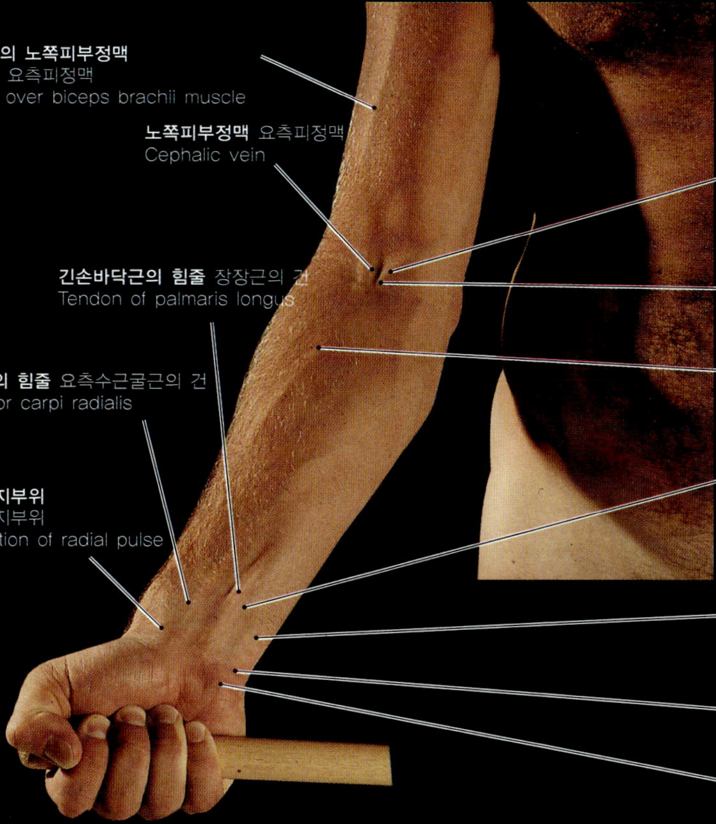

그림 37a 오른쪽위팔(우측상완), 전면, 경계표

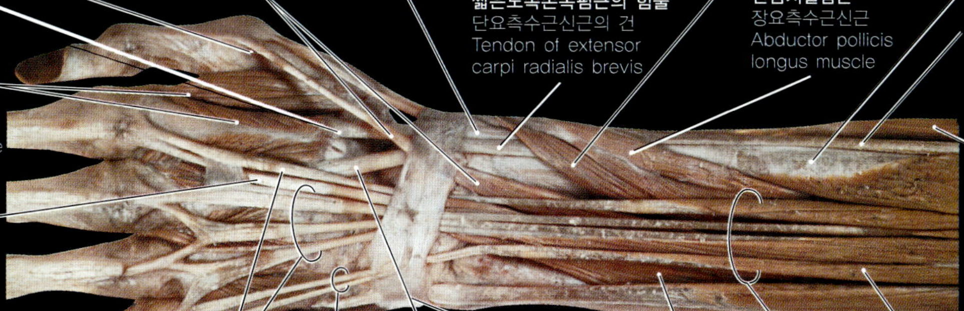

그림 37b 오른쪽앞쪽팔(우측전완)과 손의 얕은층(천층) 절단면, 후면

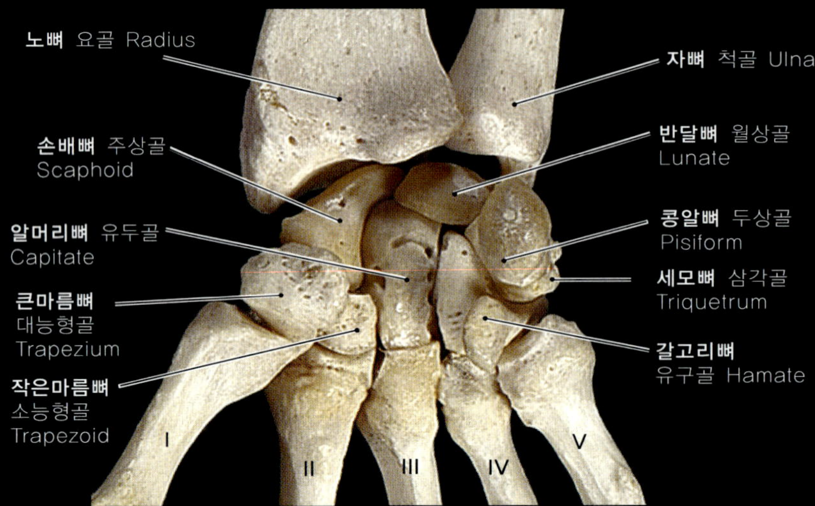

그림 38a 오른손목(우측손목)의 뼈, 전면

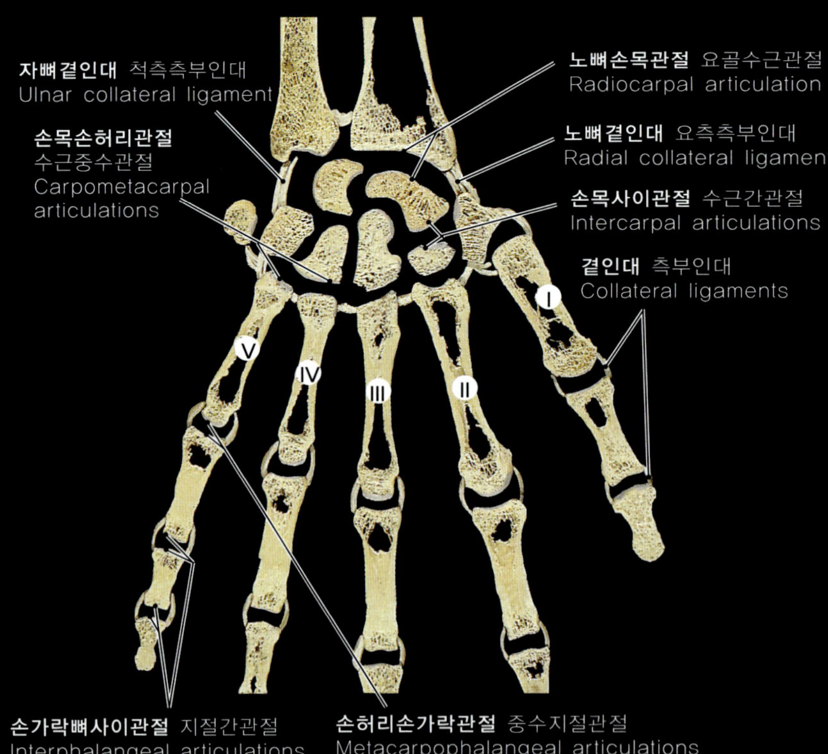

그림 38b 오른손목관절(우측손목관절), 액와단면

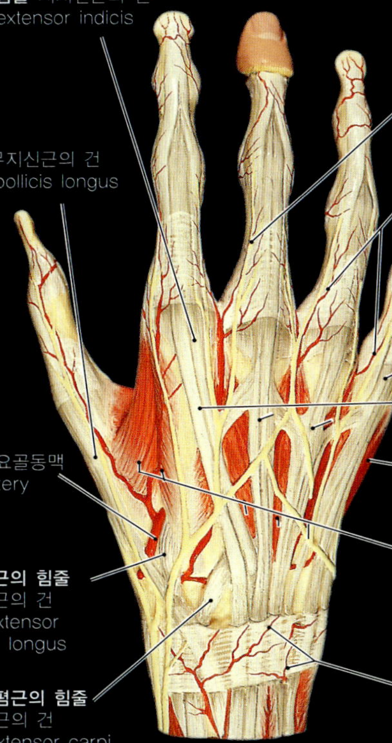

그림 38c 우측손, 후면-모델

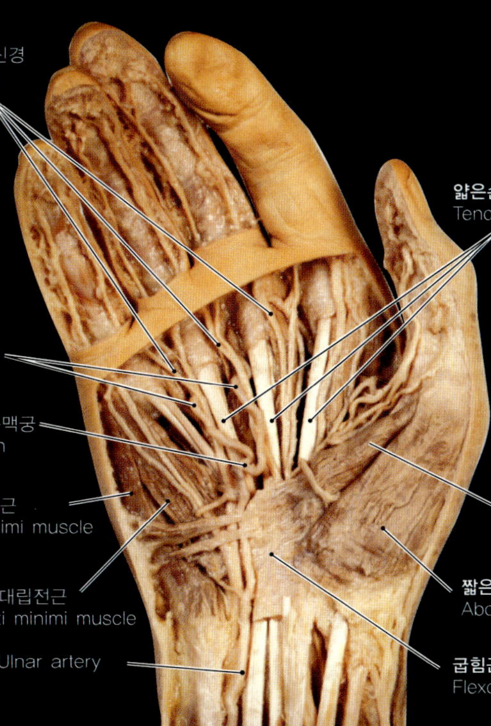

그림 38d 우측손목과 손의 천층단면, 전면

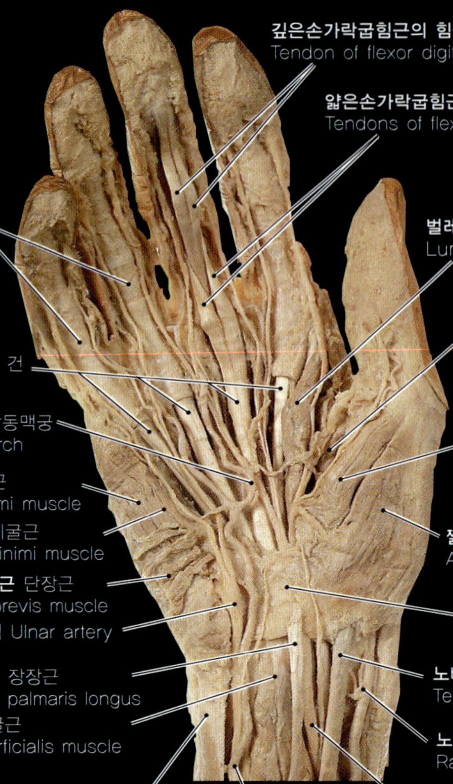

그림 38e 우측손, 전면, 천층단면

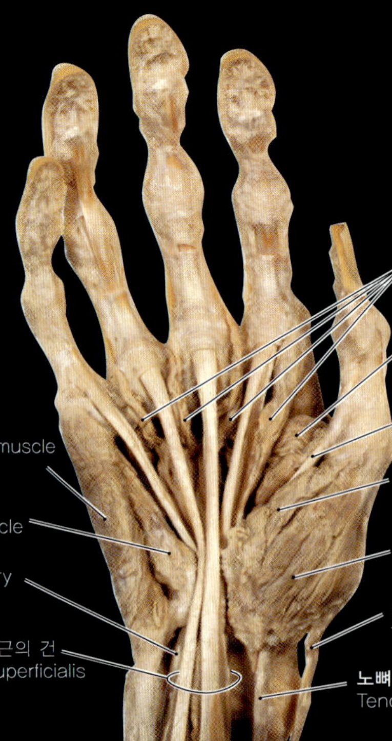

그림 38f 우측손목과 손의 굴근건

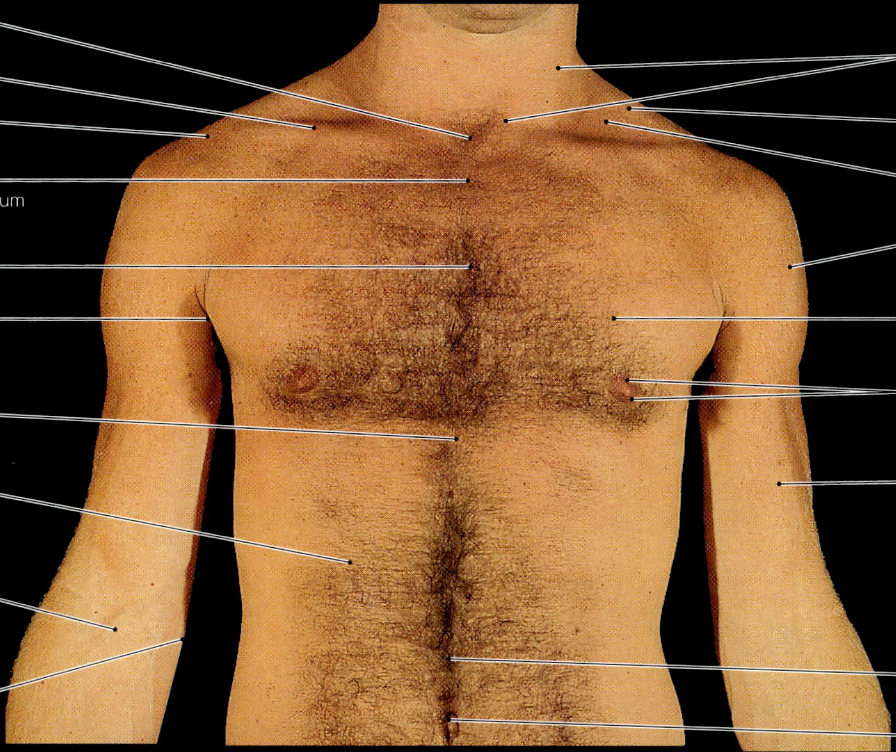

그림 39a 체간의 표면해부학, 전면

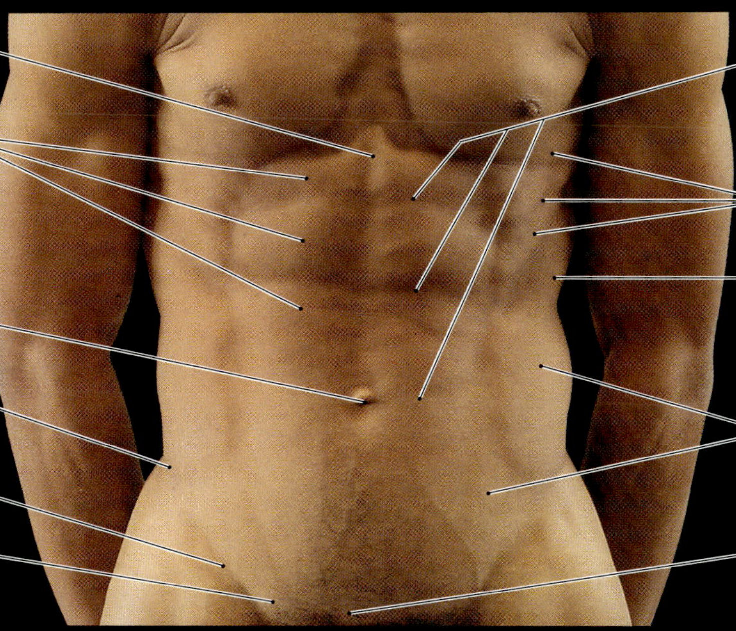

그림 39b 복부의 표면해부학, 전면

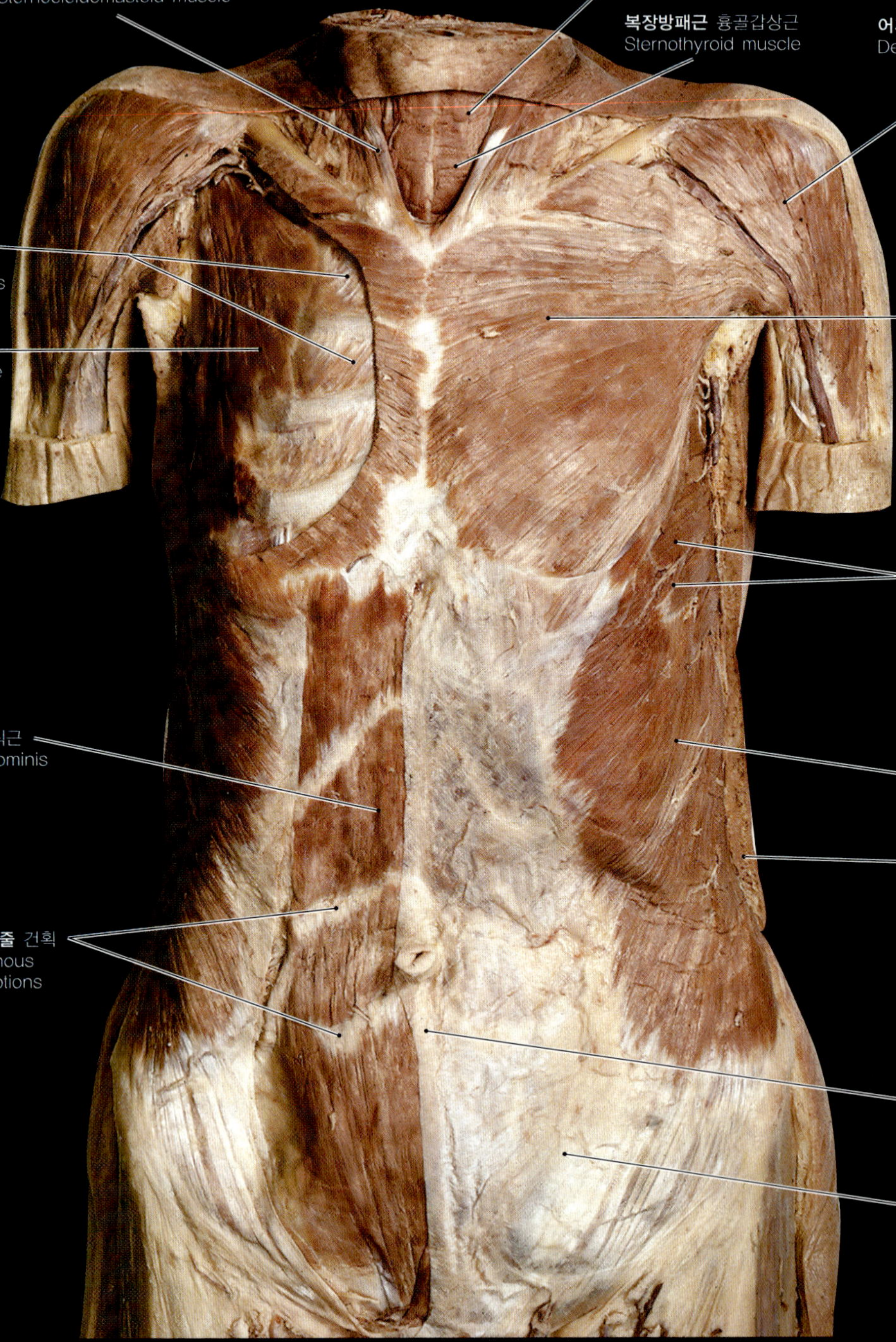
목빗근 흉쇄유돌근
Sternocleidomastoid muscle
복장목뿔뼈근 흉골설골근
Sternohyoid muscle
복장방패근 흉골갑상근
Sternothyroid muscle
어깨세모근(앞섬유) 삼각근(전섬유)
Deltoid muscle (anterior fibers)
바깥갈비사이근의 건막
외늑간근의 건막
External intercostal muscles
작은가슴근 소흉근
Pectoralis minor muscle
큰가슴근 대흉근
Pectoralis major muscle
앞톱니근 전거근
Serratus anterior muscle
배곧은근 복직근
Rectus abdominis muscle
배바깥빗근 외복사근
External oblique muscle
넓은등근 광배근
Latissimus dorsi muscle
나눔힘줄 건획
Tendinous inscriptions
백색선 백선
Linea alba
배바깥빗근의 건막 외복사근의 건막
External oblique aponeurosis

그림 39c 체간, 전면

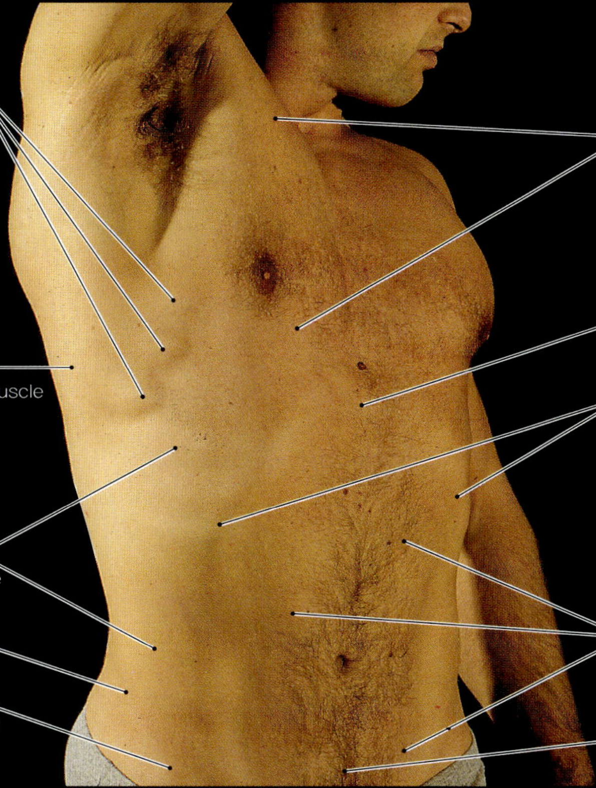

그림 39d 복부의 표면해부학, 전외측면

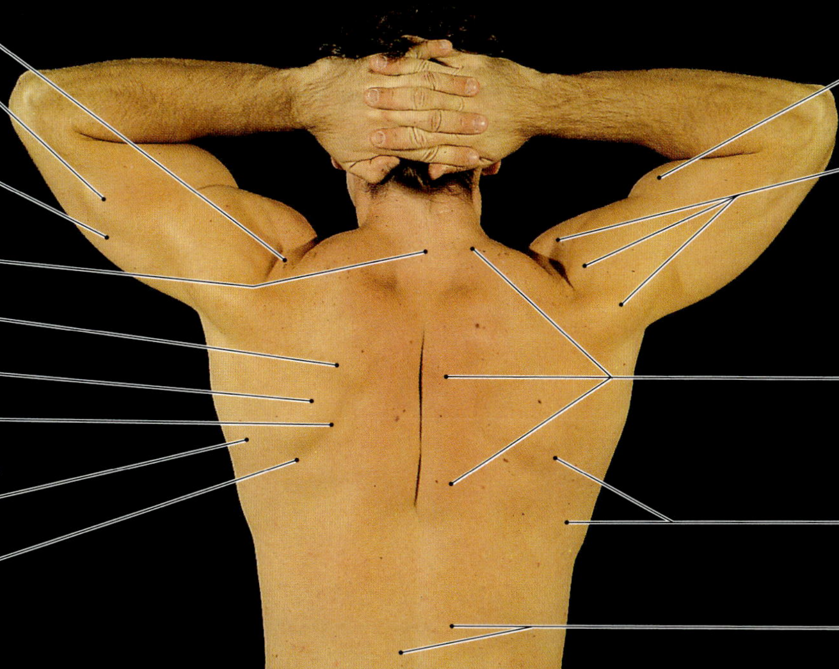

그림 40a 체간의 표면해부학, 후면

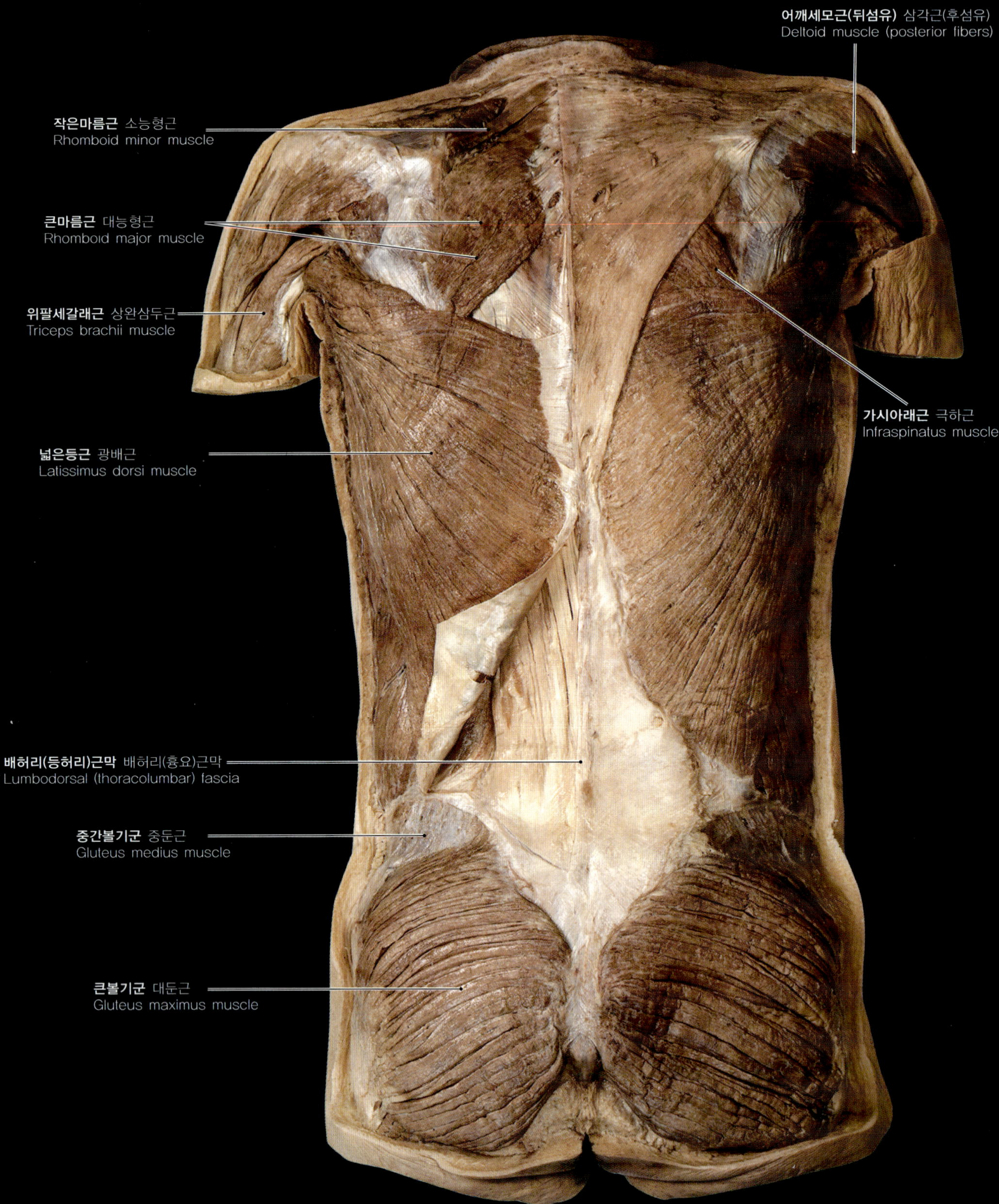
어깨세모근(뒤섬유) 삼각근(후섬유)
Deltoid muscle (posterior fibers)
작은마름근 소능형근
Rhomboid minor muscle
큰마름근 대능형근
Rhomboid major muscle
위팔세갈래근 상완삼두근
Triceps brachii muscle
가시아래근 극하근
Infraspinatus muscle
넓은등근 광배근
Latissimus dorsi muscle
배허리(등허리)근막 배허리(흉요)근막
Lumbodorsal (thoracolumbar) fascia
중간볼기근 중둔근
Gluteus medius muscle
큰볼기근 대둔근
Gluteus maximus muscle

그림 40b 체간, 후면

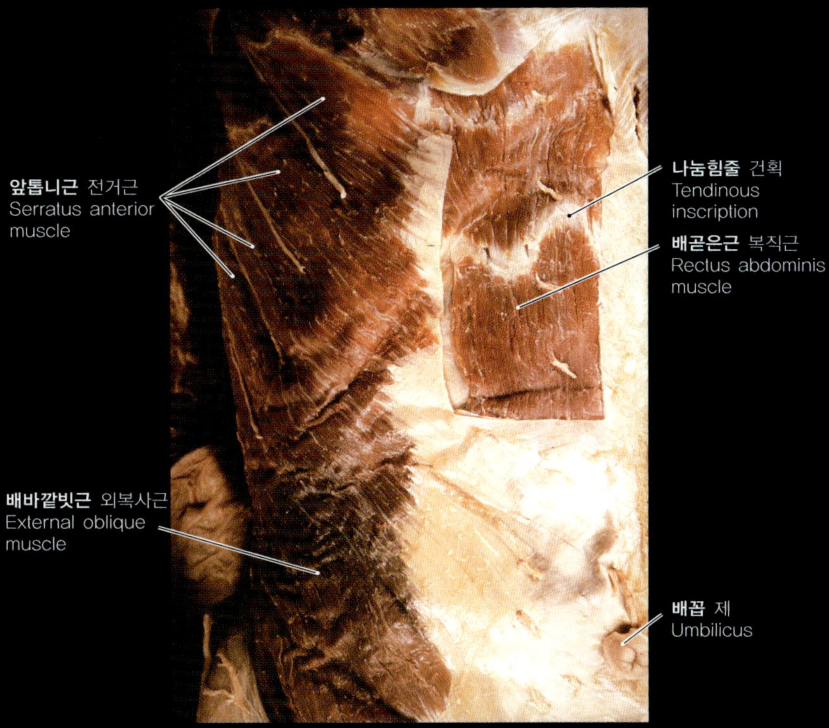

그림 41a 복벽, 전면

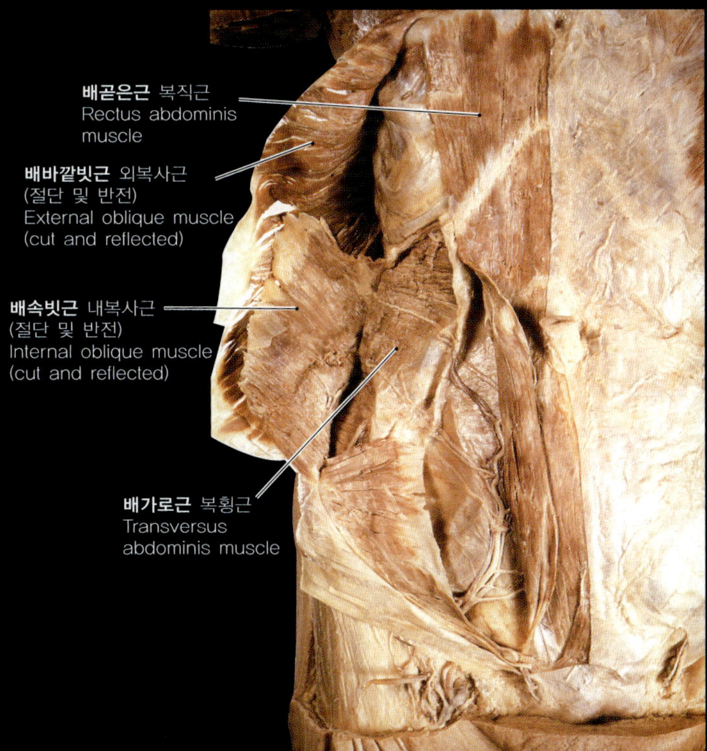

그림 41b 복부의 근

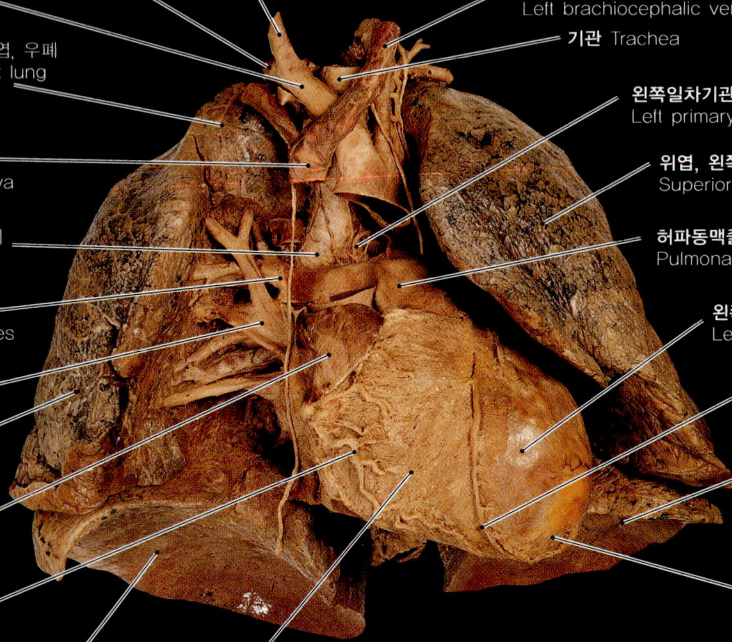

그림 42a 심장과 간, 전면

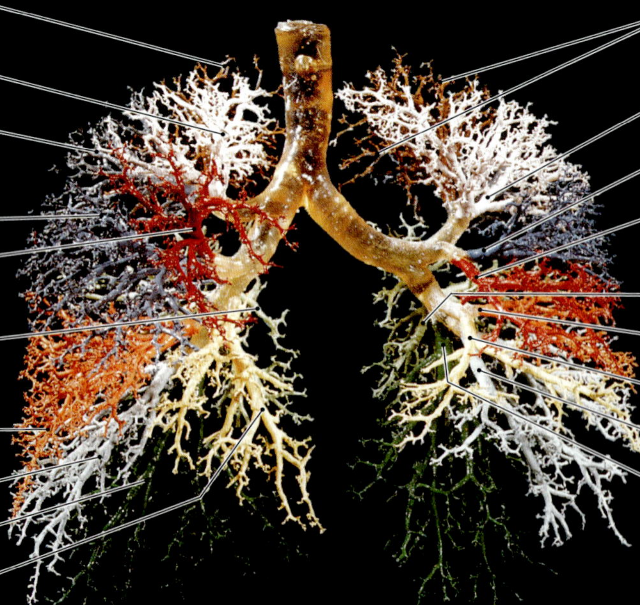

그림 42b 기관수의 색체-조합 부식주조영상, 전면

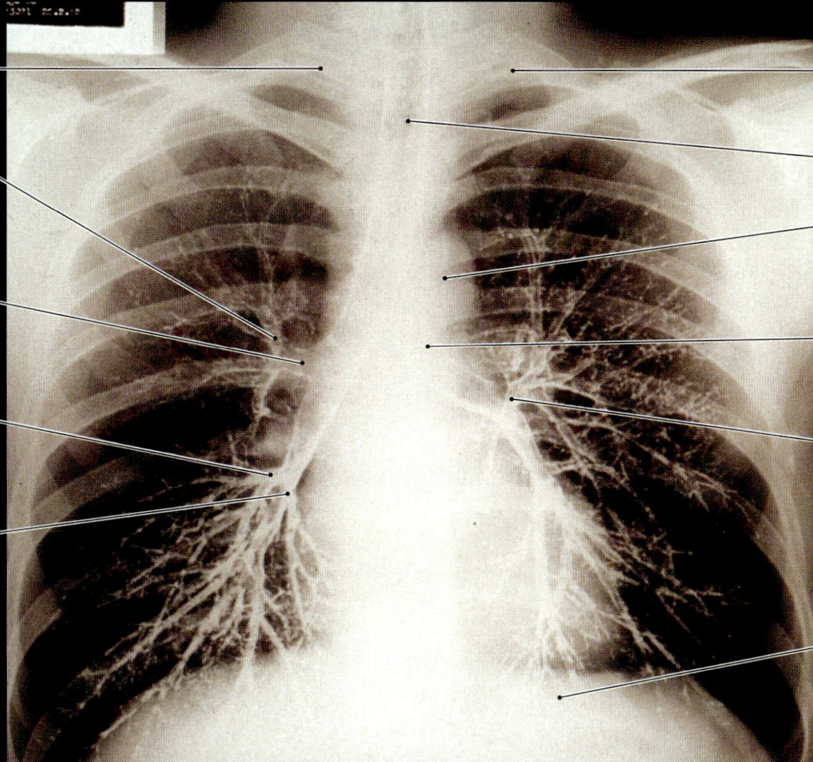

그림 **42c** 기관지 조영도

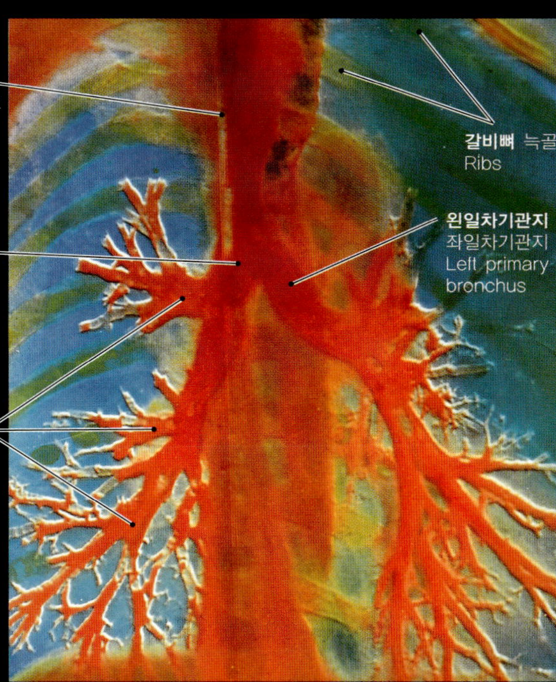

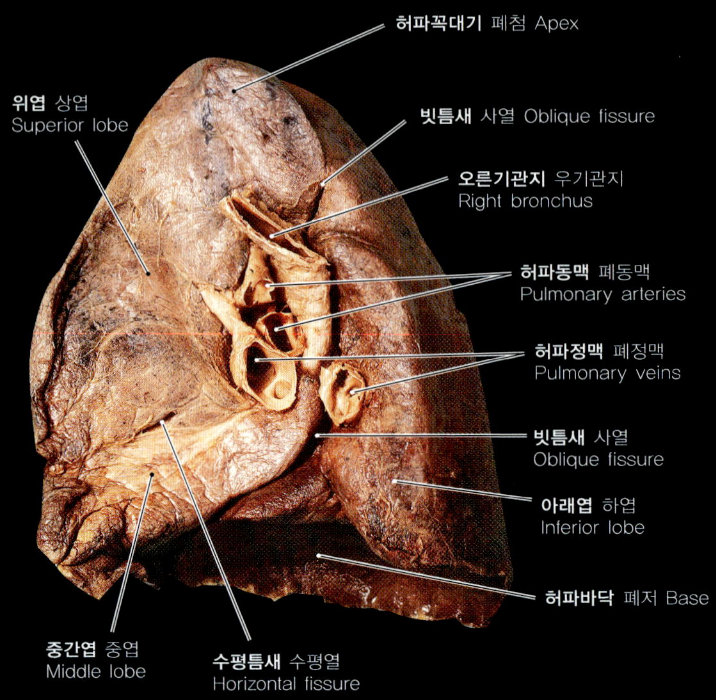

그림 43a 오른허파(우폐)의 내측면

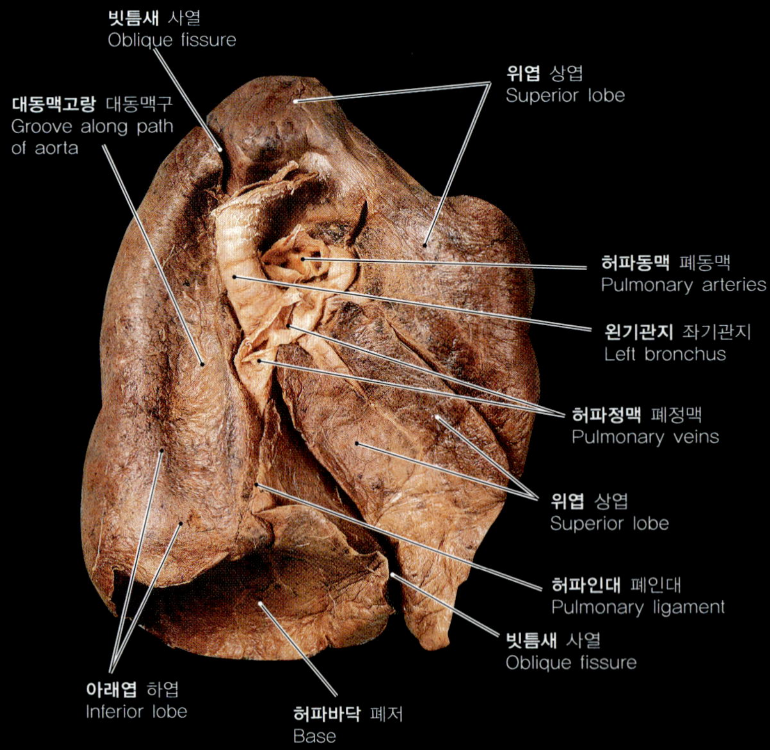

그림 43b 왼허파(좌폐)의 내측면

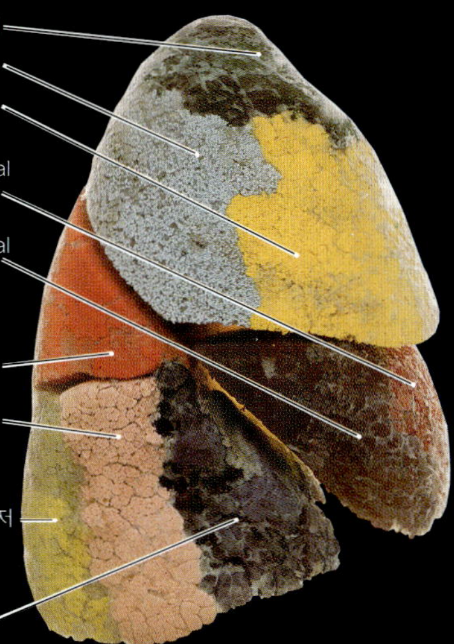

그림 43c 오른허파(우폐)의 기관폐구역, 외측면

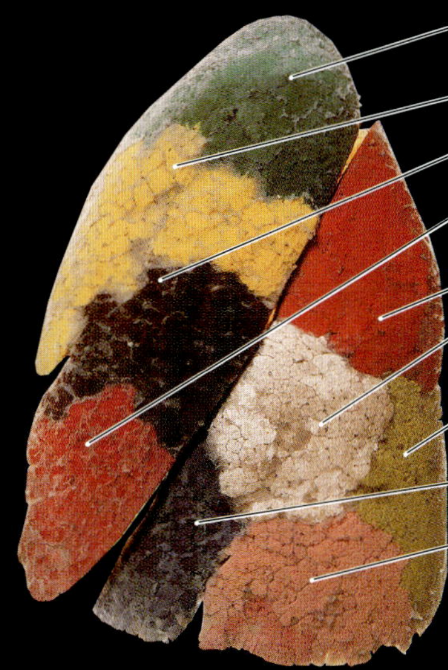

그림 43d 왼허파(좌폐)의 기관폐구역, 외측면

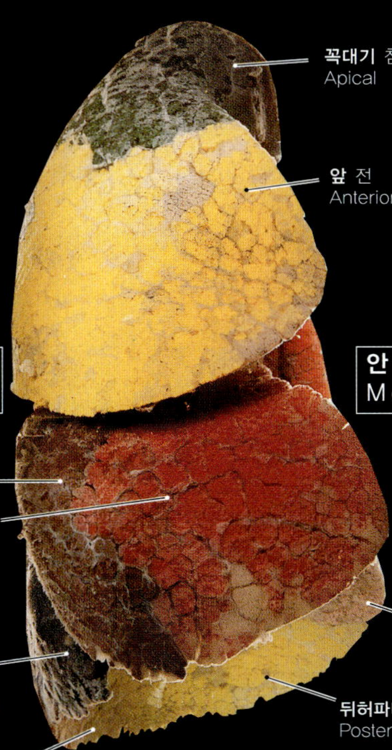

그림 44a 오른허파(우폐)의 기관폐구역, 전면

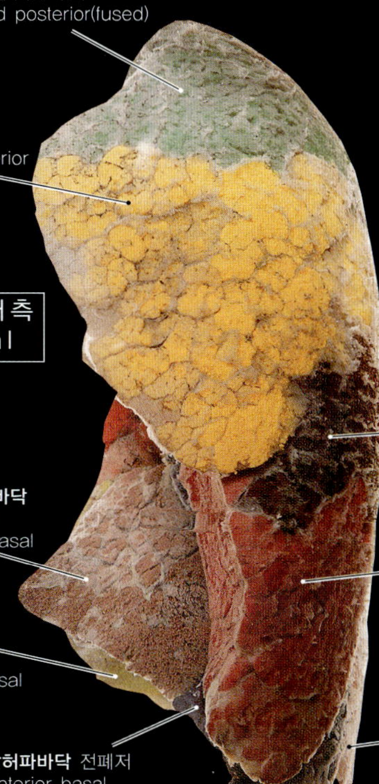

그림 44b 왼허파(좌폐)의 기관폐구역, 전면

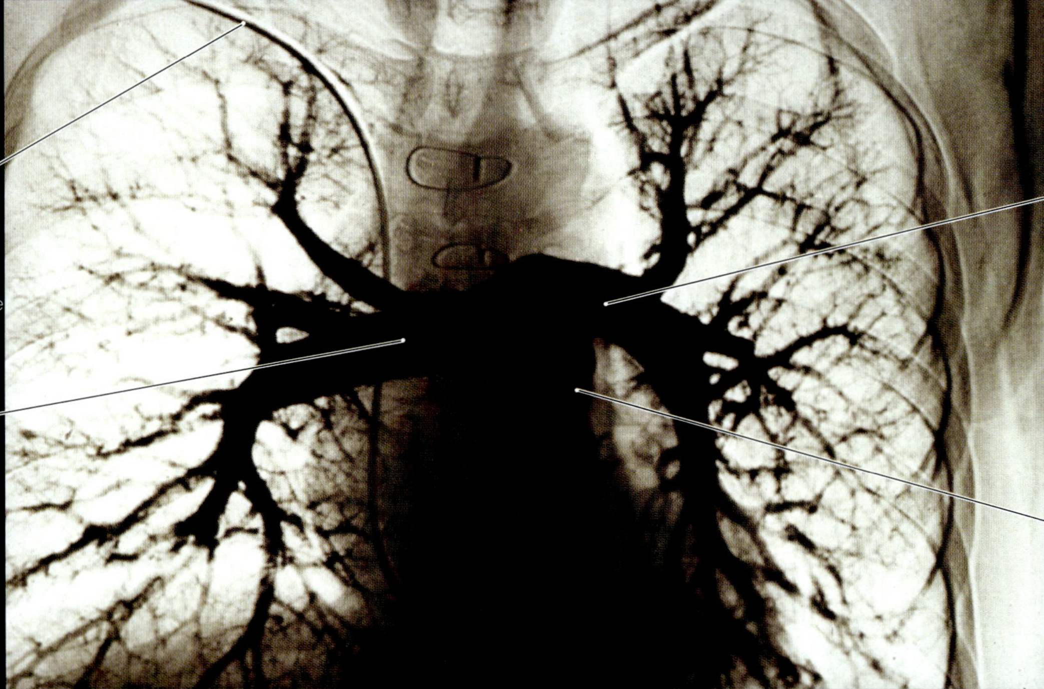

그림 44c 허파맥관혈관조영(폐맥관혈관조영술)

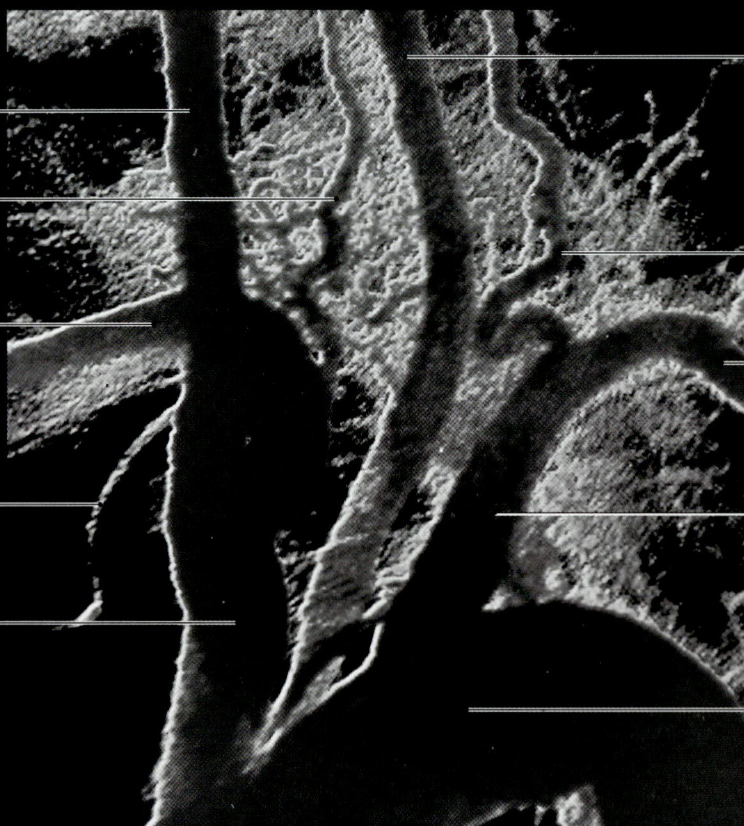

그림 45a 대동맥 혈관조영

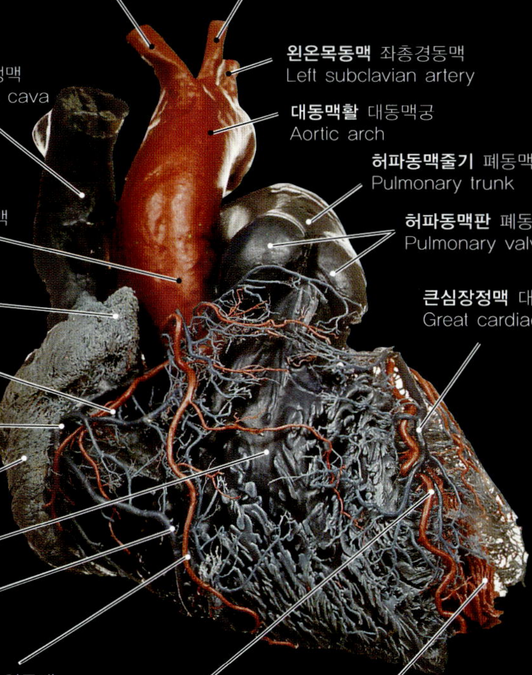

그림 45b 관상동맥순환 및 대혈관, 전면

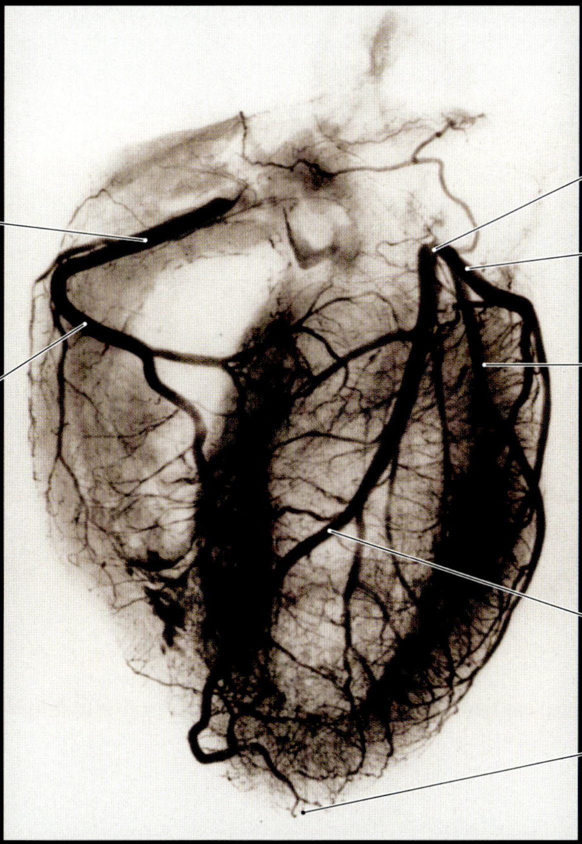

그림 45c 액와, 혈관조영, 외측면

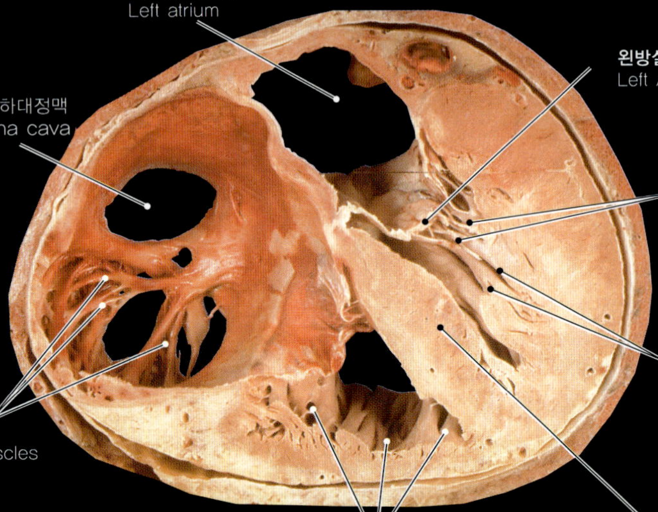

그림 45d 심장을 경유하는 수평단면, 상면

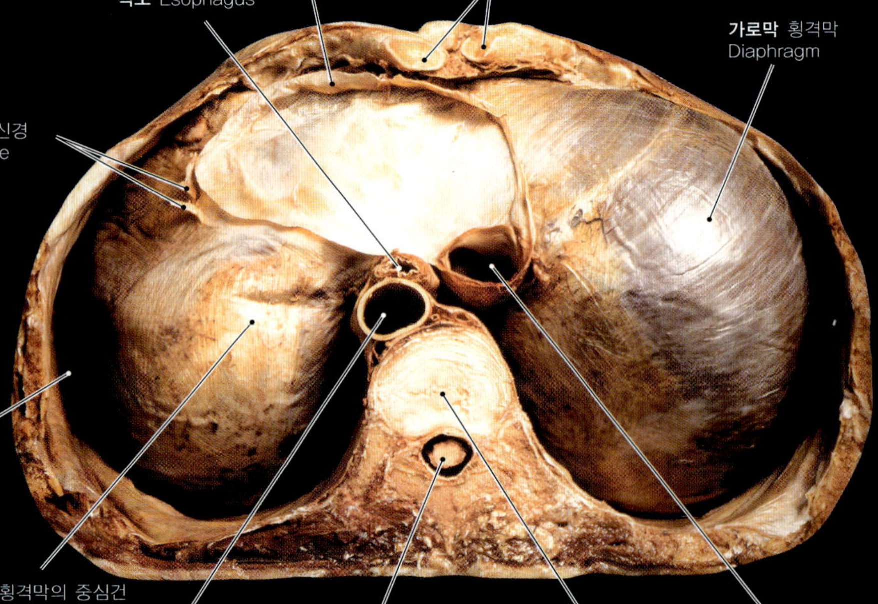

그림 46 가로막(횡격막), 상면

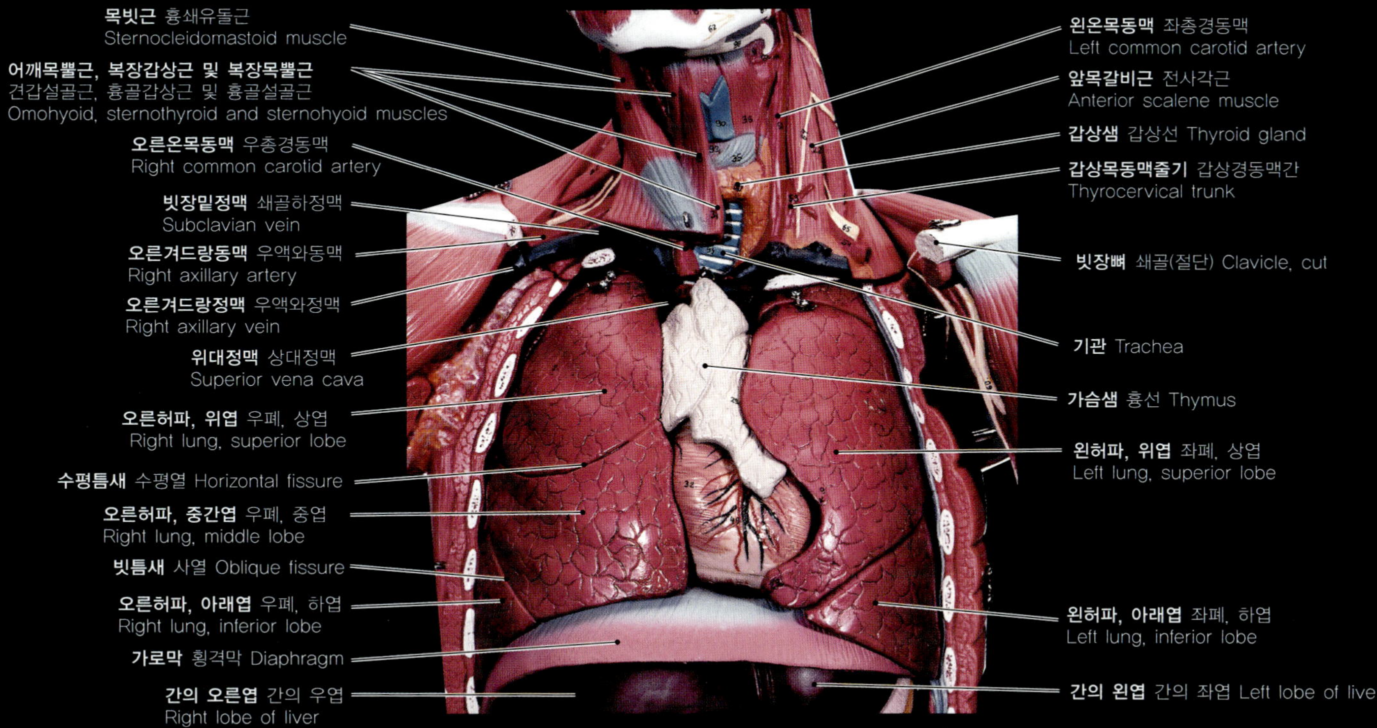

그림 47a 흉부기관, 천층면-모델

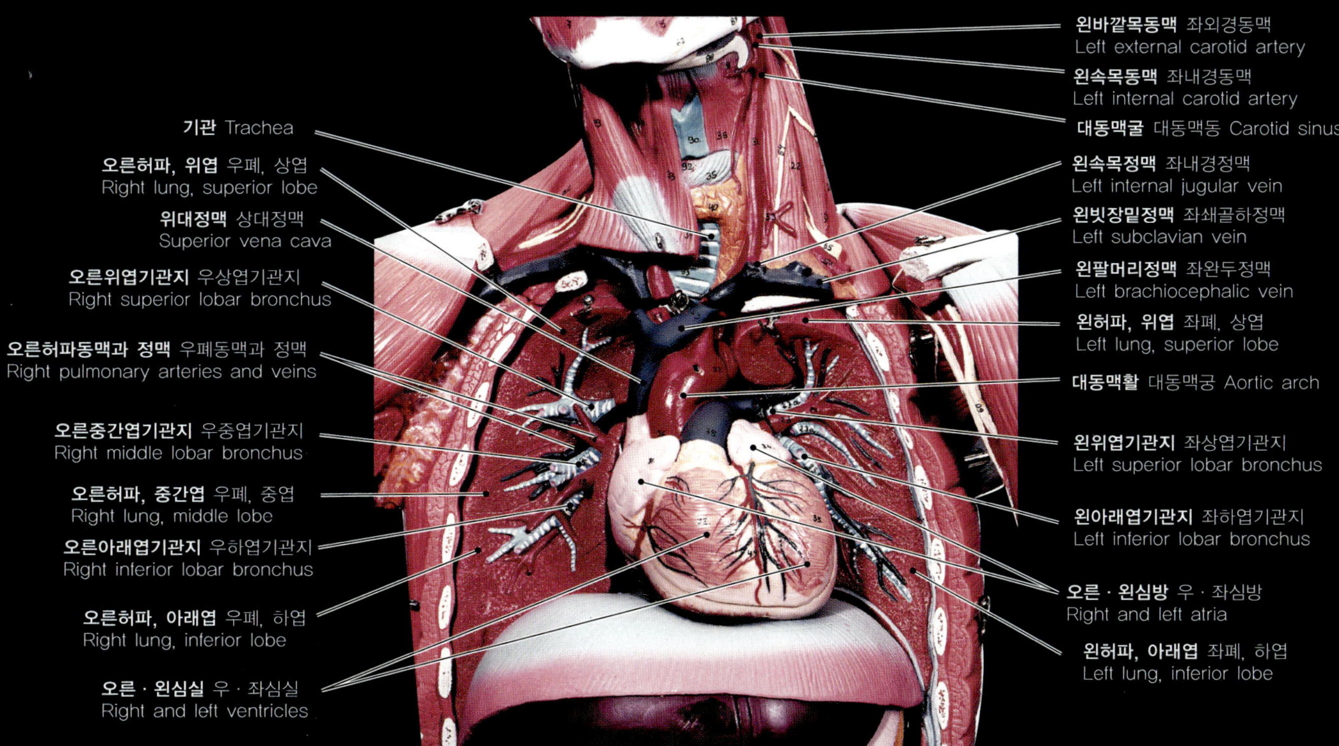

그림 47b 흉부기관, 중간면-모델

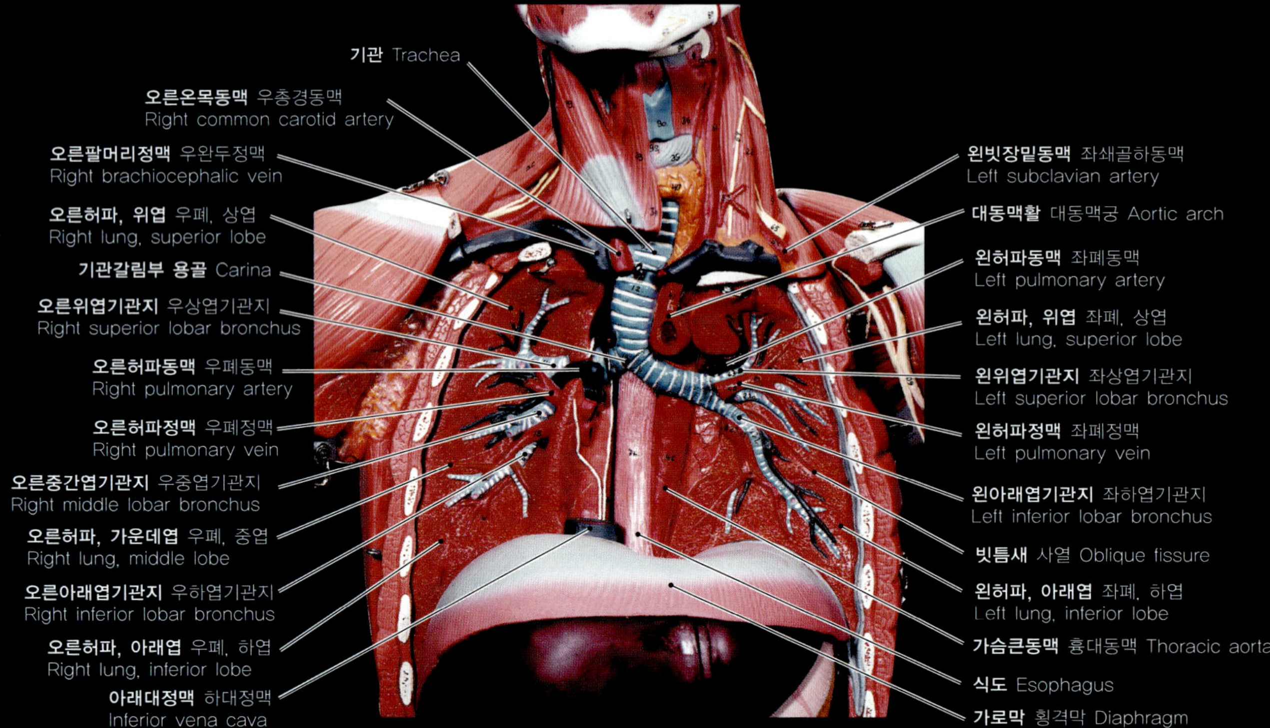

그림 47c 흉부기관, 심층면-모델

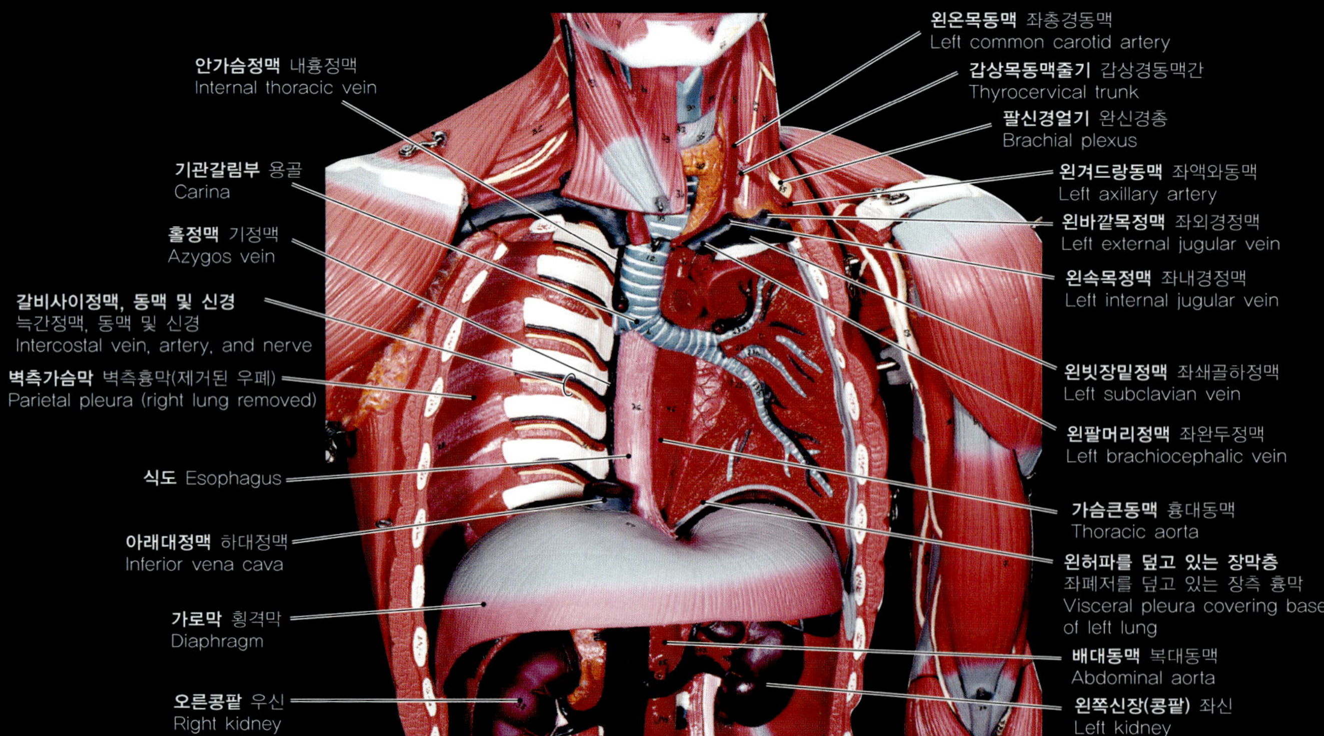

그림 47d 흉강

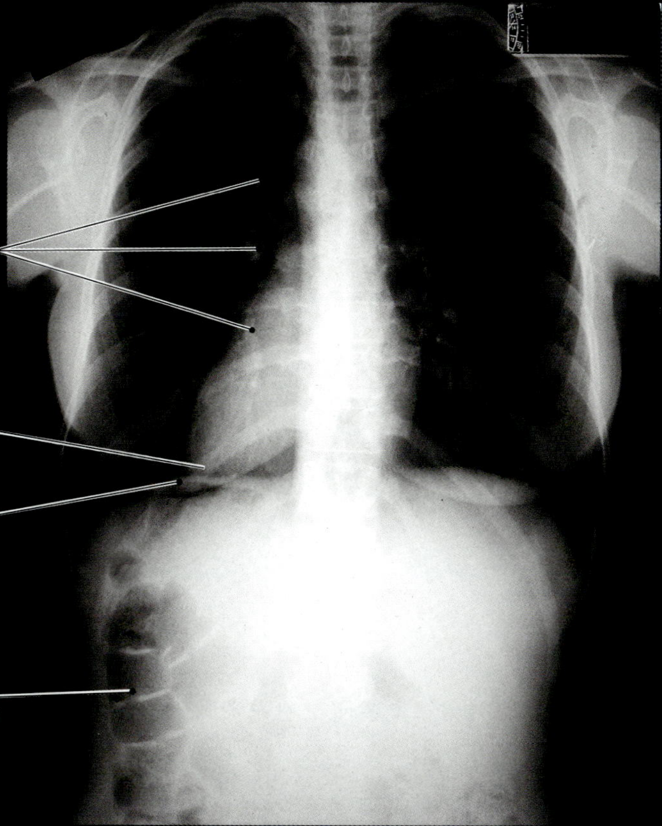

그림 48b 가슴의 림프관 조영상, 앞뒤방향 투사

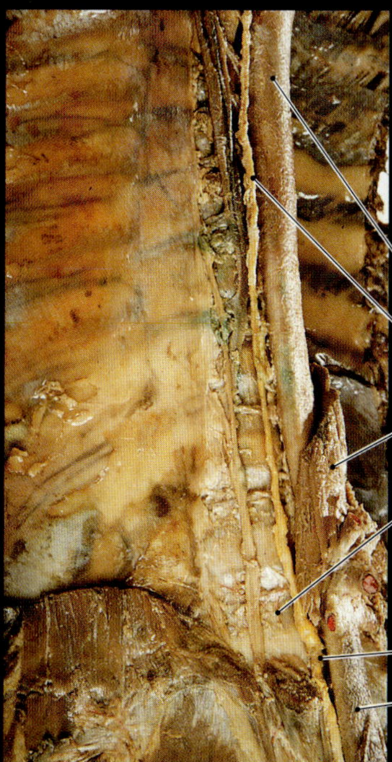

그림 48a 림프줄기

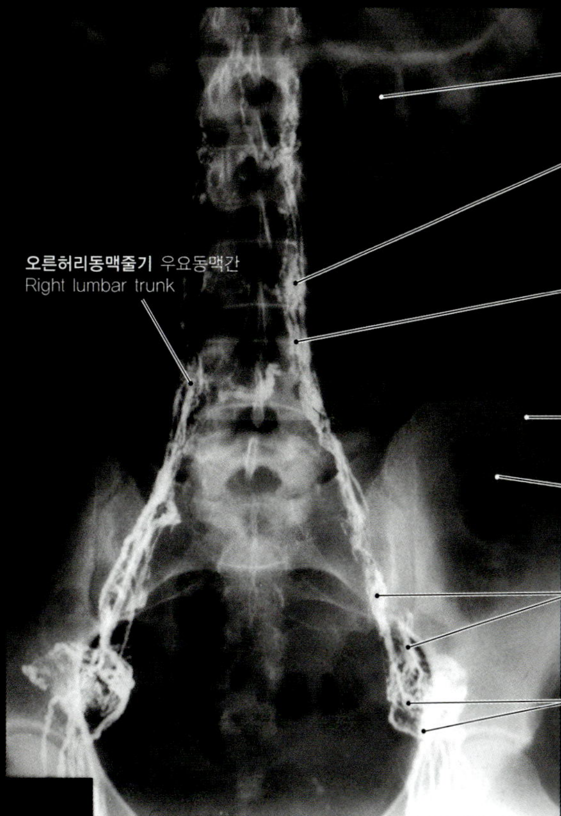

그림 48c 골반의 림프관 조영상, 앞면 투사

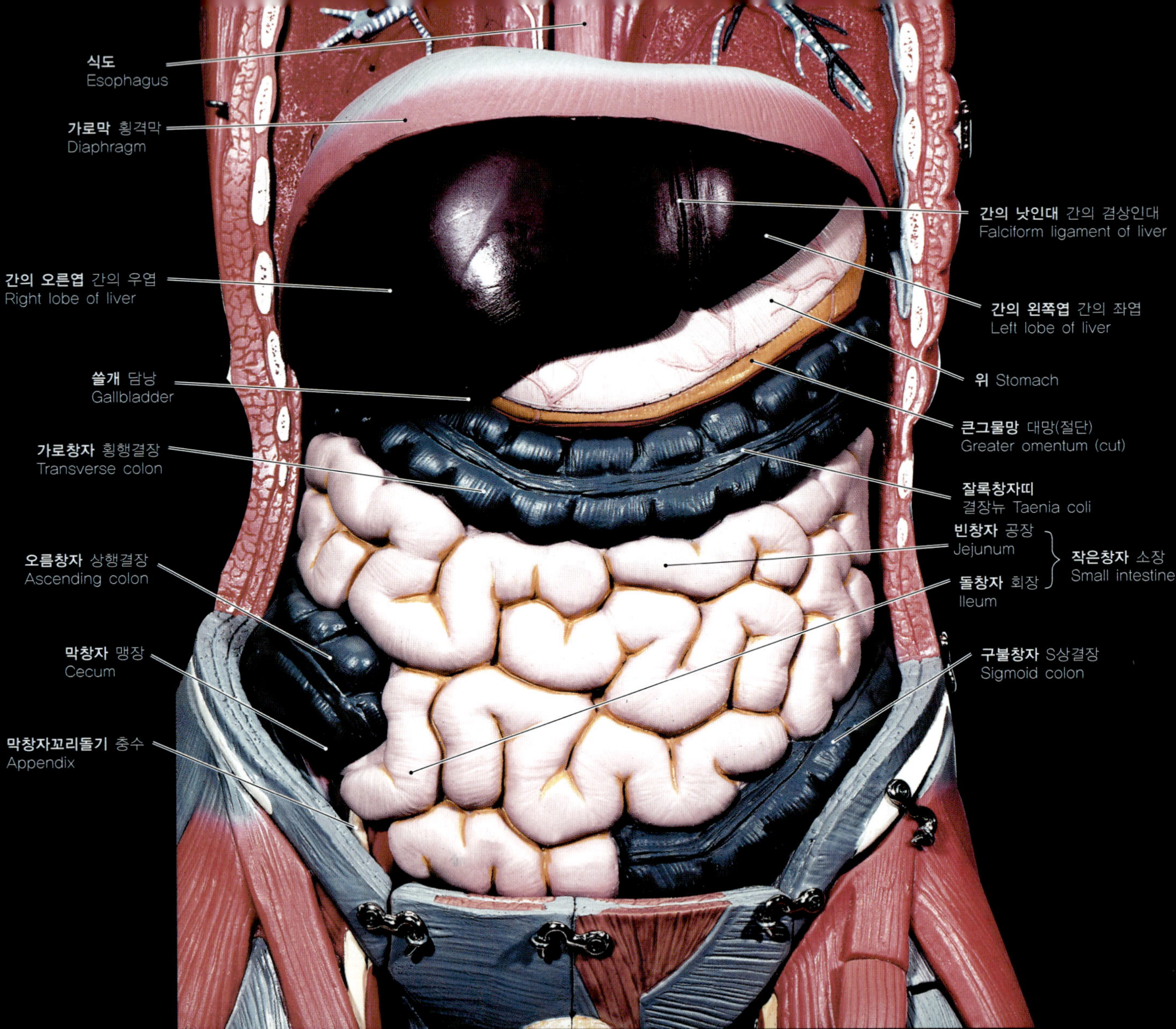

그림 49a 배(복)골반내장, 천층전면

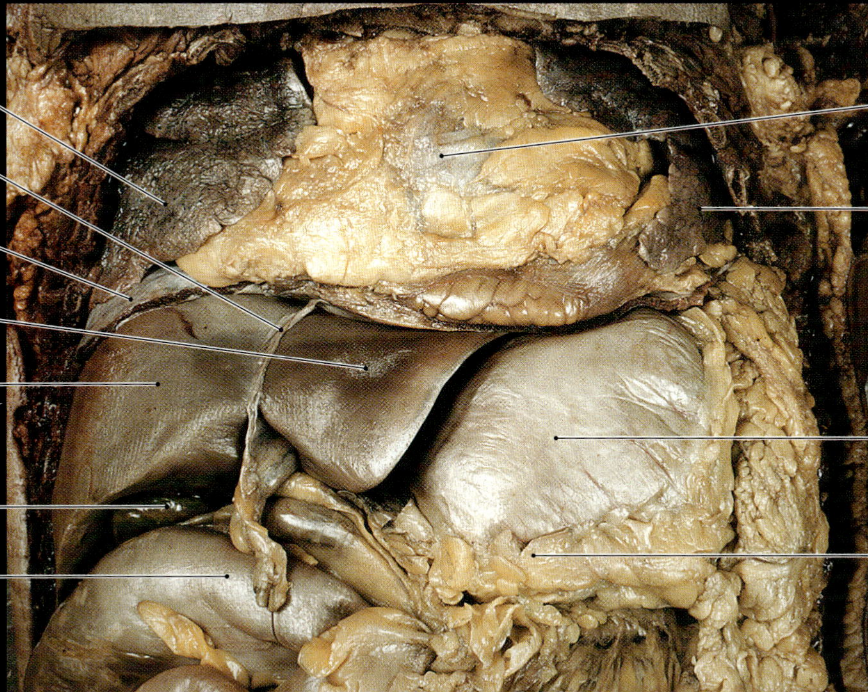

그림 49b 배(복)골반강의 상부, 전면

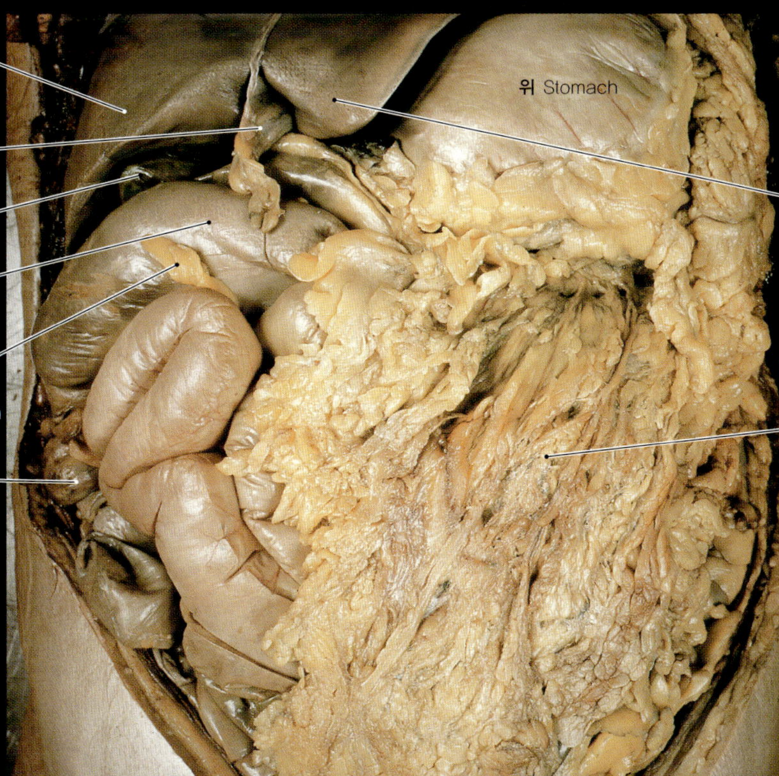

그림 49c 배(복)골반강의 하부, 전면

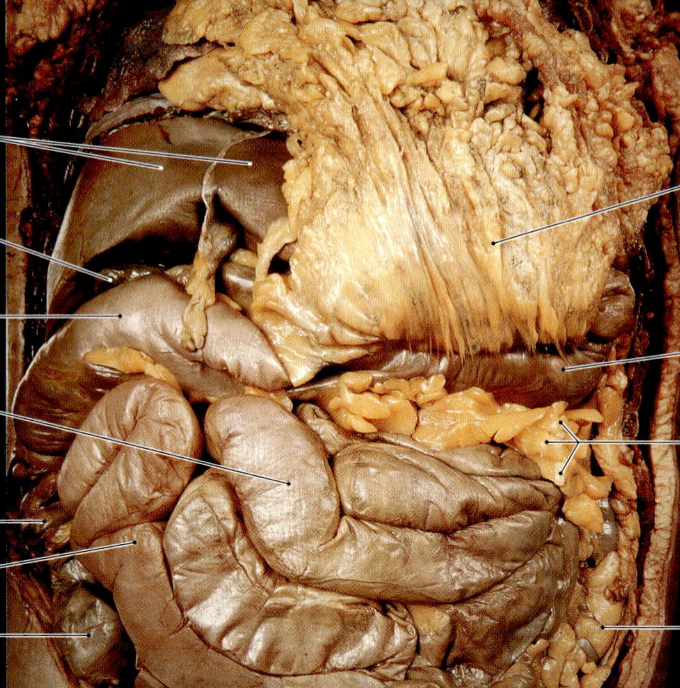

그림 49d 복부절단면, 반전된 대망

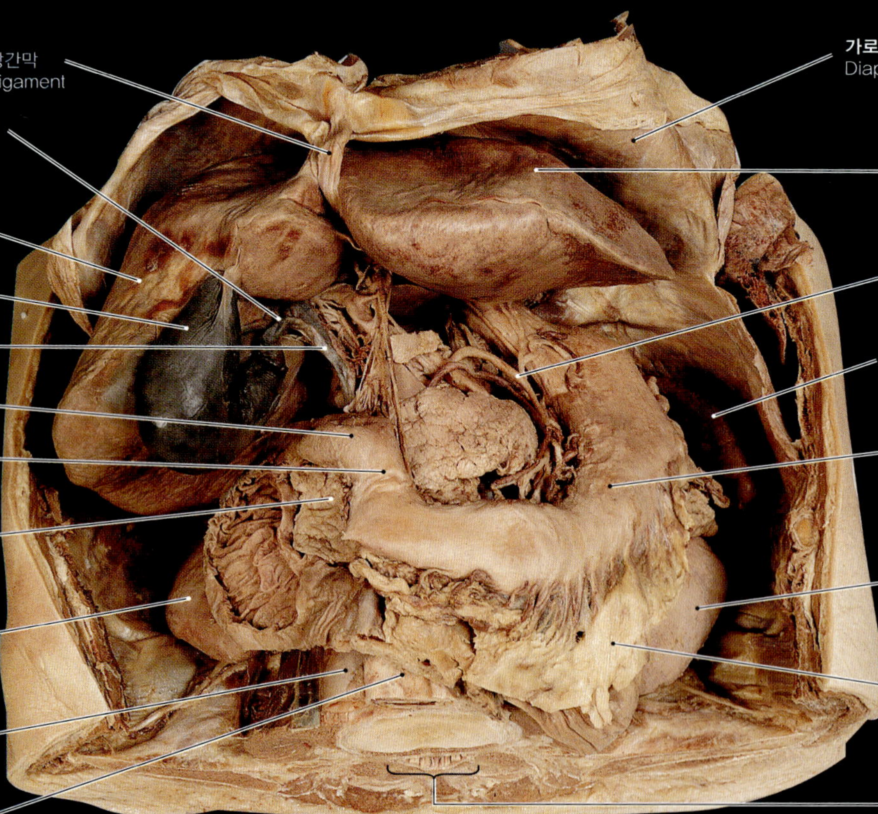

그림 49e 그 위치 그대로의 간과 쓸개(담낭)

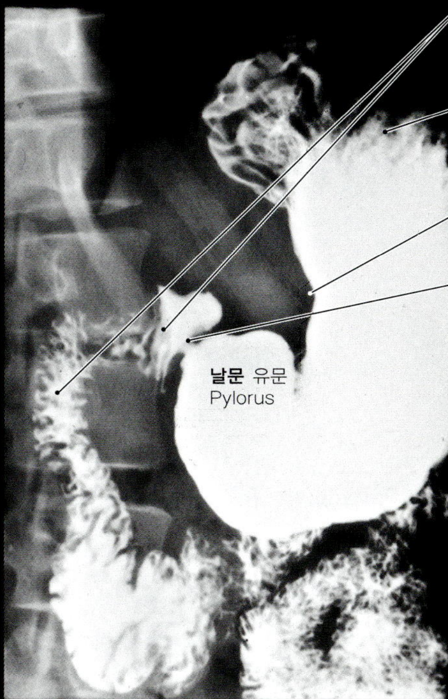

그림 50a 위 X-선촬영 1

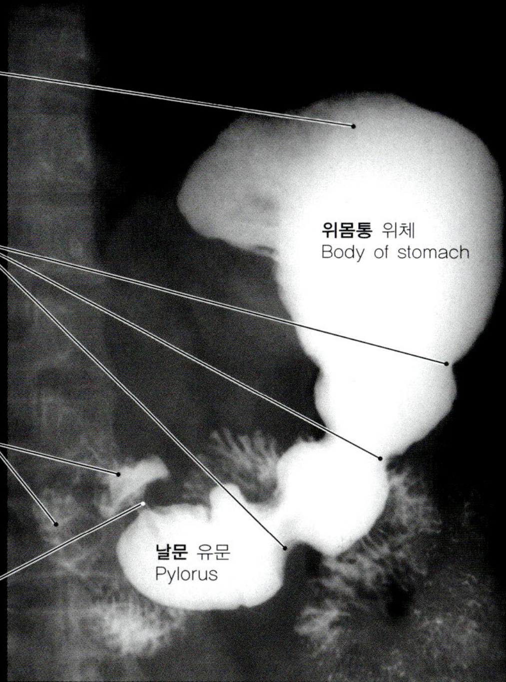

그림 50b 위 X-선촬영 2

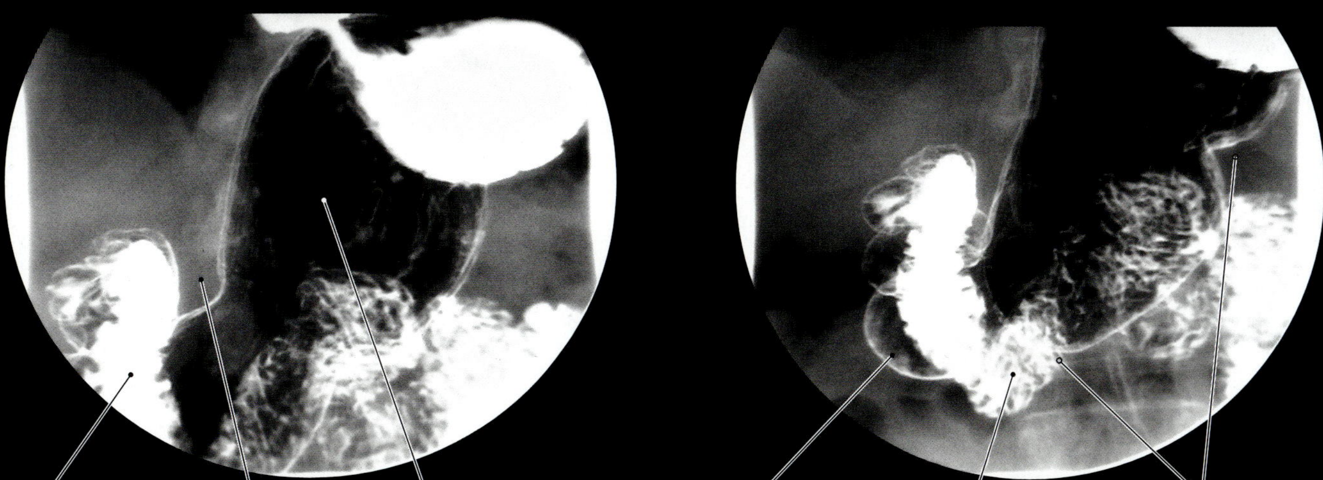

그림 50c 위운동성, 정면, 시간 1과 2

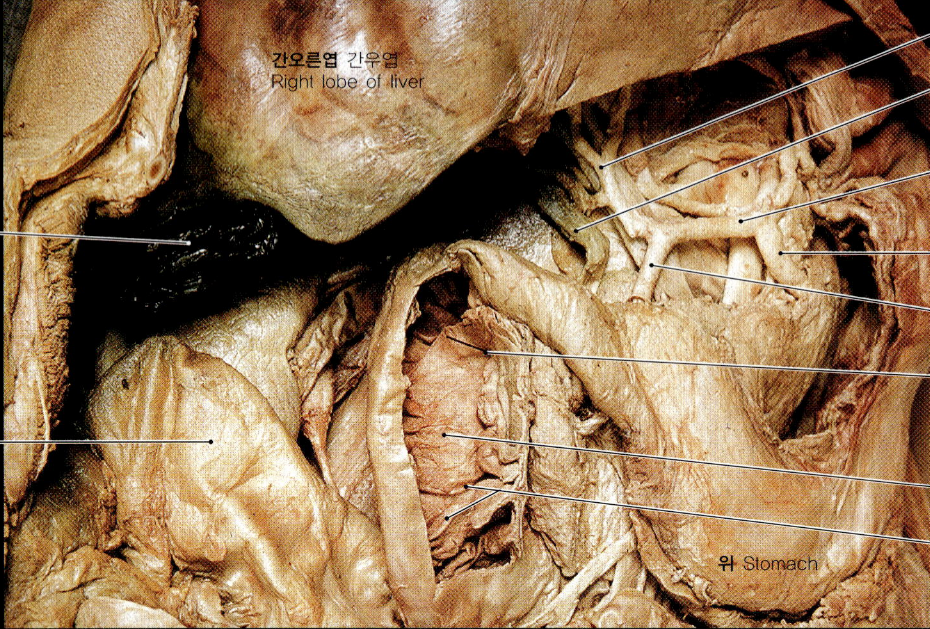

그림 51a 복부절단면, 십이지장부위

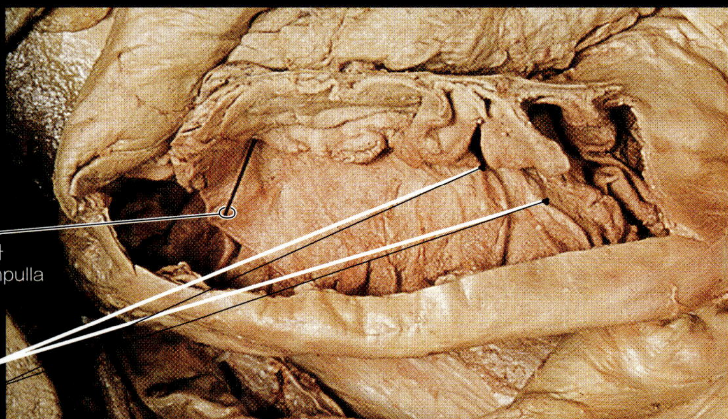

그림 51b 십이지장점막의 육안적 해부학

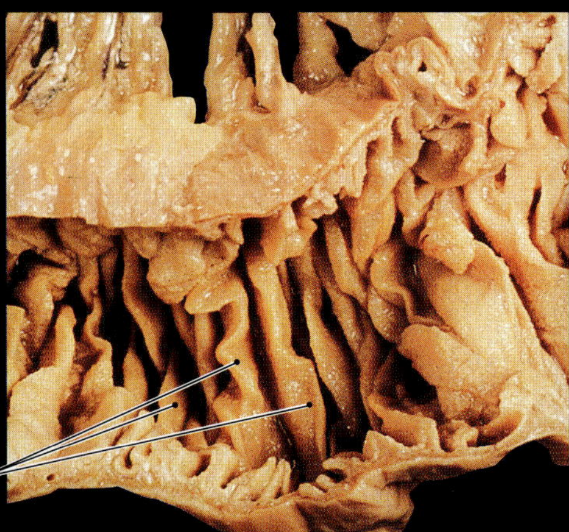

그림 51c 빈창자(공장)의 육안적 해부학, 점막

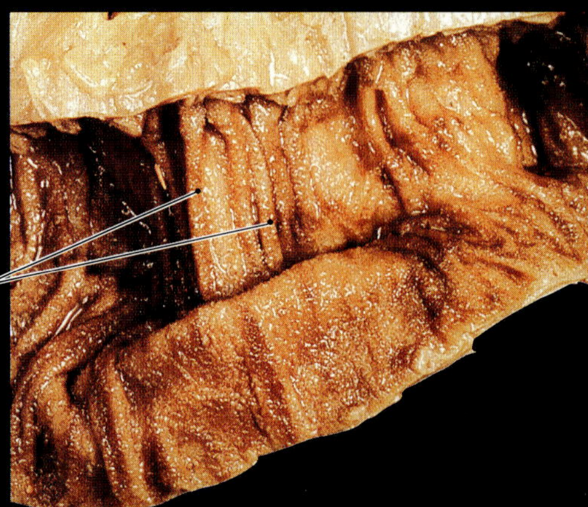

그림 51d 돌창자(회장)의 육안적 해부학, 점막

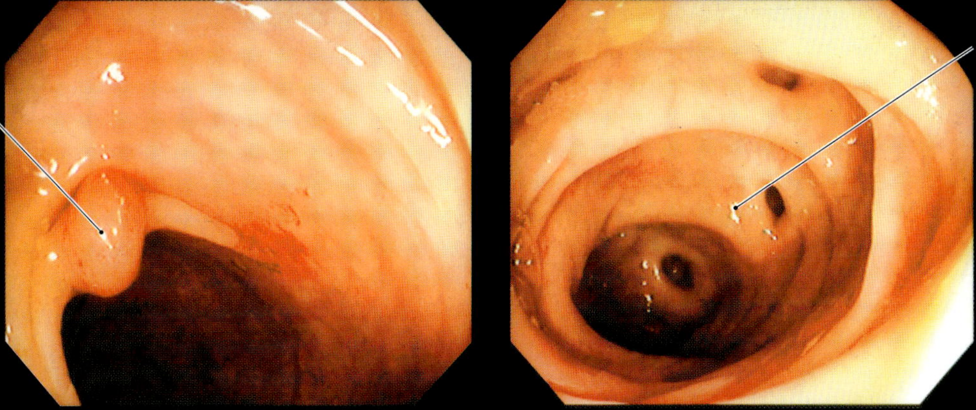

그림 52 정상과 비정상의 결장경

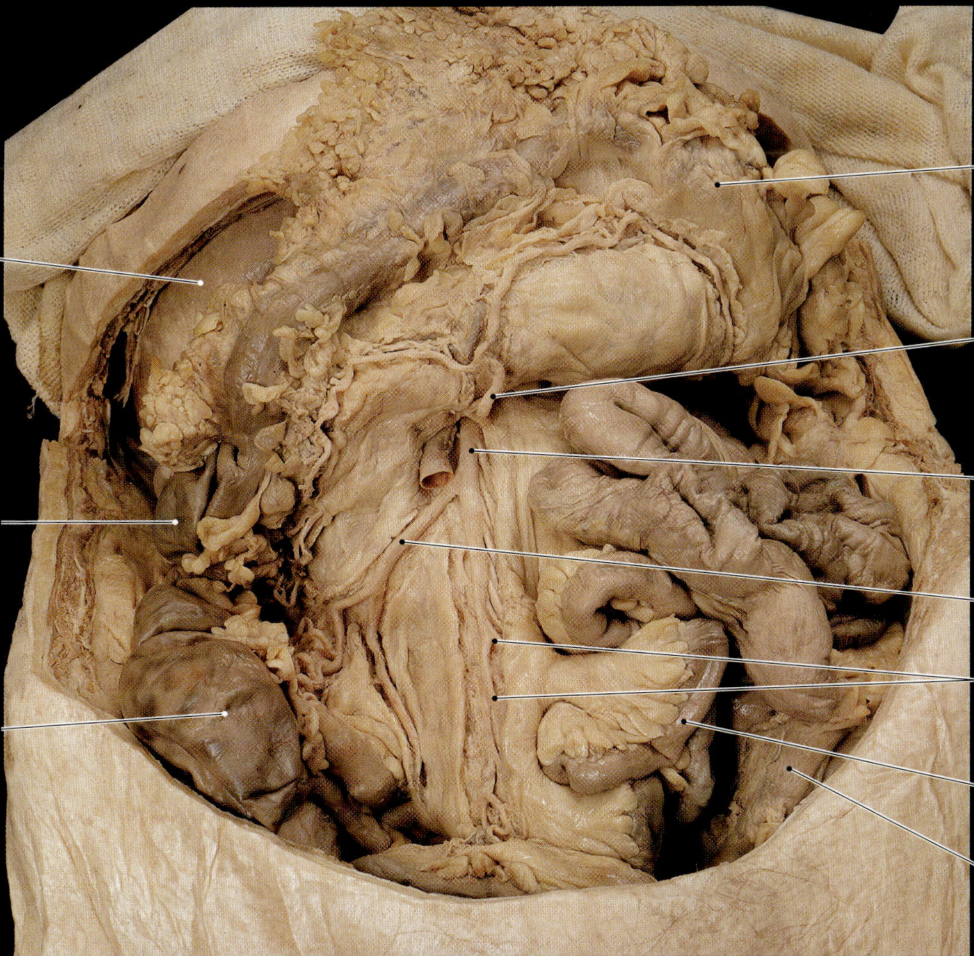

그림 53a 아래장간막(상장간막)동맥의 가지

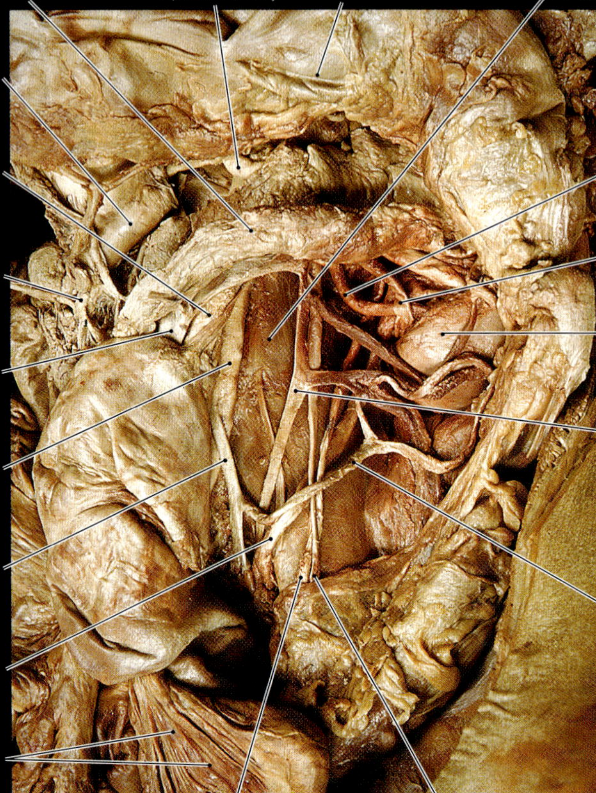

그림 53b 아래장간막사이(하장간막간) 혈관

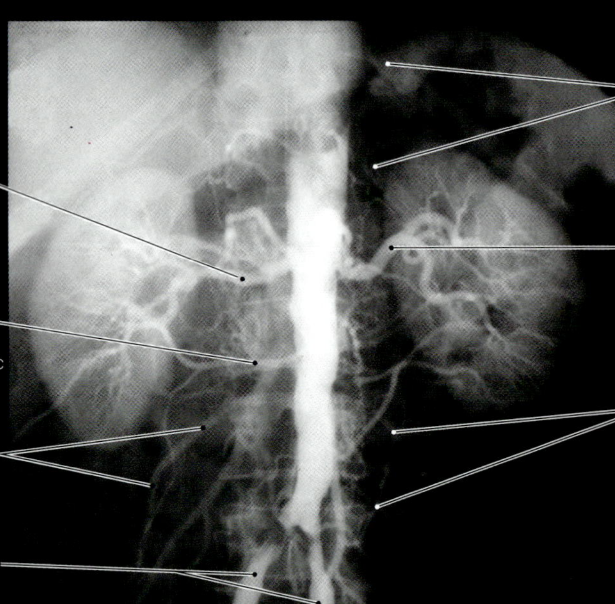

그림 53c 복부의 혈관조영 1

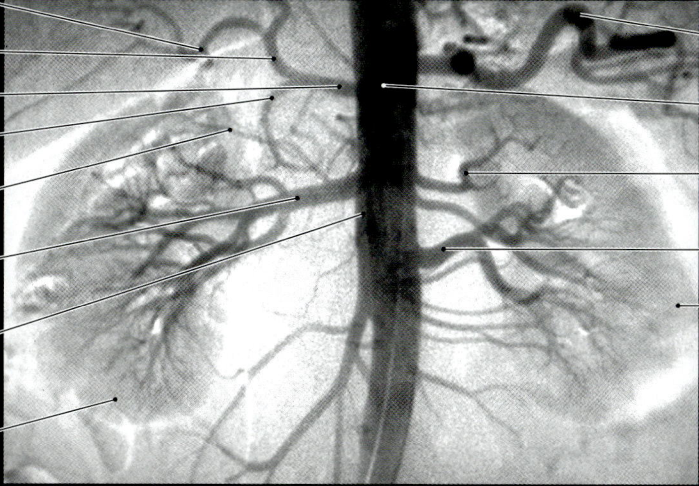

그림 53d 복부의 혈관조영 2

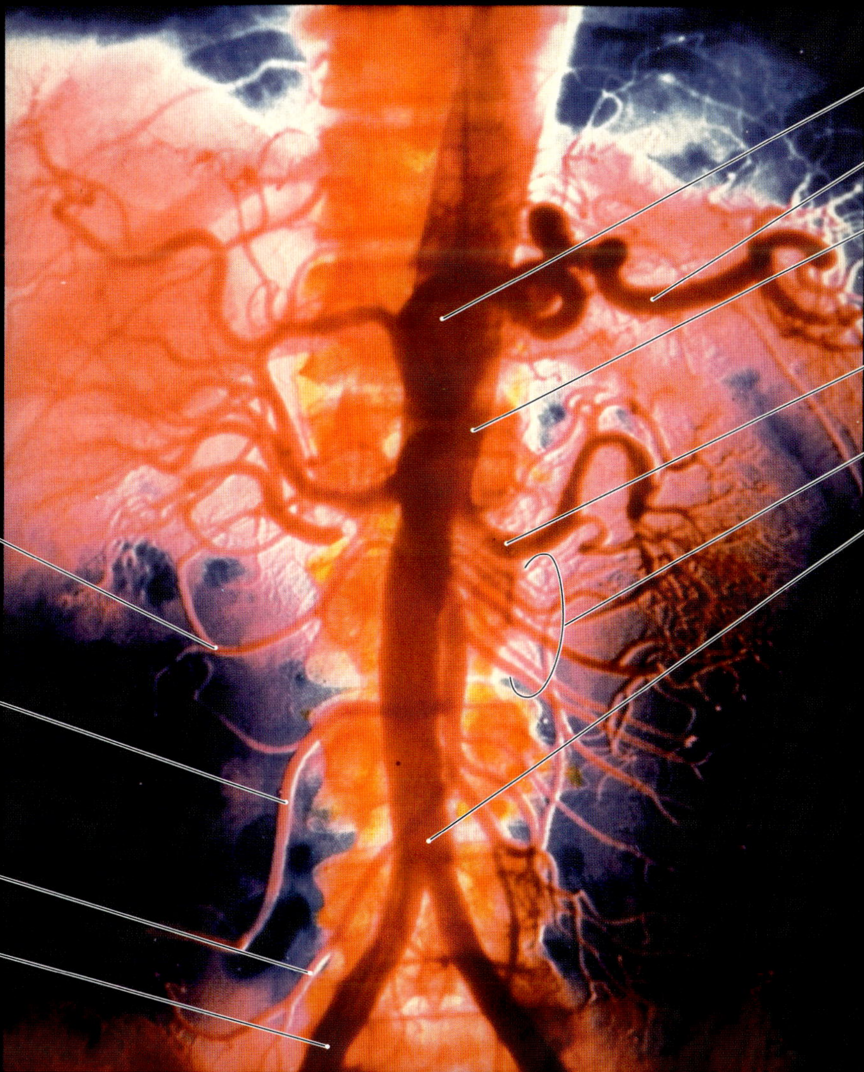

그림 53e 복부의 혈관조영 3(색체화)

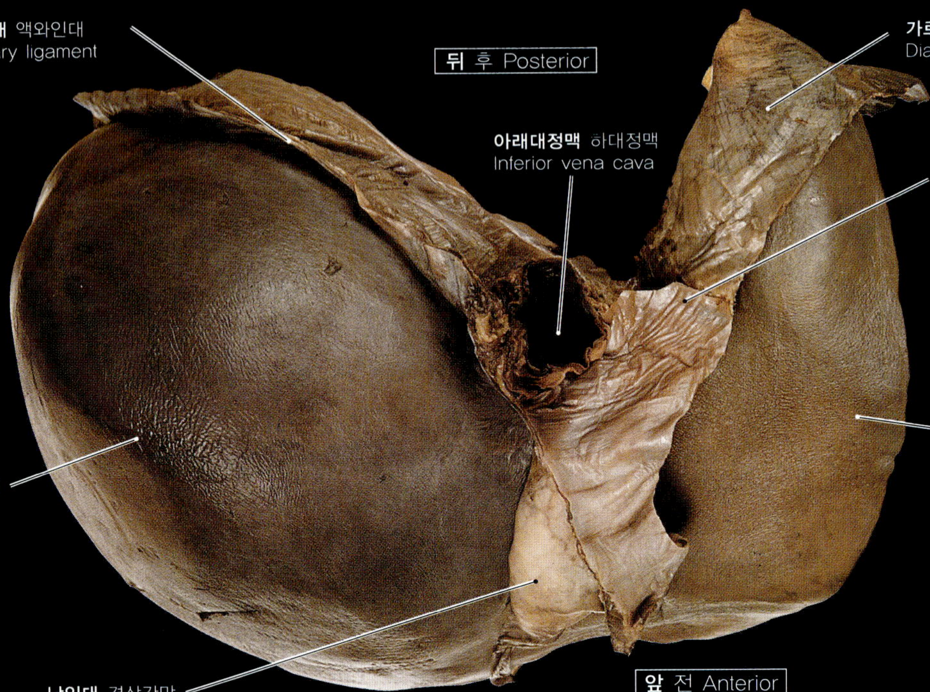

그림 54a 분리된 간과 담낭, 상면

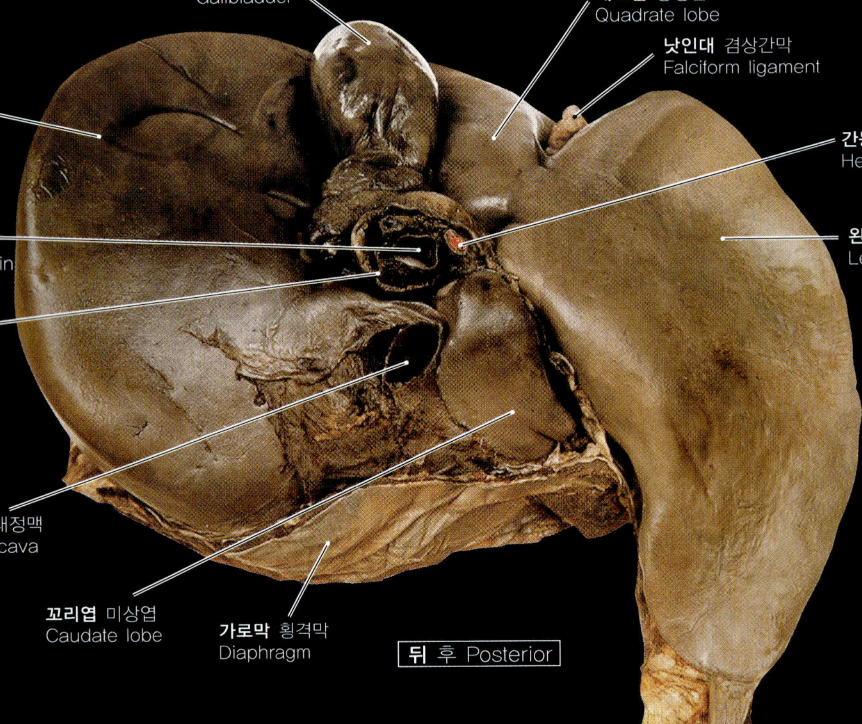

그림 54b 분리된 동측 간과 담낭, 하면

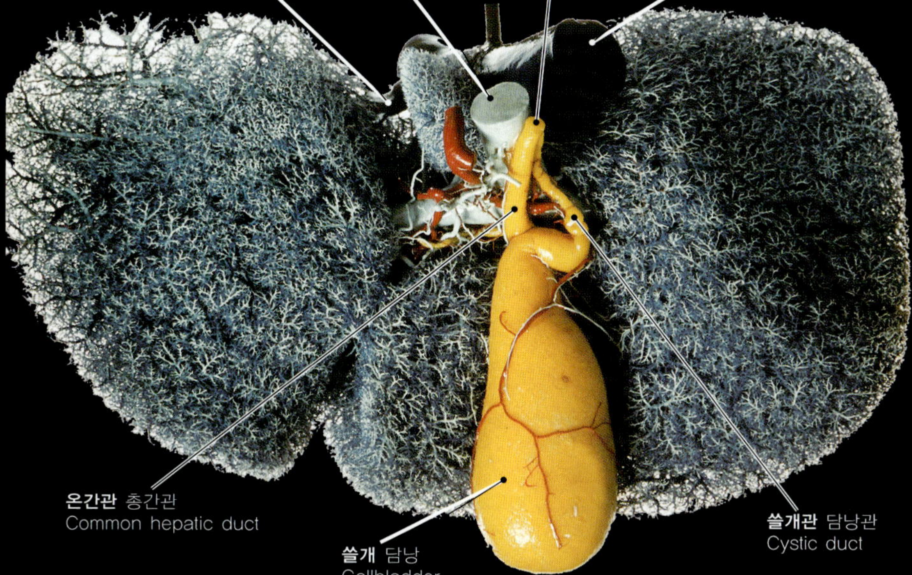

그림 54c 간의 부식주조영상

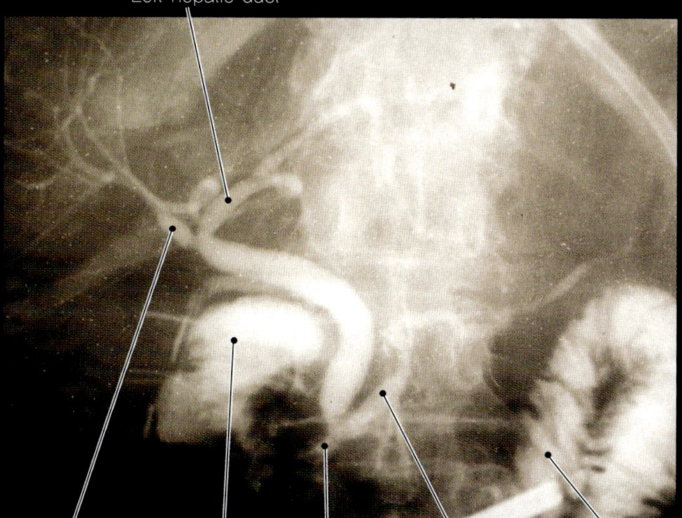

그림 54d 쓸개관(담관)-크레틴조영(췌관 및 담관)

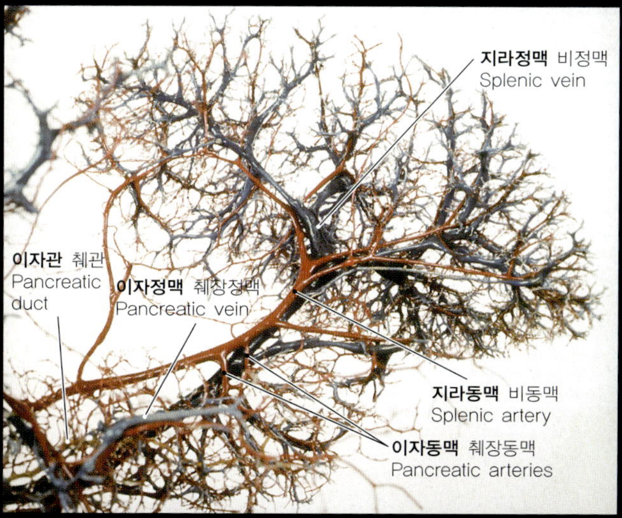

그림 55 지라(비장)와 이자혈관(췌장혈관)의 부식주조영상

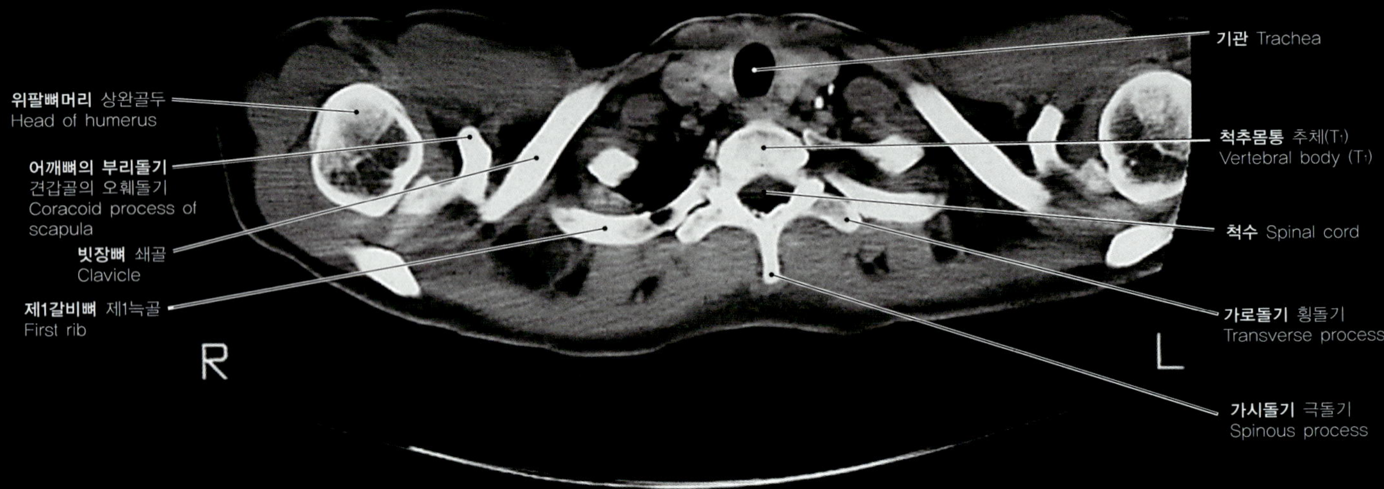

56a

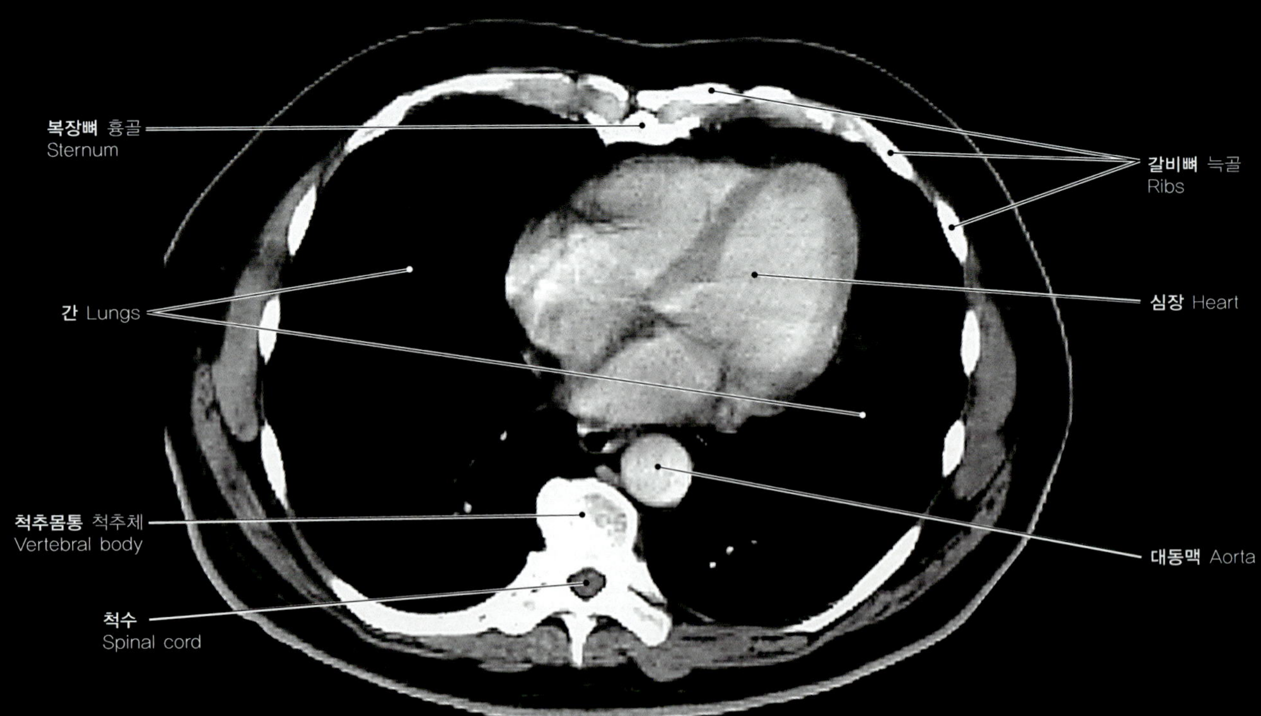

56b

그림 56a-b 체간의 MRI 영상, 수평단면, 위에서 아래로 연결

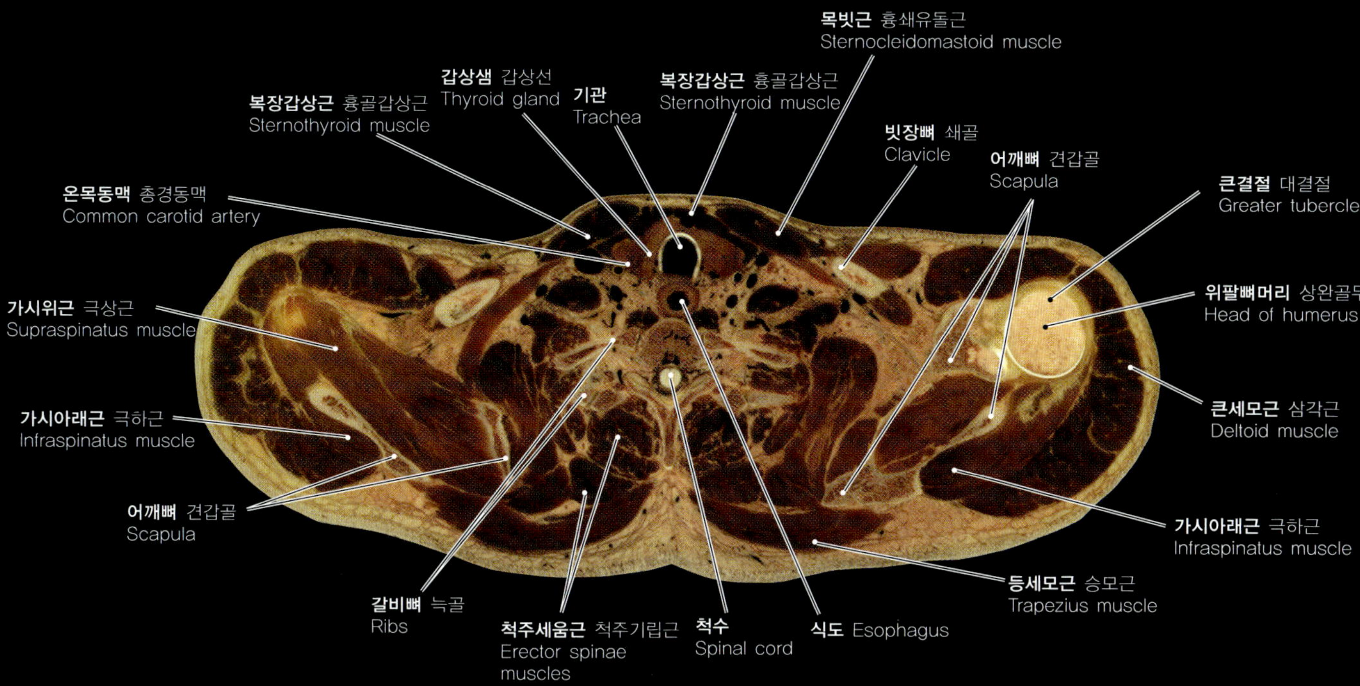

56c

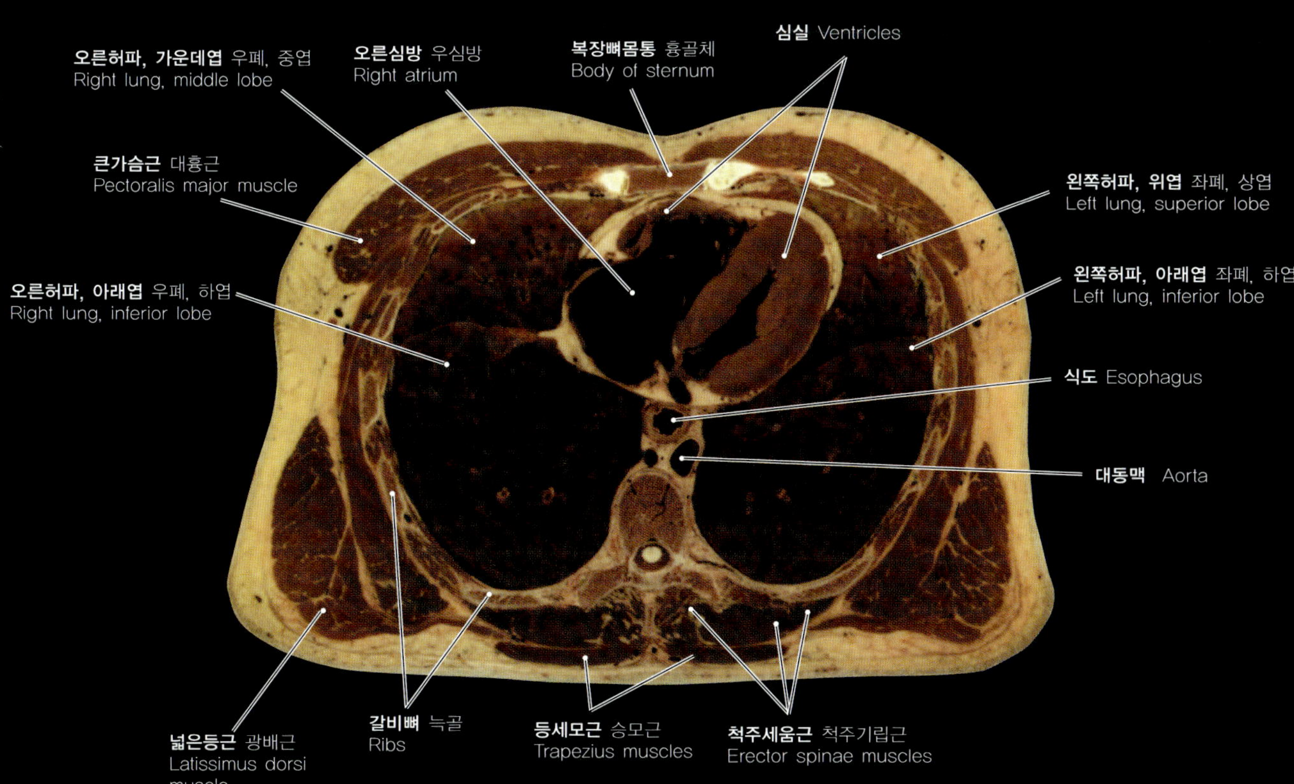

56d

그림 56c-d 체간을 경유하는 수평단면. Visible Human dataset에서 기원한 이 단면을 a-b부분에서 보여주는 대략적인 영상

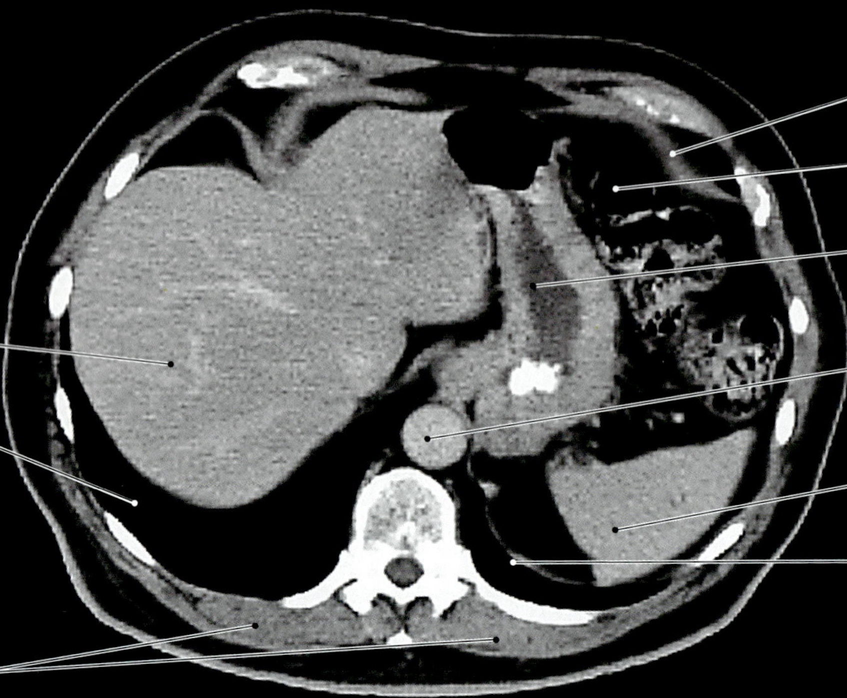

56e

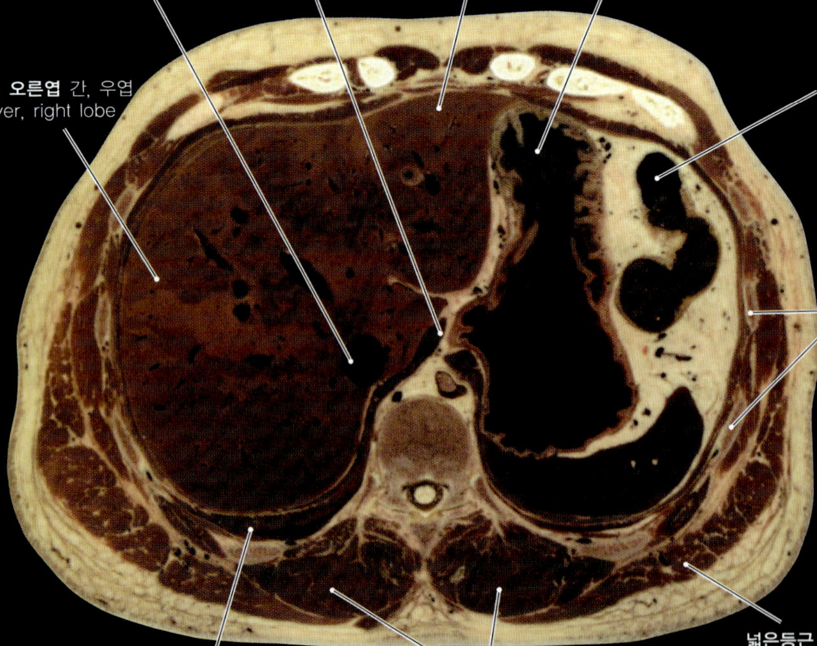

56f

그림 56e-f 체간을 경유하는 수평단면. Visible Human dataset에서 기원한 f부분을 e부분에서 보여주는 대략적인 영상

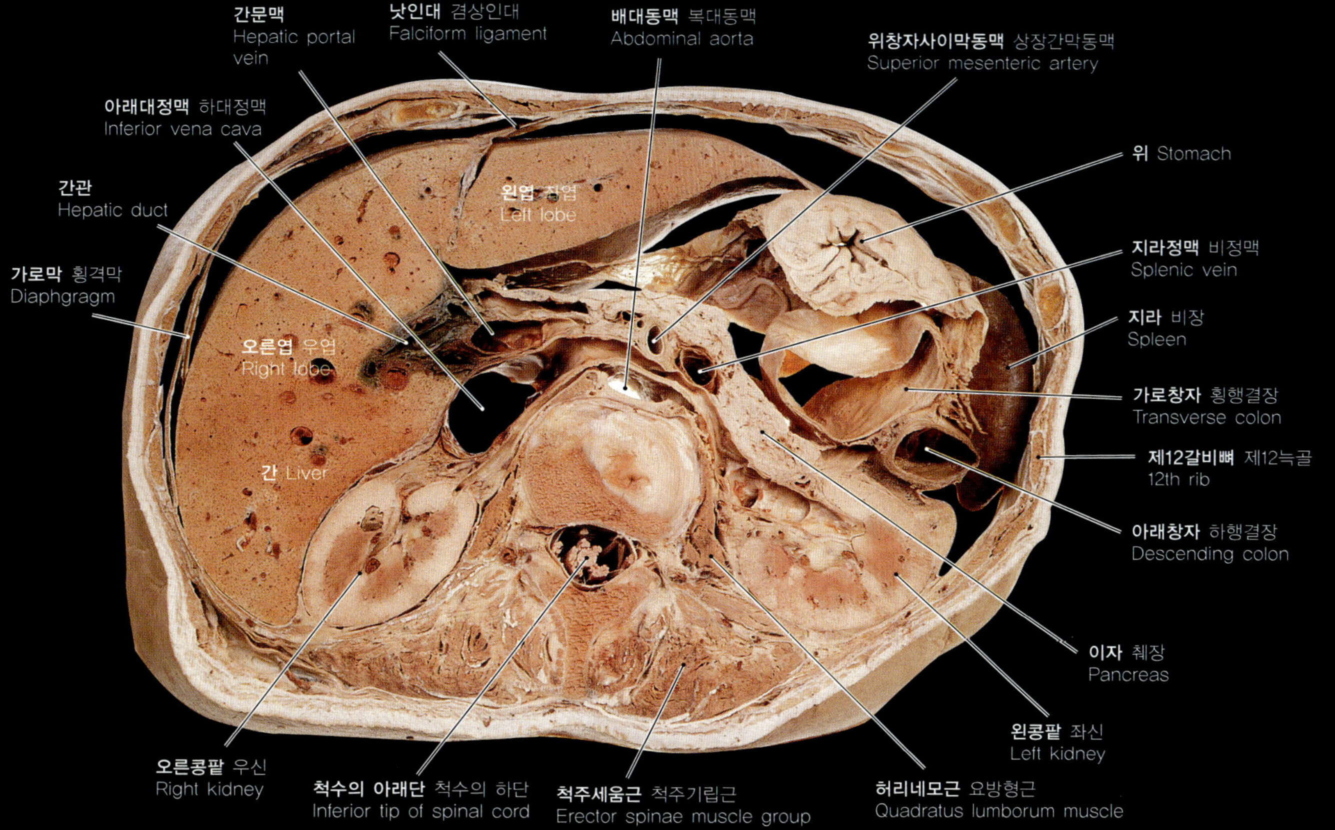

그림 57a 복강 T_{12}에서의 수평단면

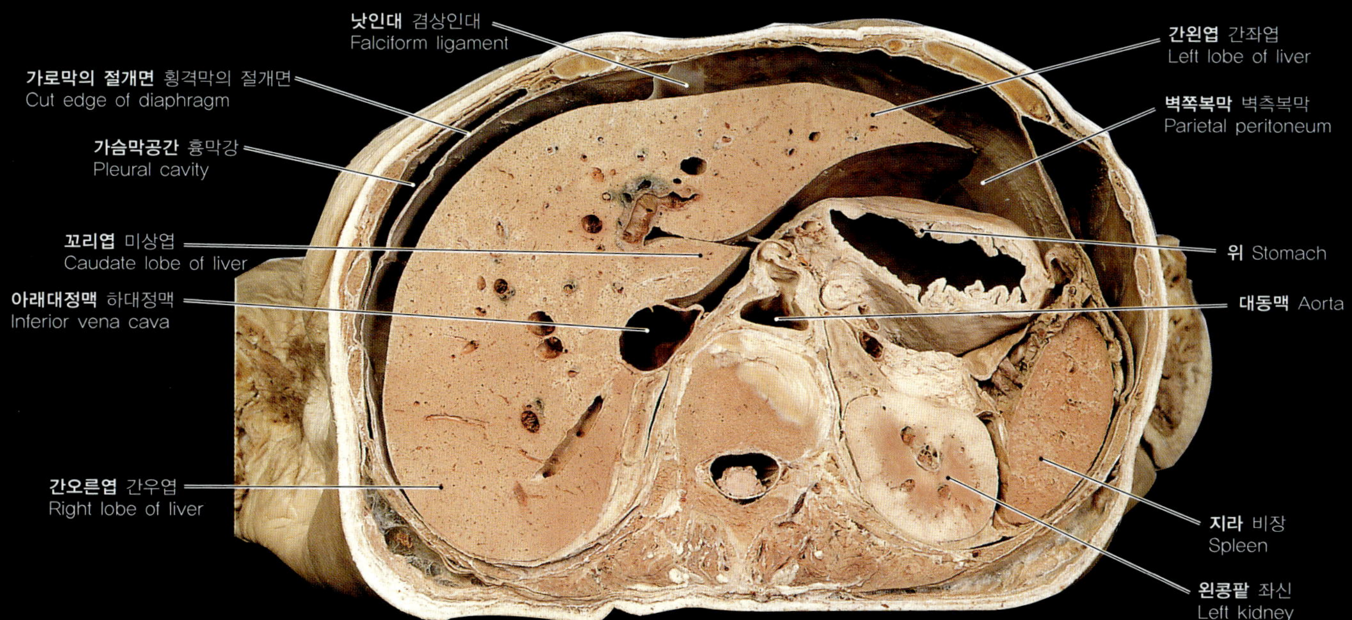

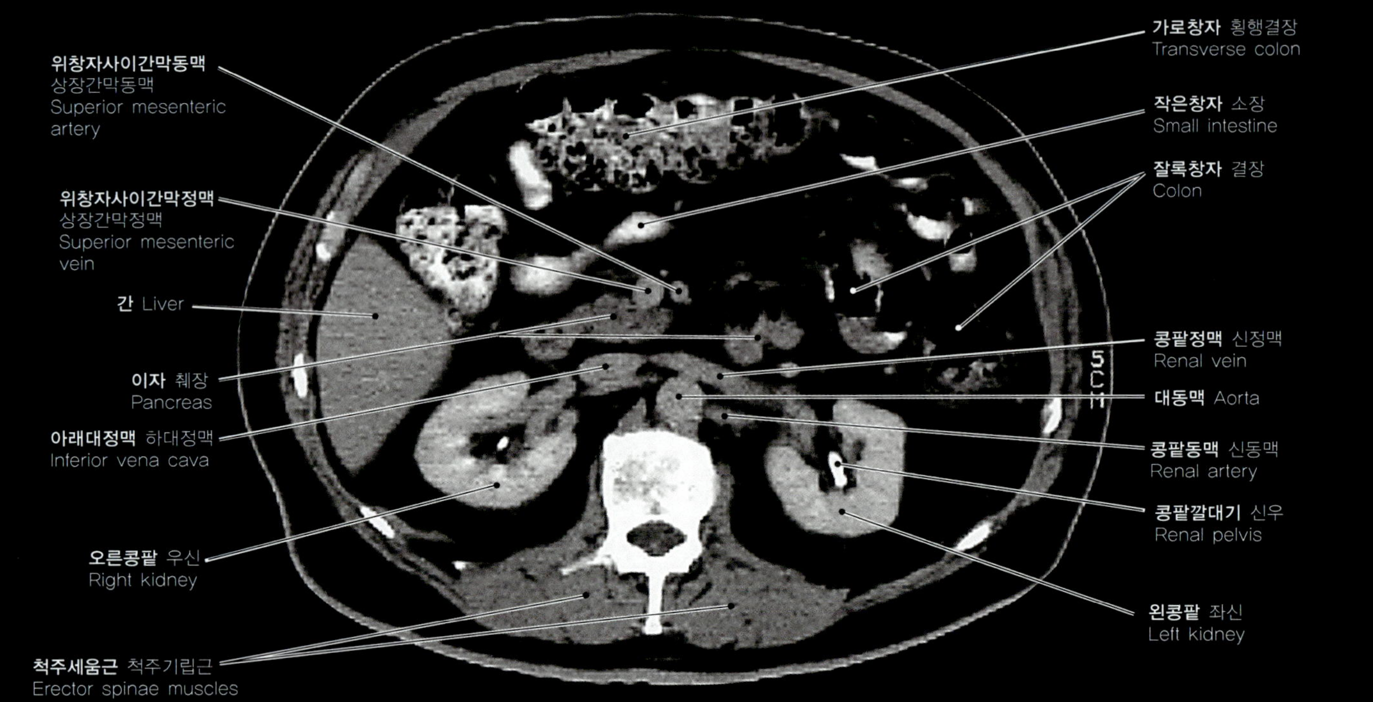

58a

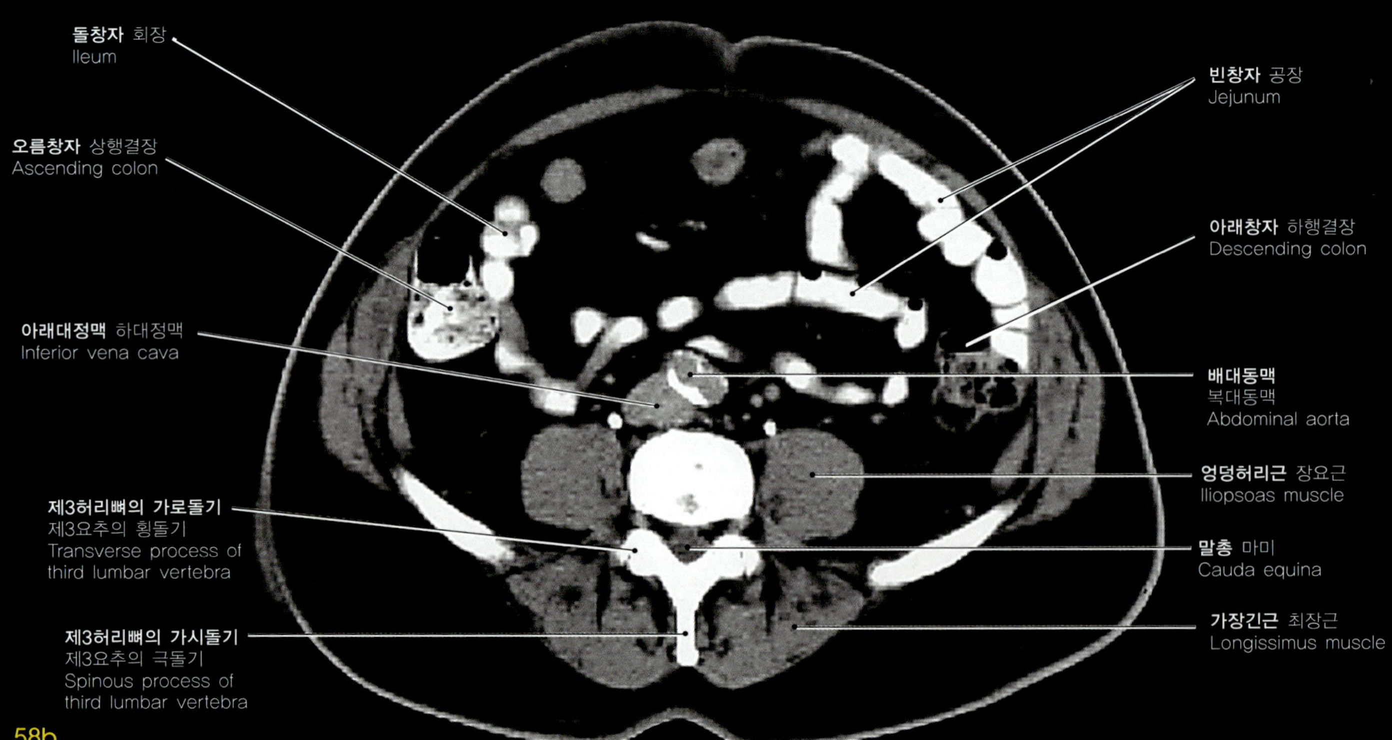

58b

그림 58a-b 체간의 MRI영상, 수평단면, 위에서 아래로 연속

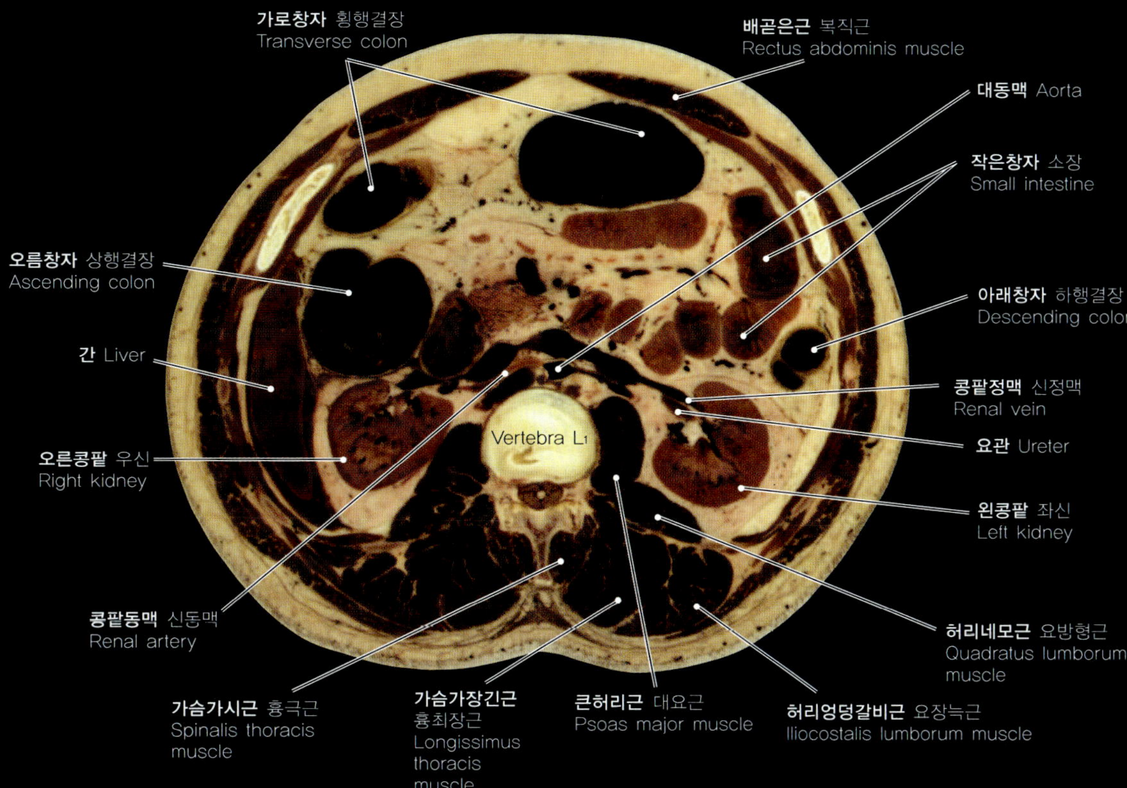

58c

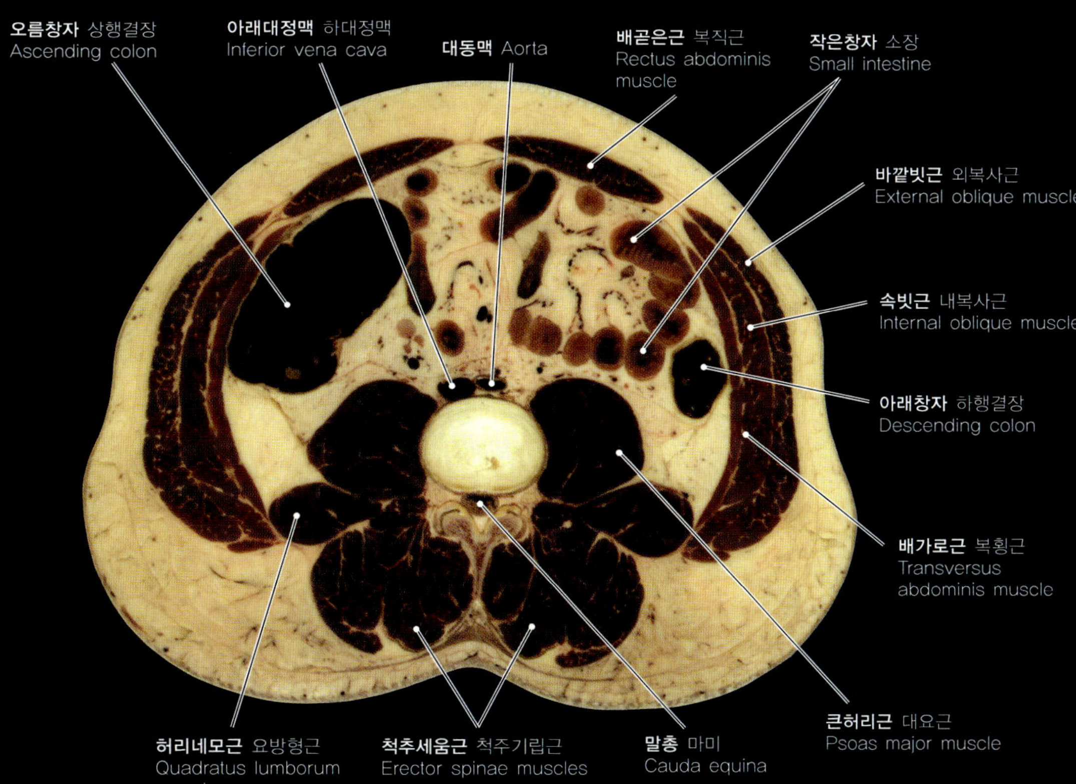

58d

그림 58c-d 체간을 경유하는 수평단면. Visible Human dataset에서 유래한 위단면을 a-b부분에서 보여주는 대략적인 영상

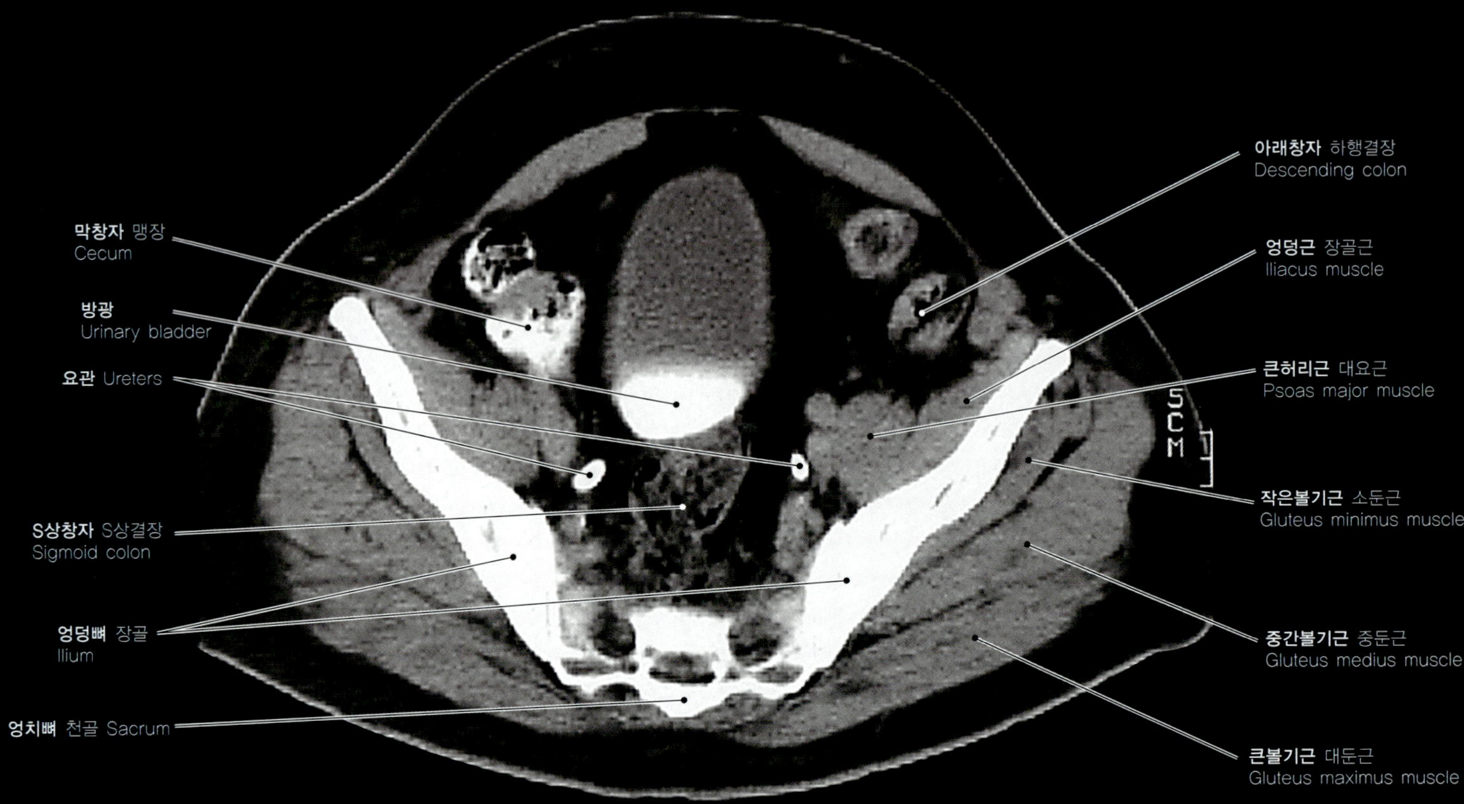

58e

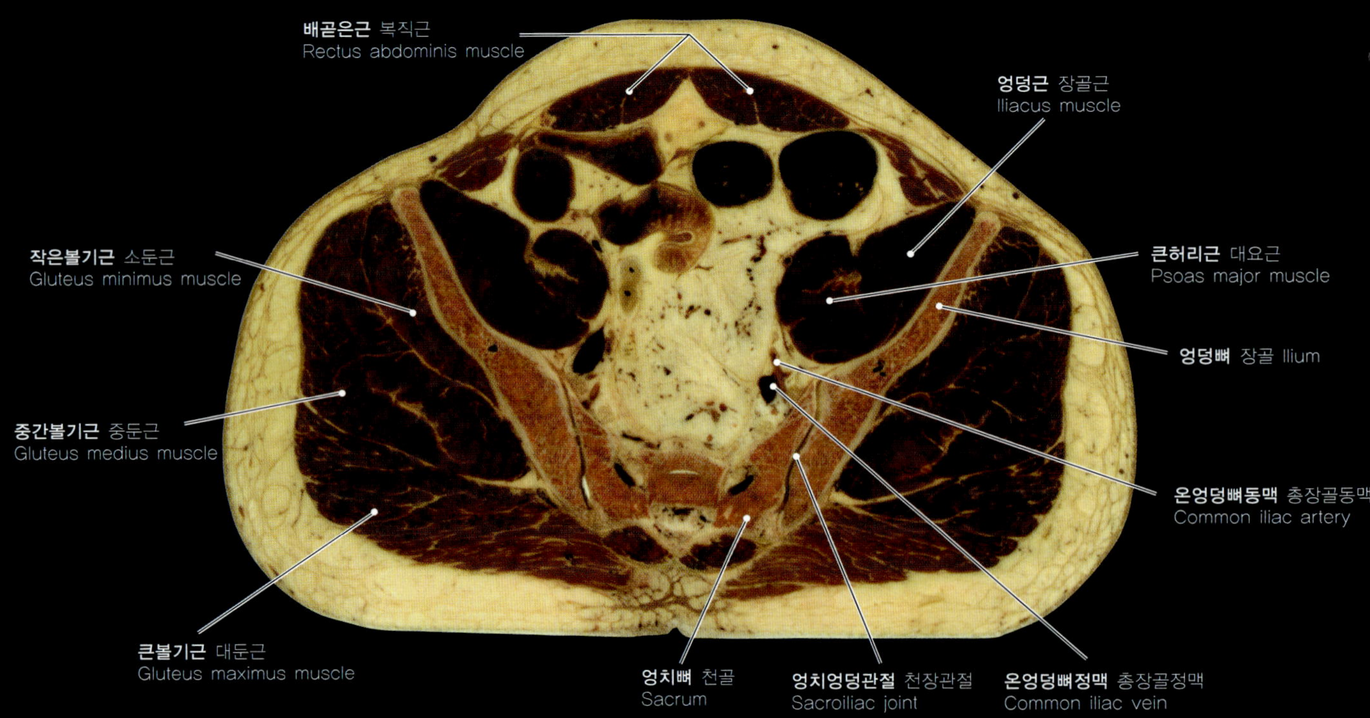

58f

그림 58e-f 체간을 경유하는 수평단면. Visible Human dataset에서 기원한 f부분을 e부분에서 보여주는 대략적인 MRI영상

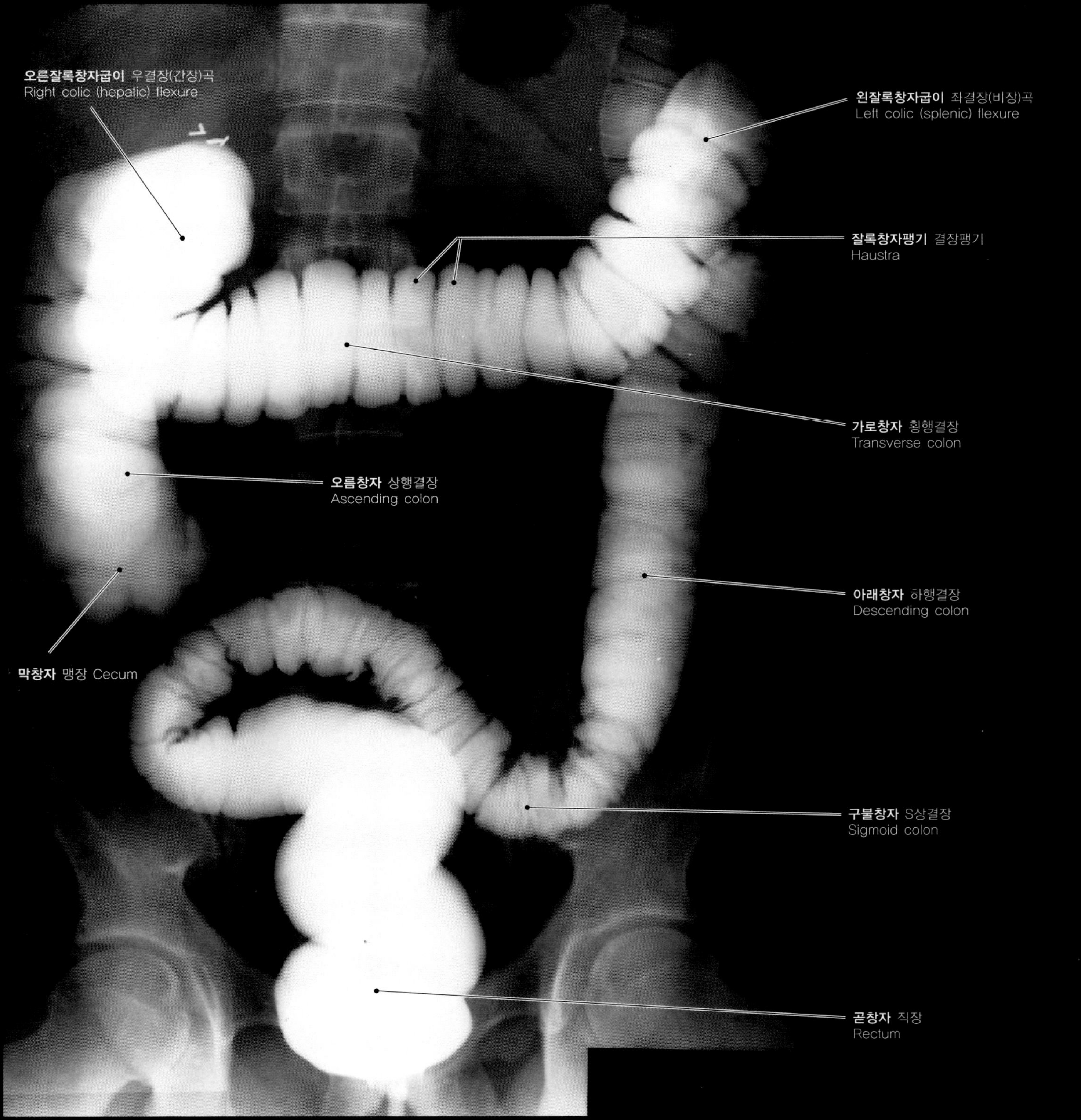

그림 59a 결장과 직장의 조형 X-선, 전-후투사

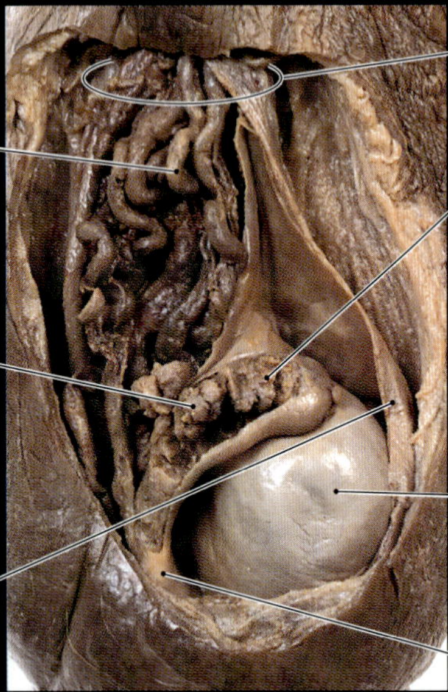

그림 60a 고환과 부고환

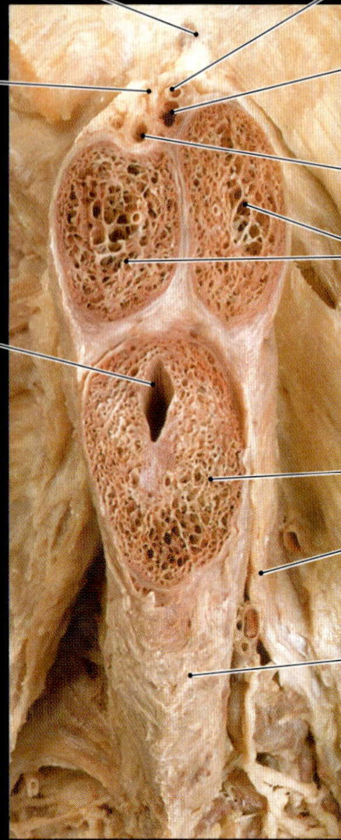

그림 60b 절개된 음경의 횡단면

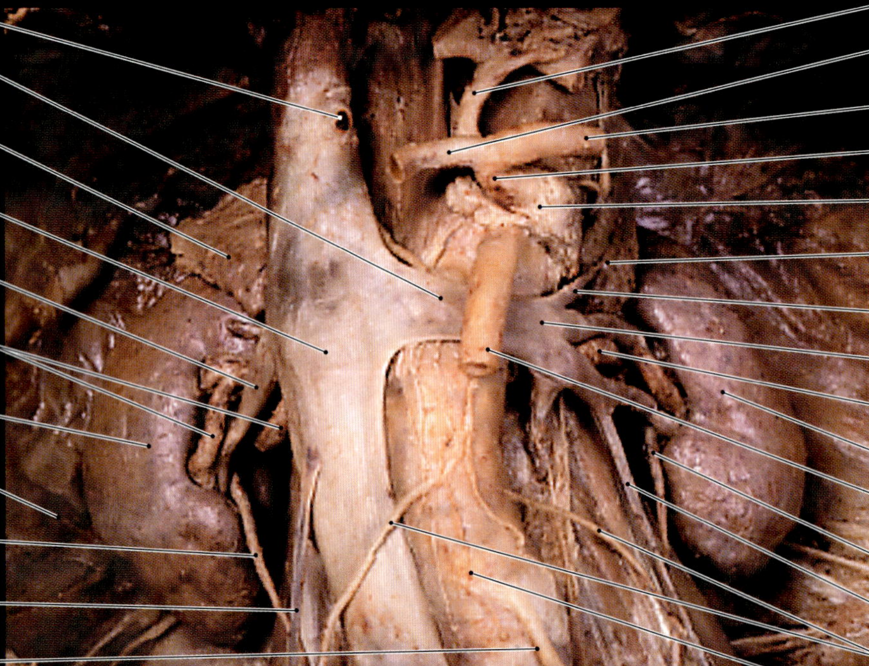

그림 61a 후복벽

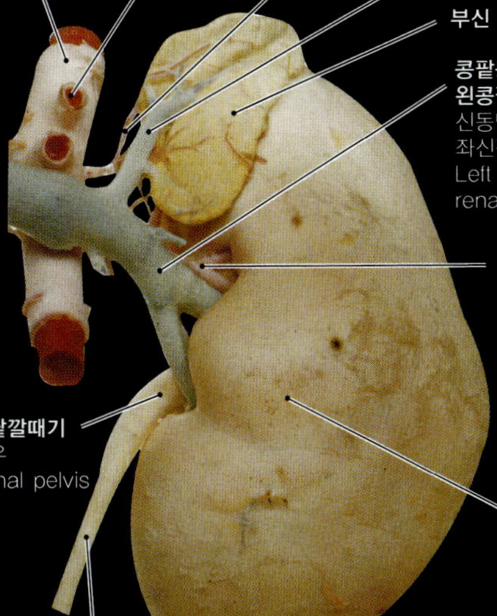

그림 61b 좌신, 전면

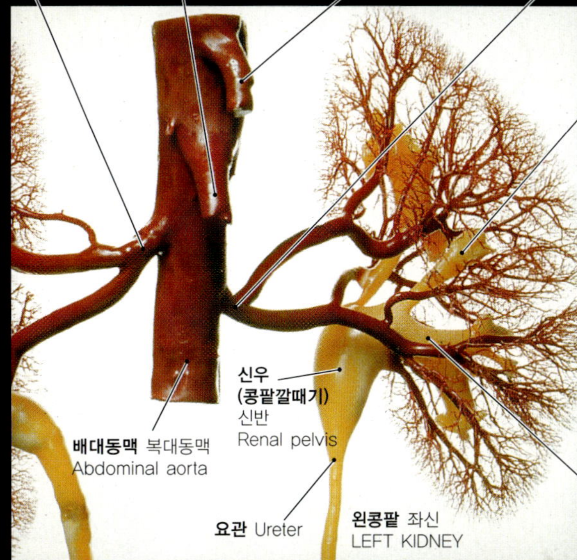

그림 61c 신동맥 요관 및 골반의 부식원주

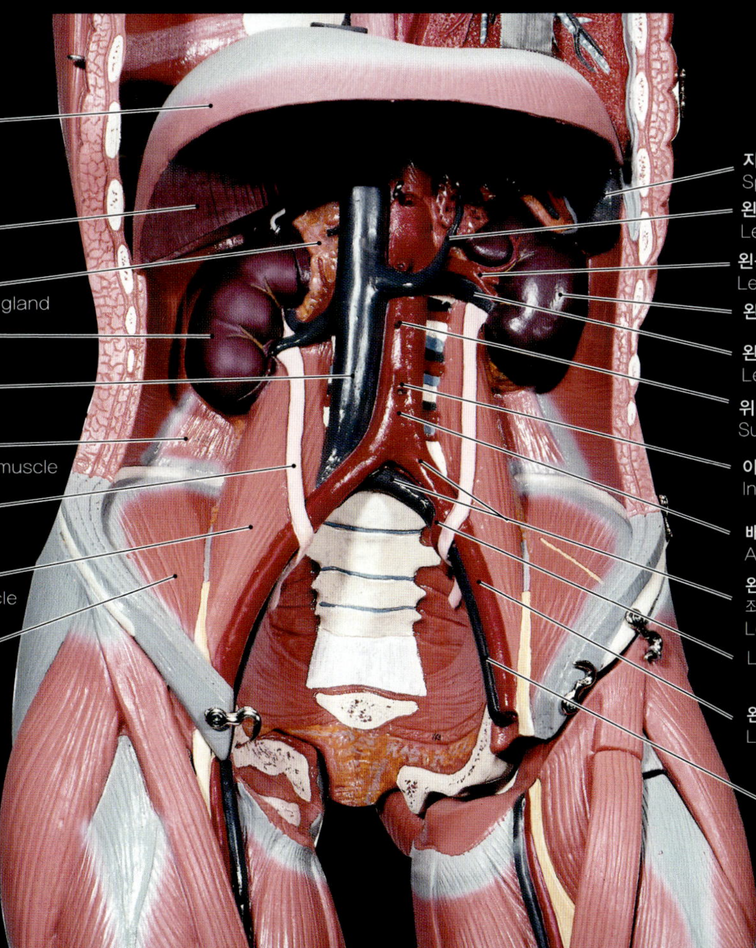

그림 62a 복골반강, 여성, 전면-모델

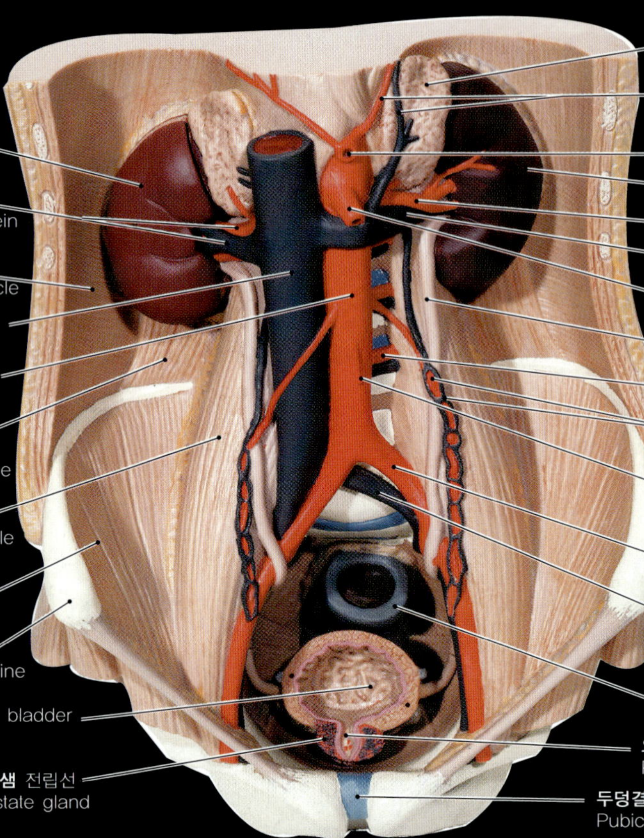

62b 복골반강, 남성, 전면-모델

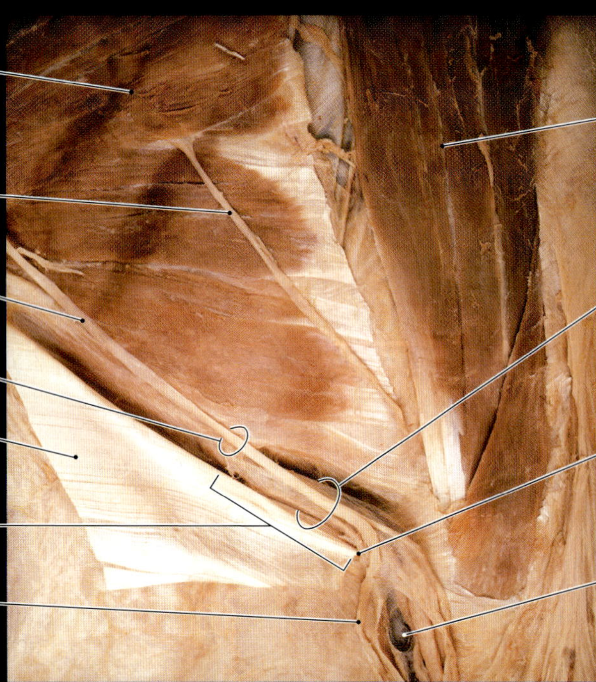

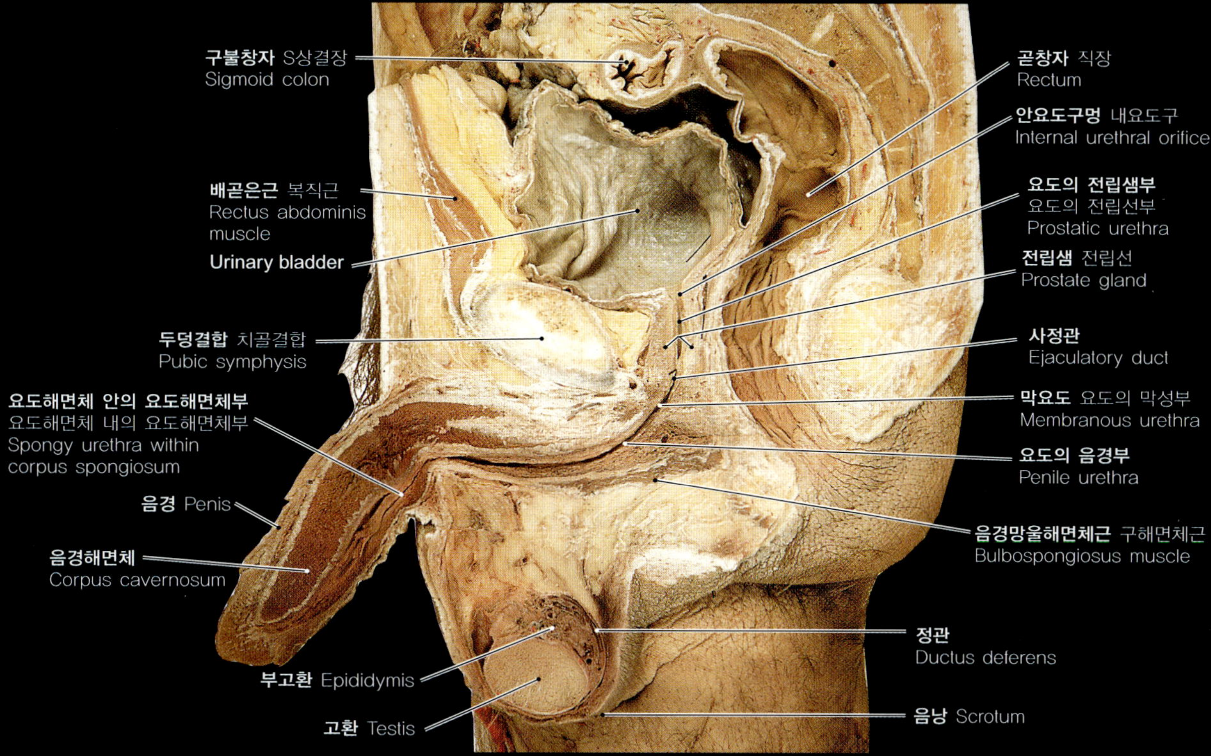

그림 64 남성의 골반부, 시상면

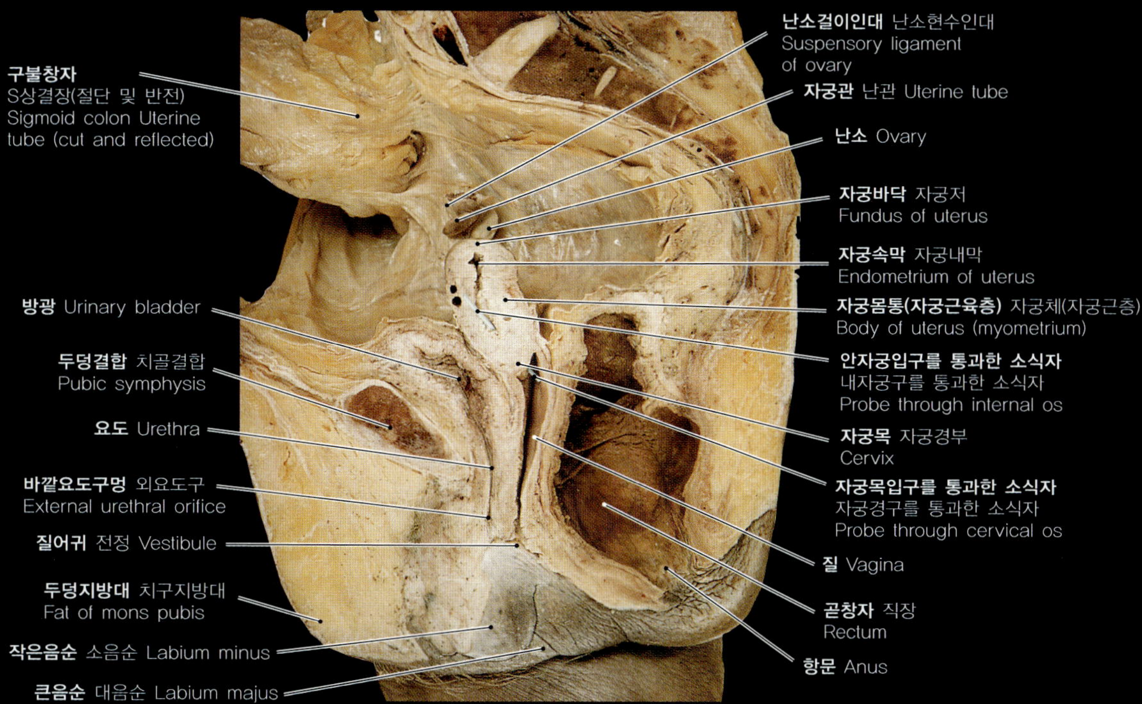

그림 65 여성의 골반부, 시상면

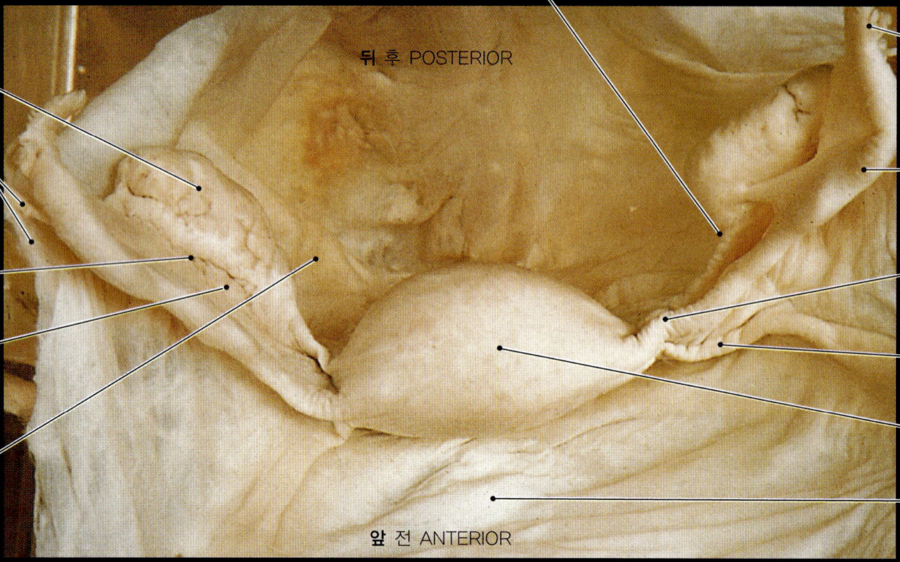

그림 66 골반강, 상면

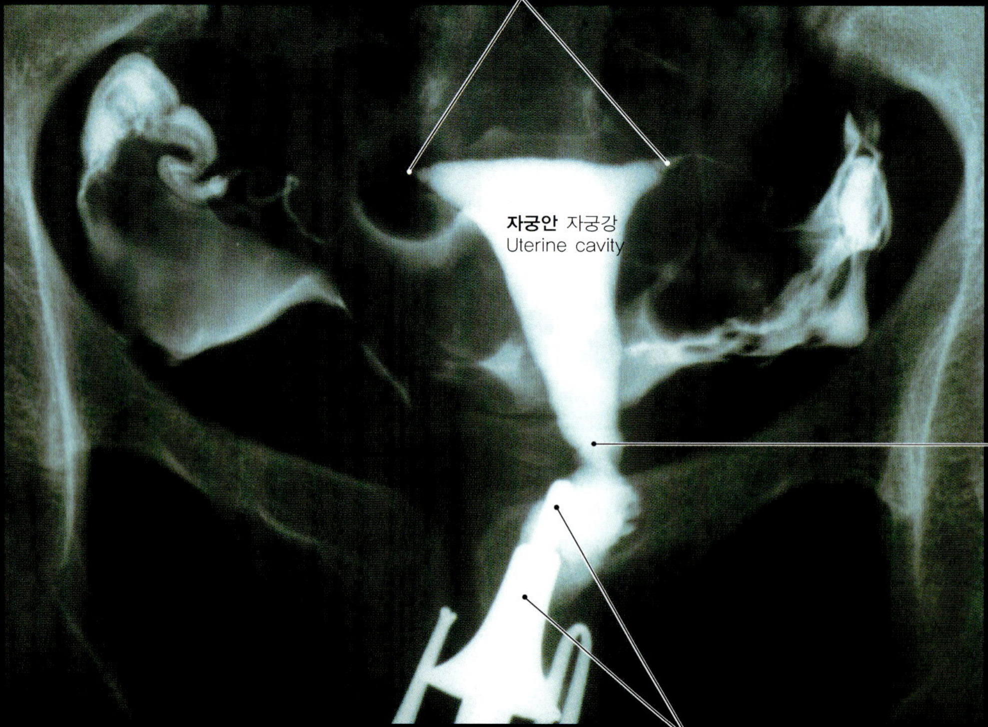

그림 67 자궁이관조영

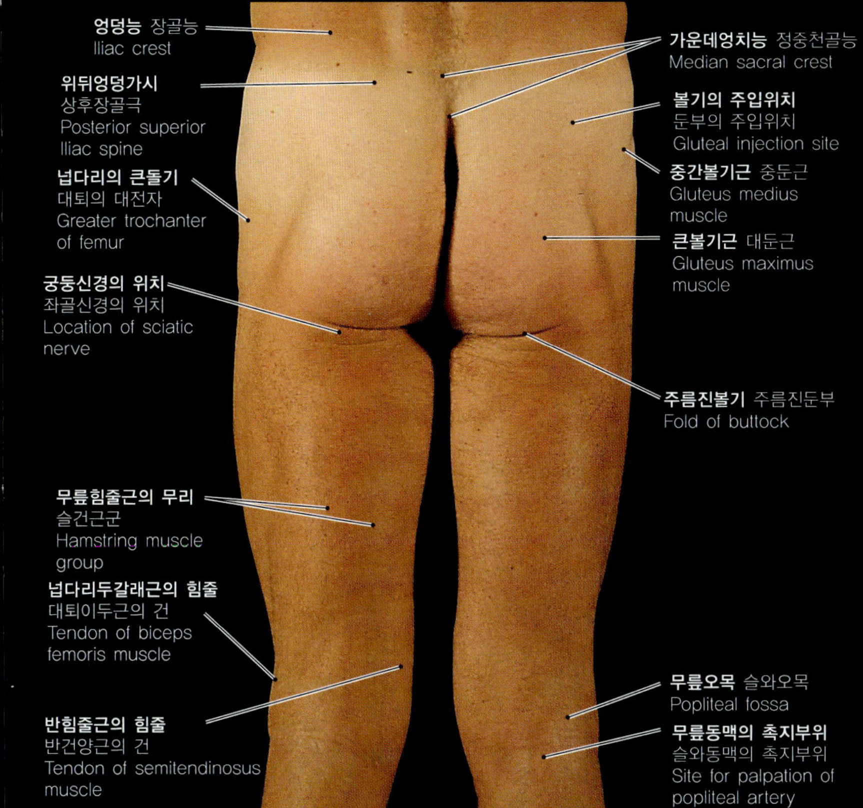

그림 68a 둔부와 대퇴

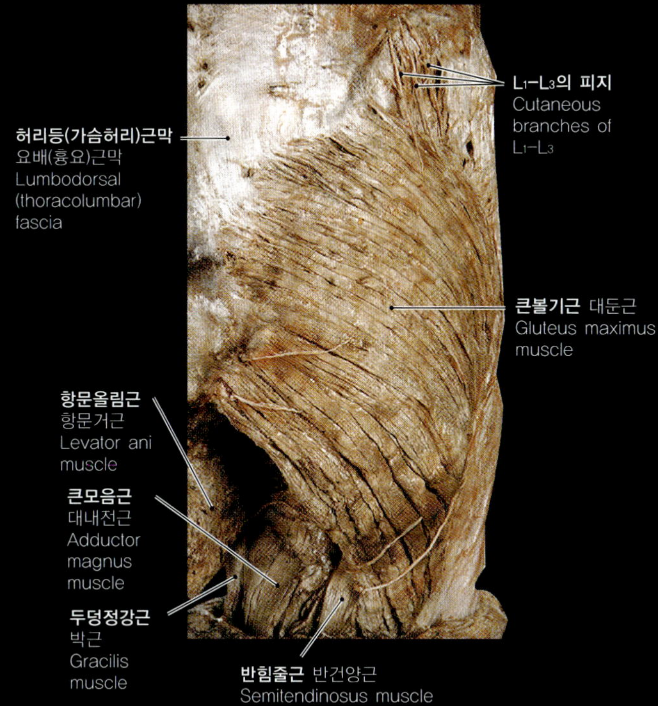

그림 68b 우측관골의 천층절단, 후면

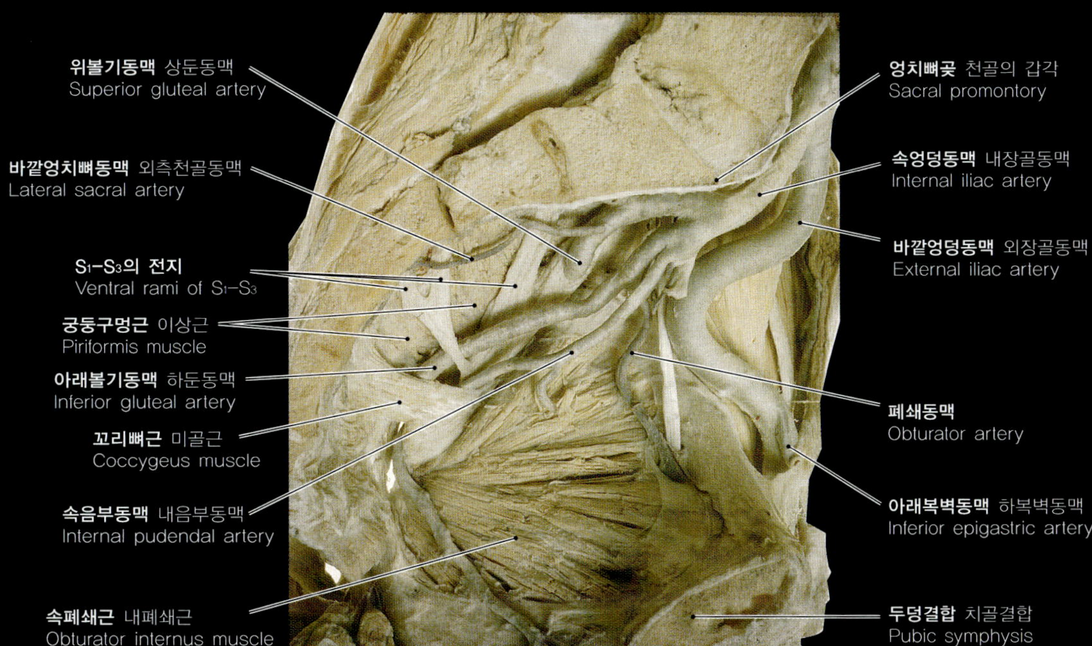

그림 68c 골반의 좌측반에 위치하고 있는 혈관, 신경 및 근육

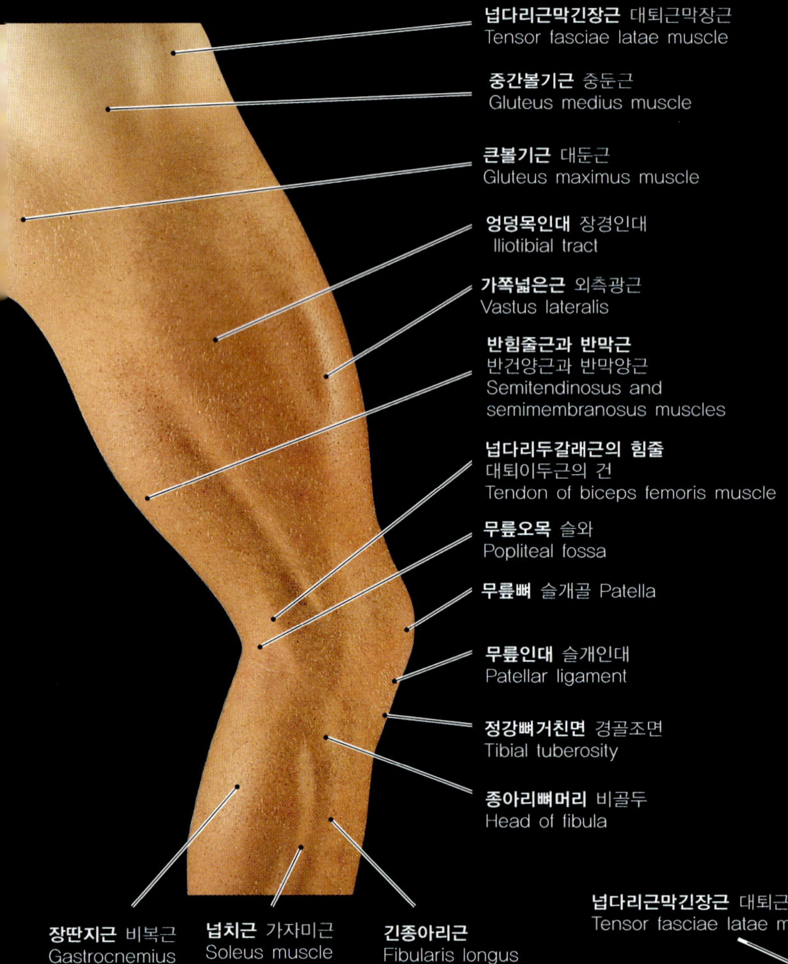

그림 69a 넙다리(대퇴)의 표층해부학, 외측면

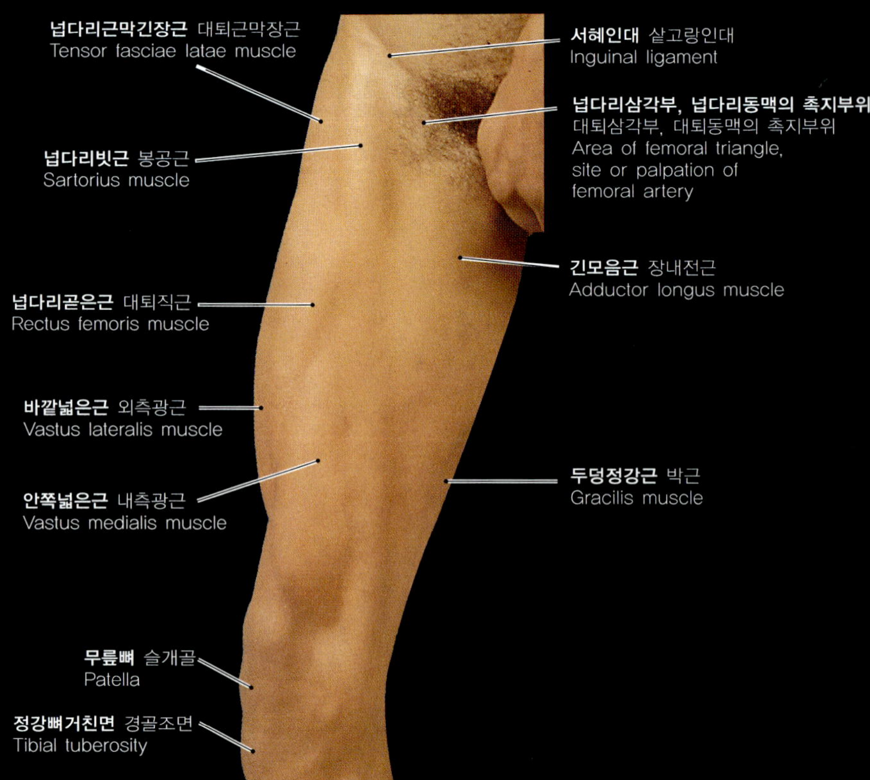

그림 69b 오른쪽넙다리(우측대퇴)의 표층해부학, 전면

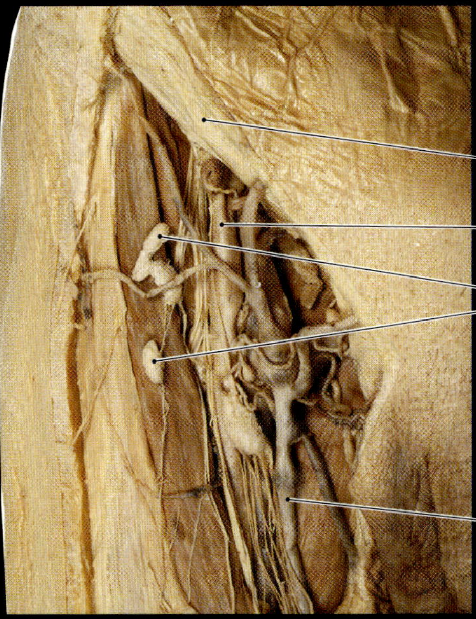

그림 70a 오른쪽 서혜부위의 절개, 남자

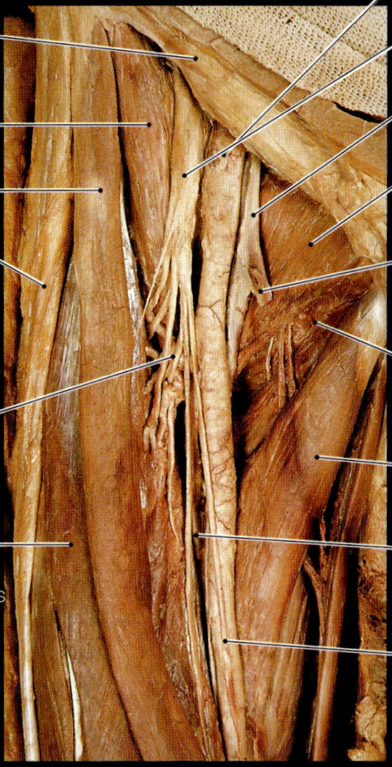

그림 70b 오른쪽 무릎의 얕은 절개, 전면

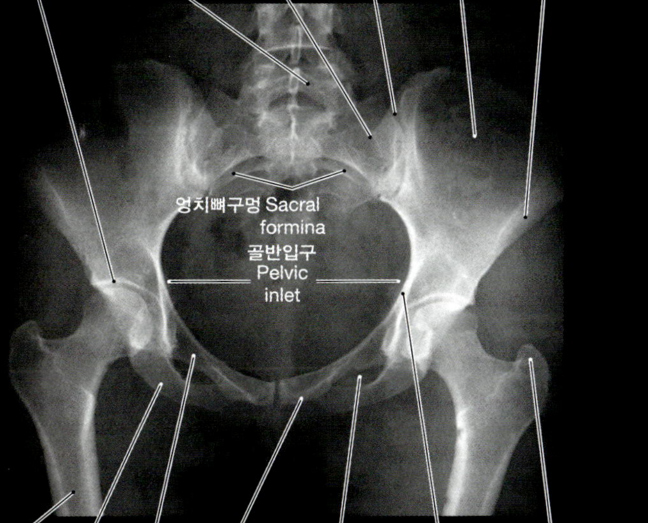

그림 71a 골반과 근위대퇴골의 X-선 촬영, 전-후투시

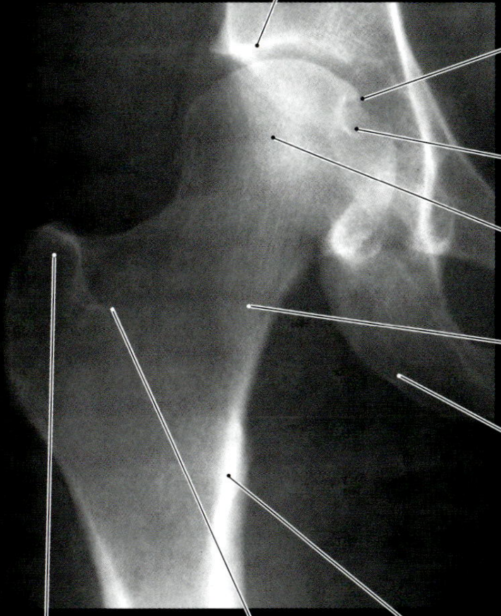

그림 71b 오른쪽엉덩관절(고관절)의 X-선 촬영

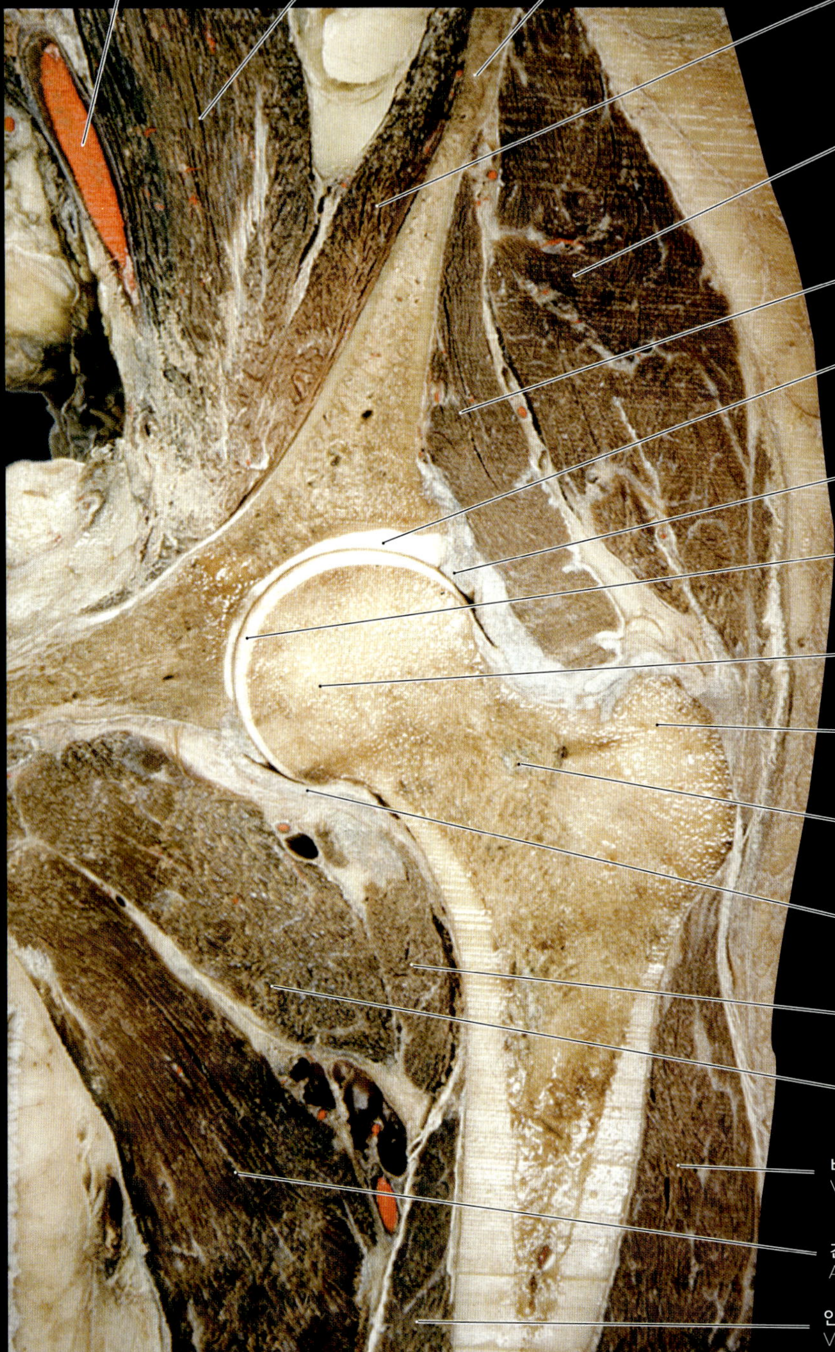

그림 72a 왼쪽볼기(좌측둔부)를 경유하는 겨드랑면(액와면)

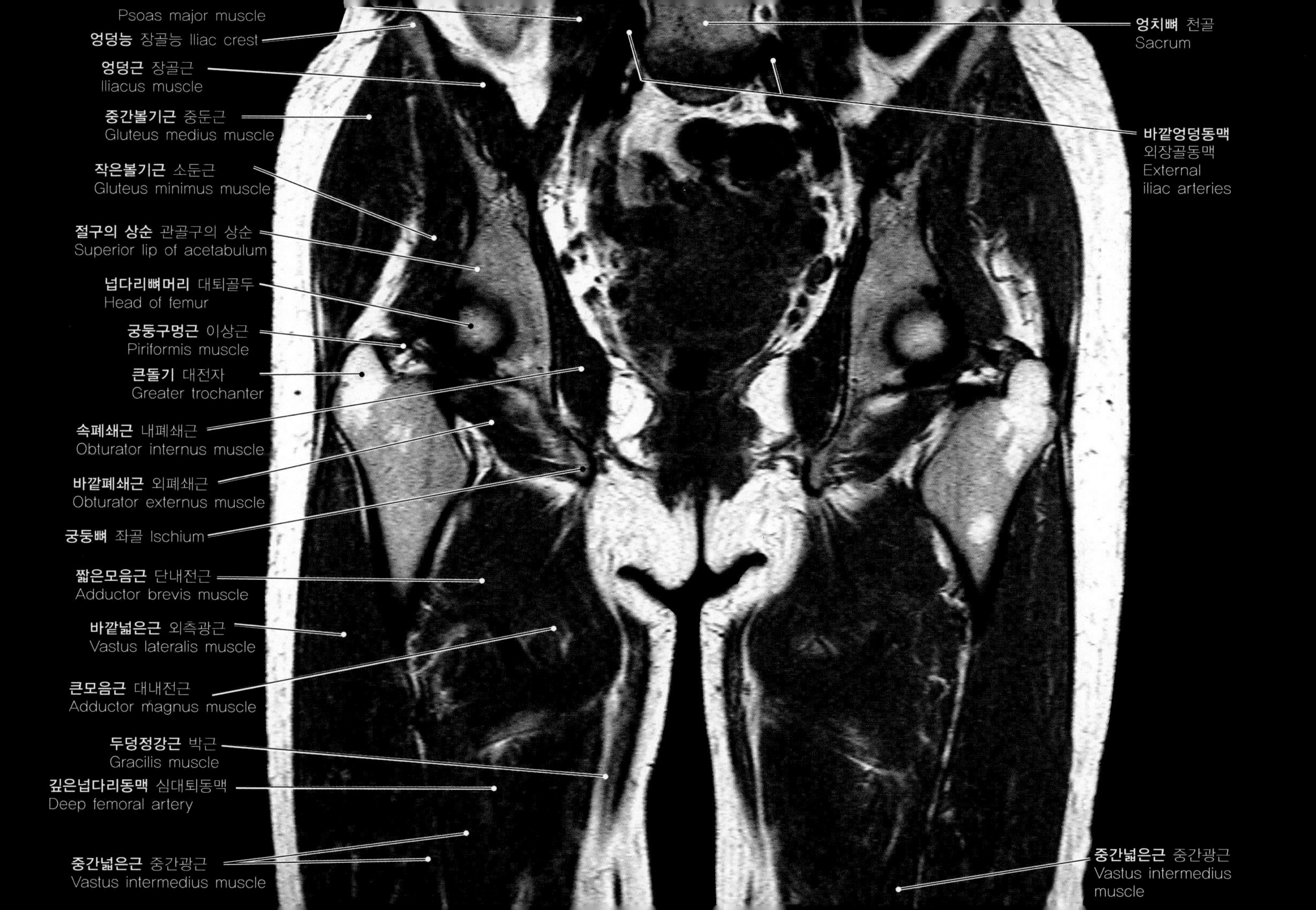

Psoas major muscle
엉덩능 장골능 Iliac crest
엉덩근 장골근 Iliacus muscle
중간볼기근 중둔근 Gluteus medius muscle
작은볼기근 소둔근 Gluteus minimus muscle
절구의 상순 관골구의 상순 Superior lip of acetabulum
넙다리뼈머리 대퇴골두 Head of femur
궁둥구멍근 이상근 Piriformis muscle
큰돌기 대전자 Greater trochanter
속폐쇄근 내폐쇄근 Obturator internus muscle
바깥폐쇄근 외폐쇄근 Obturator externus muscle
궁둥뼈 좌골 Ischium
짧은모음근 단내전근 Adductor brevis muscle
바깥넓은근 외측광근 Vastus lateralis muscle
큰모음근 대내전근 Adductor magnus muscle
두덩정강근 박근 Gracilis muscle
깊은넙다리동맥 심대퇴동맥 Deep femoral artery
중간넓은근 중간광근 Vastus intermedius muscle
엉치뼈 천골 Sacrum
바깥엉덩동맥 외장골동맥 External iliac arteries
중간넓은근 중간광근 Vastus intermedius muscle

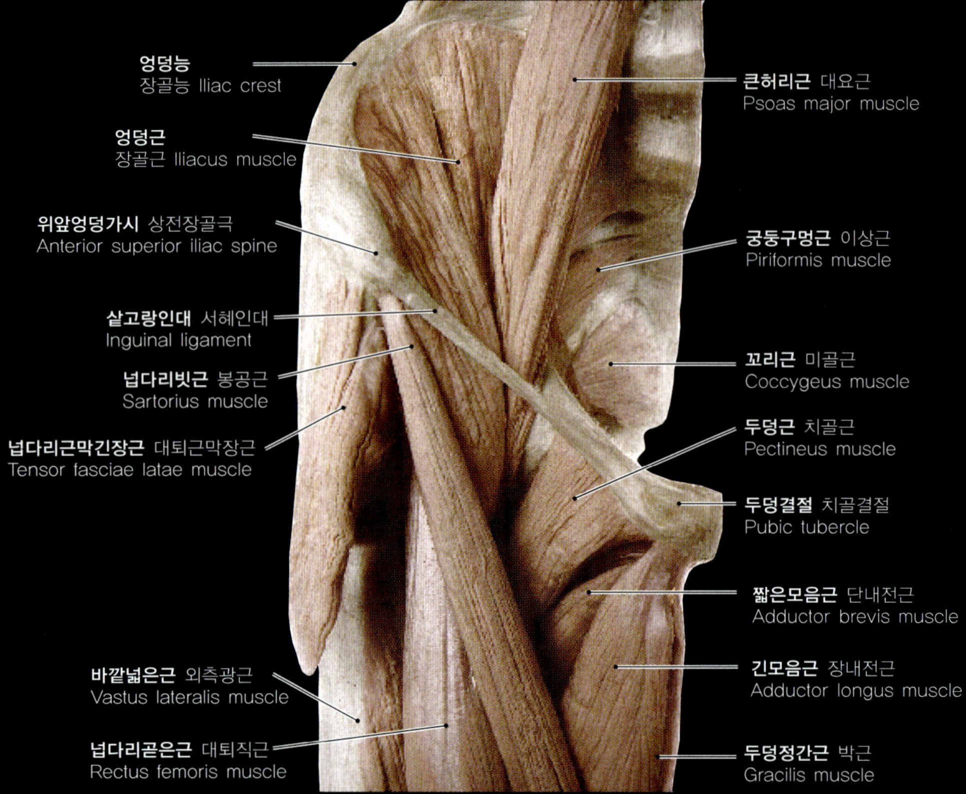

그림 73a 엉덩관절부위(고관절부위)와 넙다리(대퇴)의 근육, 전면

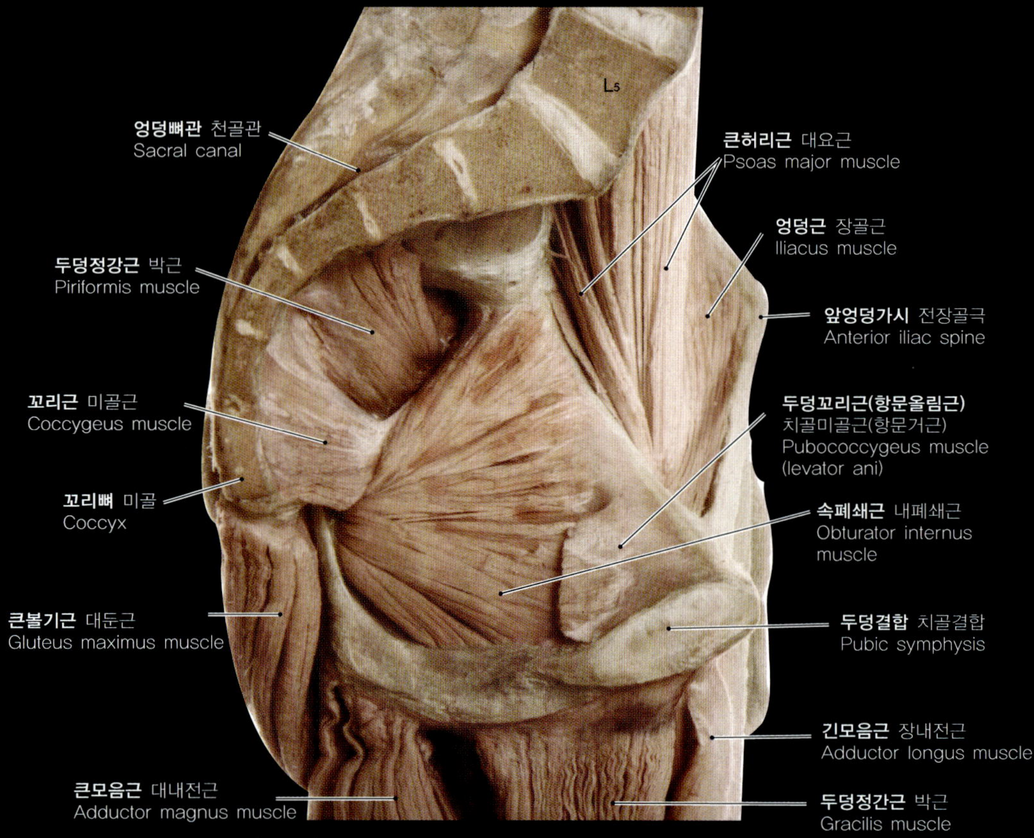

그림 73b 골반좌측반에 위치하고 있는 근육, 내측면

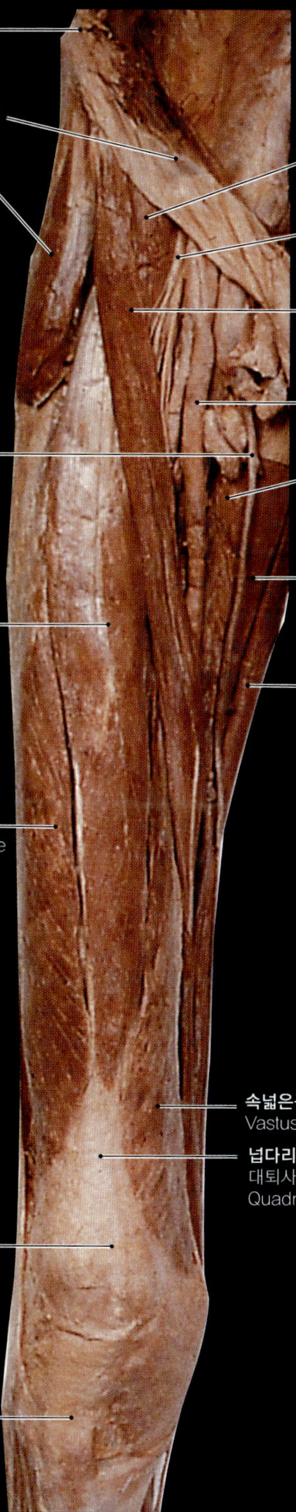

그림 74 우측하지의 표층절단, 전면

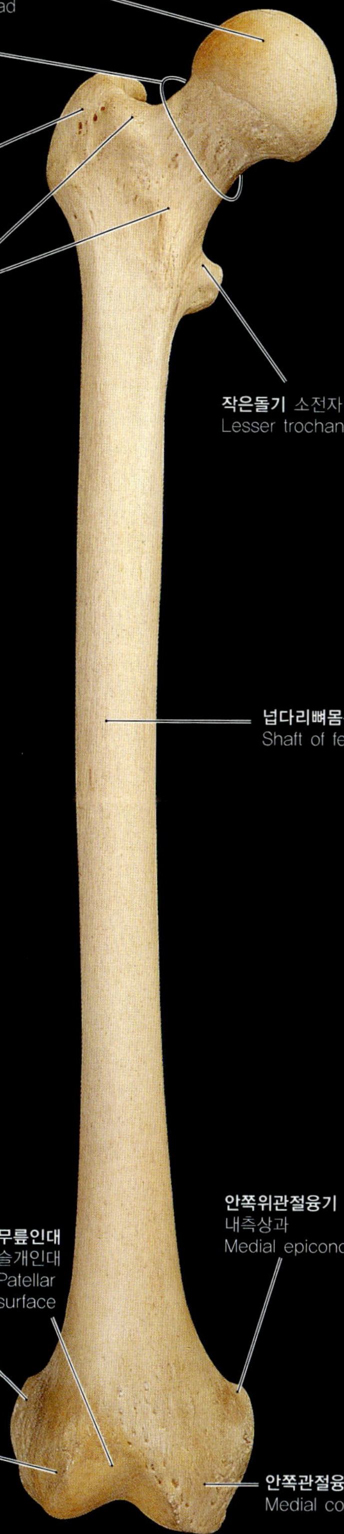

그림 75a 우측대퇴골, 전면

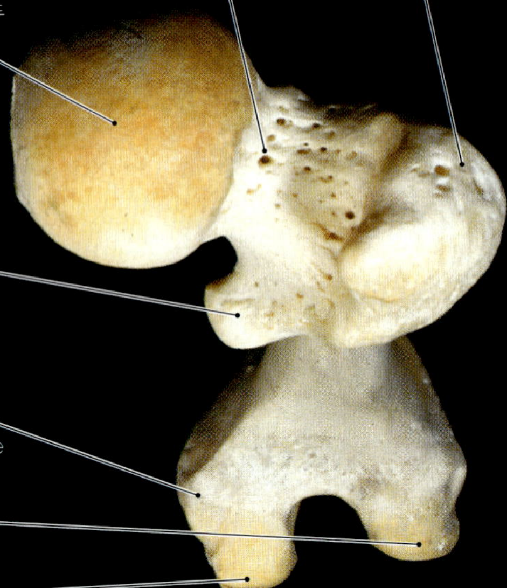

그림 75b 오른쪽넙다리뼈, 위(우측대퇴골, 상면)

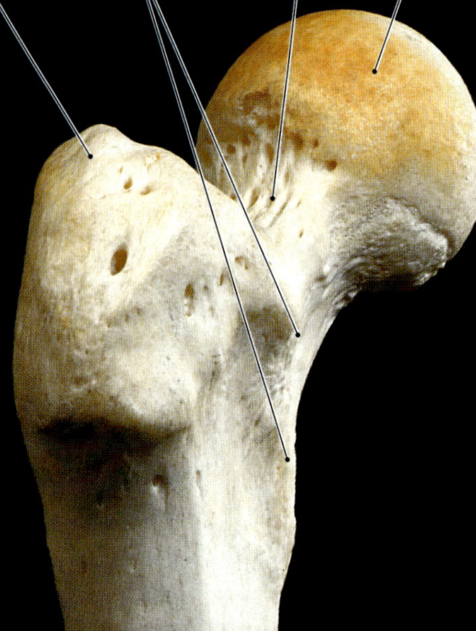

그림 75c 오른쪽넙다리뼈머리, 가쪽면(우측대퇴골두, 외측면)

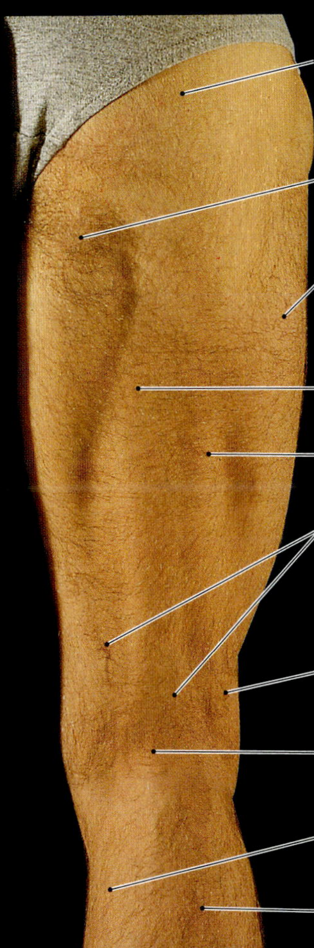

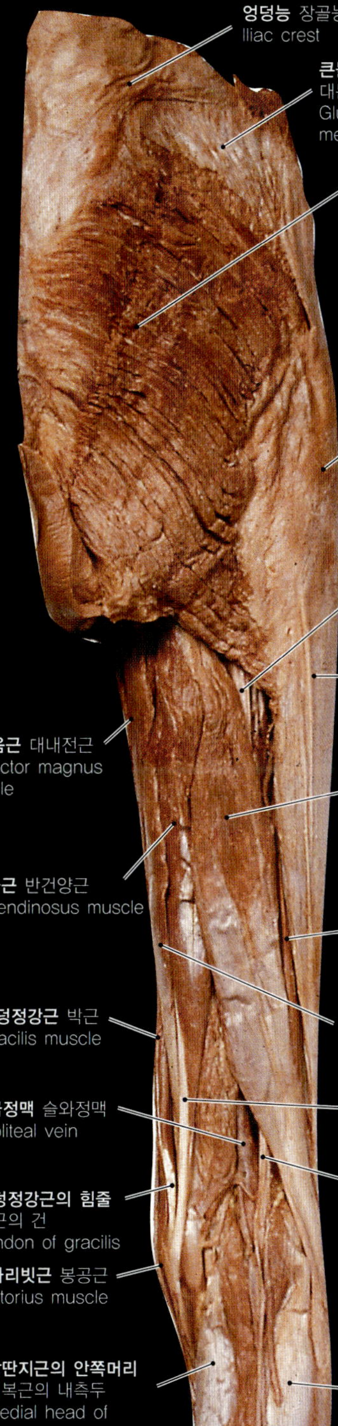

그림 76a 오른쪽넙다리(우측대퇴)의 표면해부학, 후면

그림 76b 오른쪽볼기부위(둔부)와 넙다리(대퇴)의 표층절단, 후면

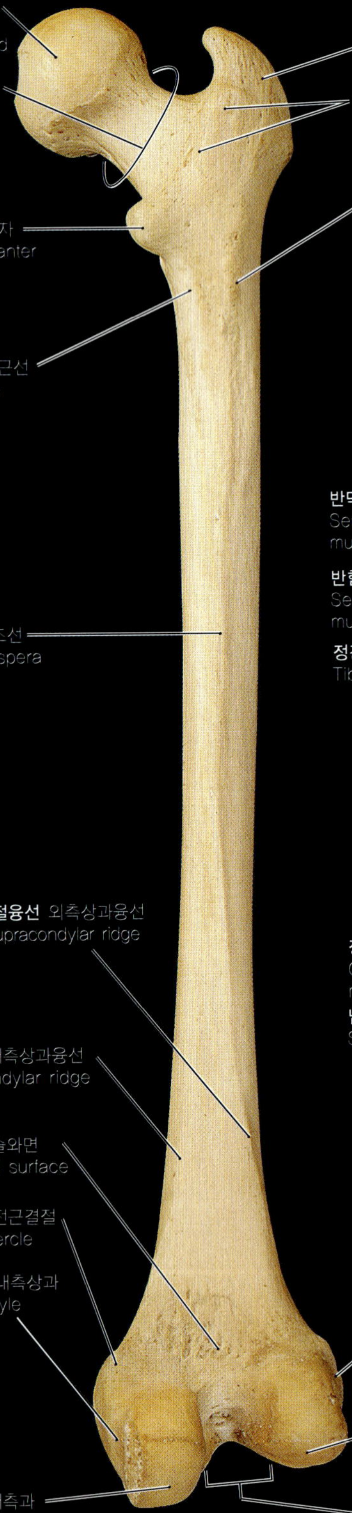

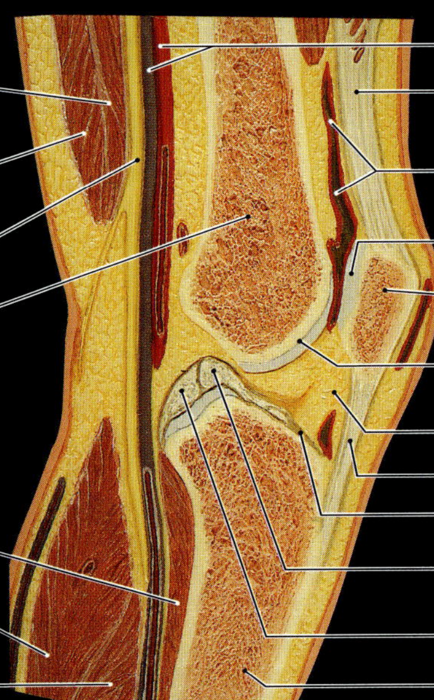

그림 78a 무릎(슬개), 옆시상단면-모델

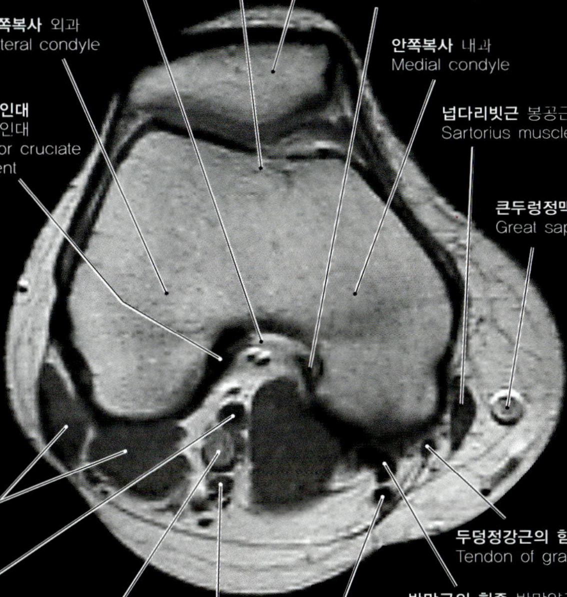

78b

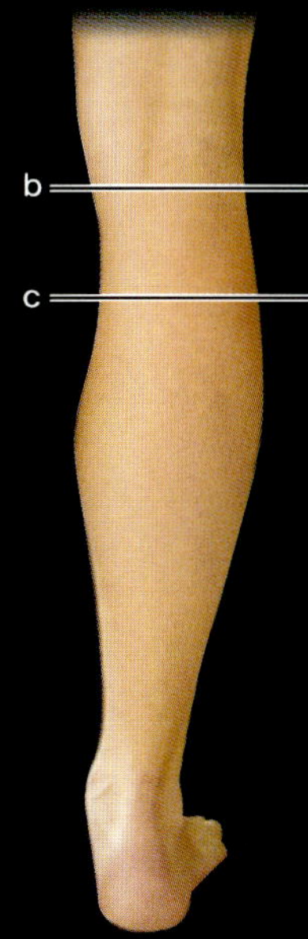

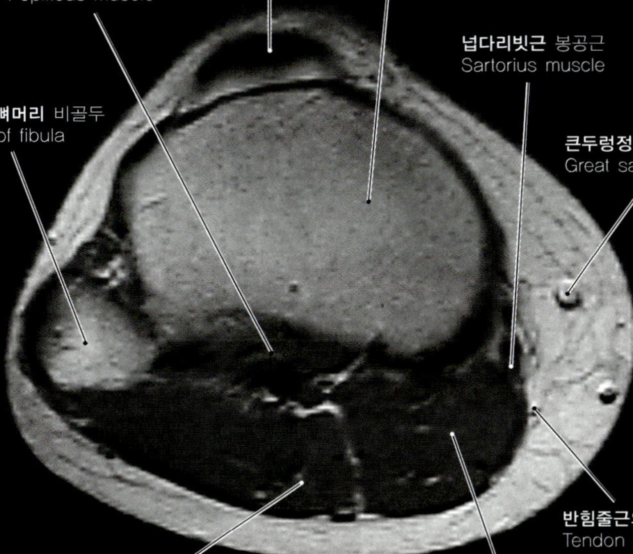

78c

그림 78b-c 오른쪽무릎(우측슬개)의 MRI영상, 수평절단, 위에서 아래로 연결

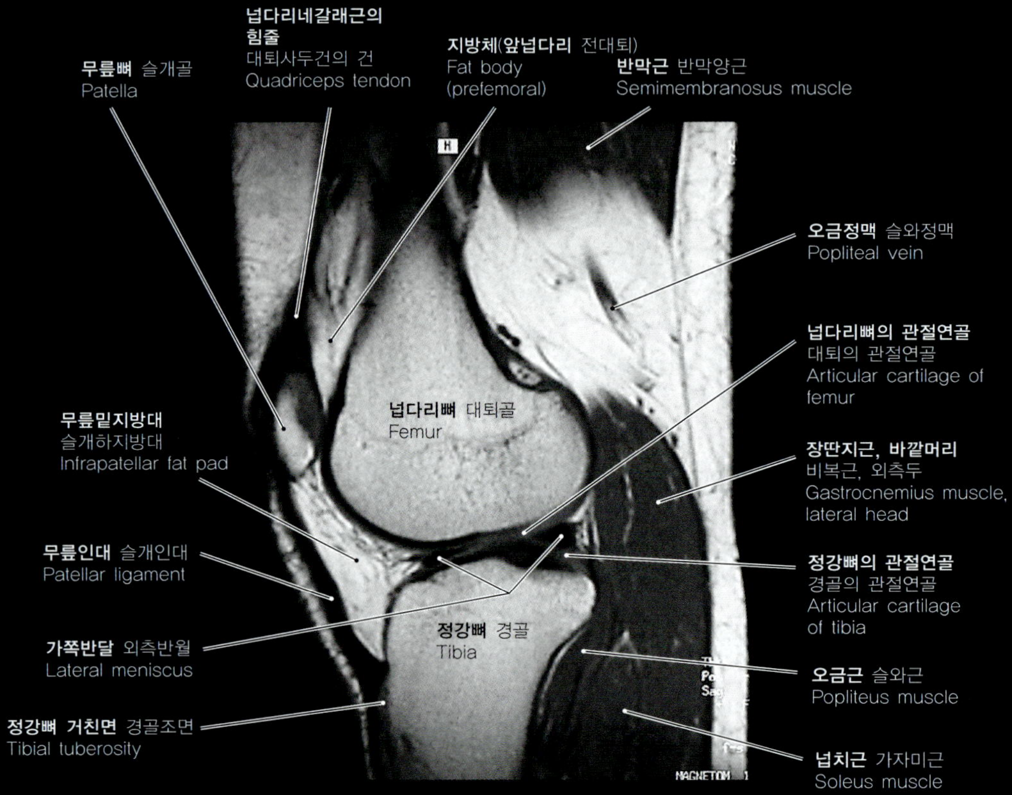

78d

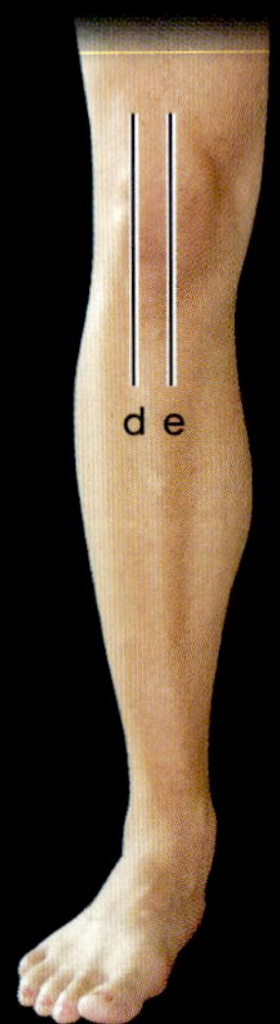

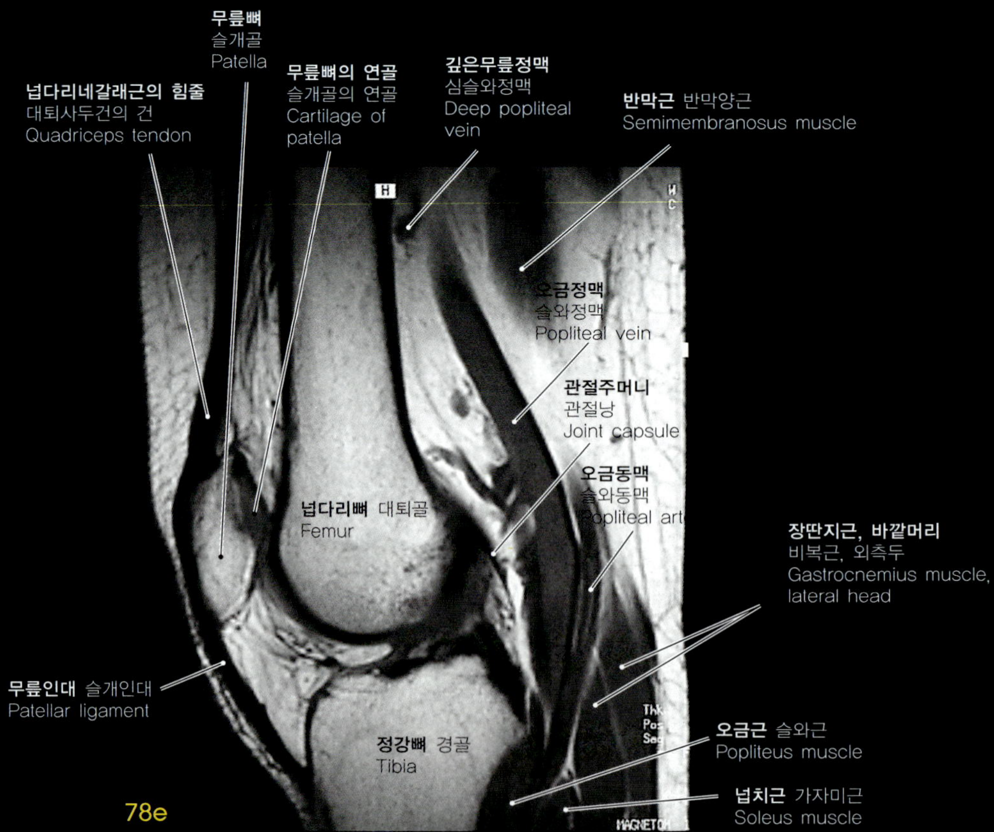

78e

그림 78d-e 오른쪽무릎(우측슬개)의 MRI영상, 부시상면, 외측에서 내측으로 연속

78f

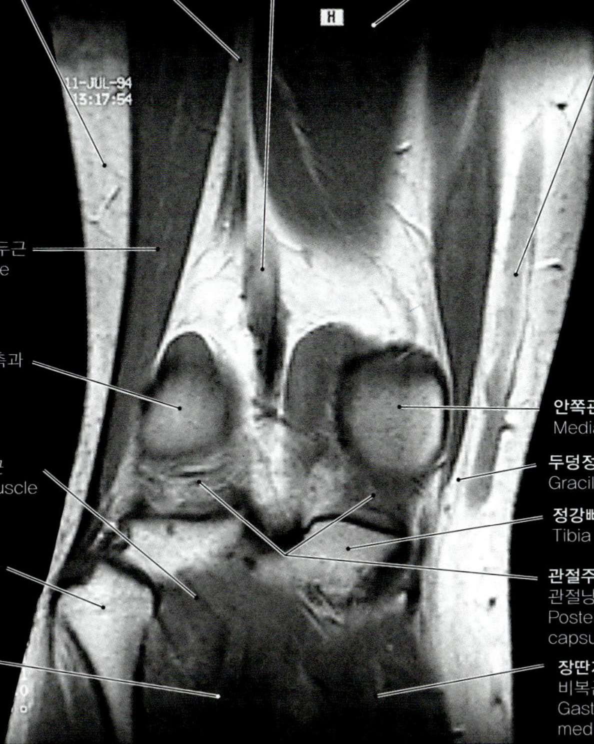

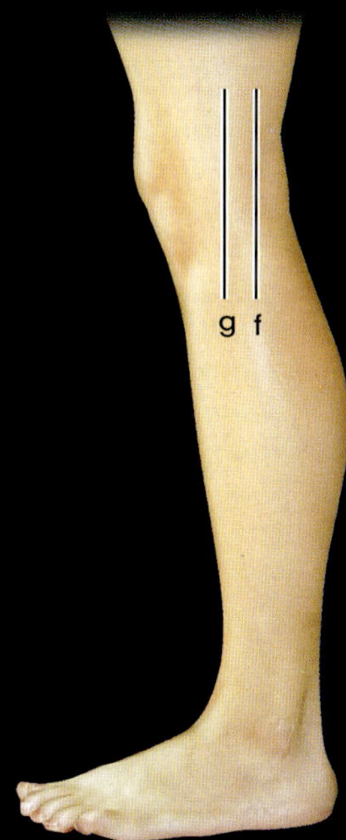

78g

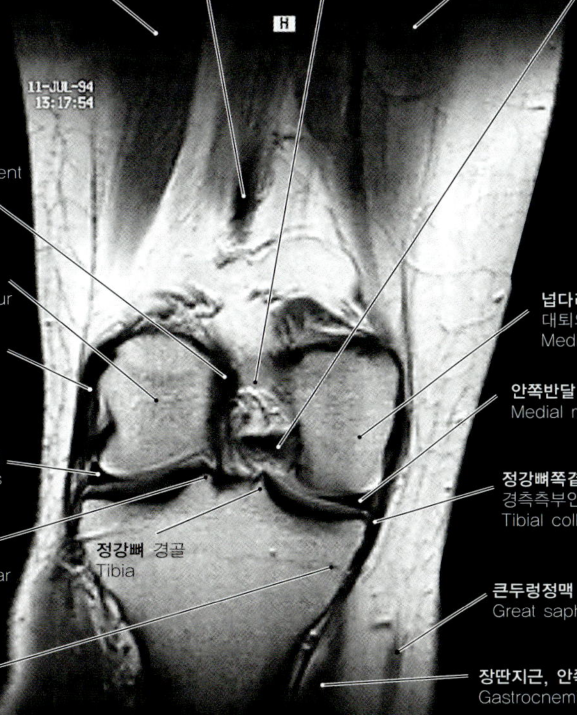

그림 78f-g 오른쪽무릎(우측슬개)의 MRI영상, 전면, 후-전으로 연속

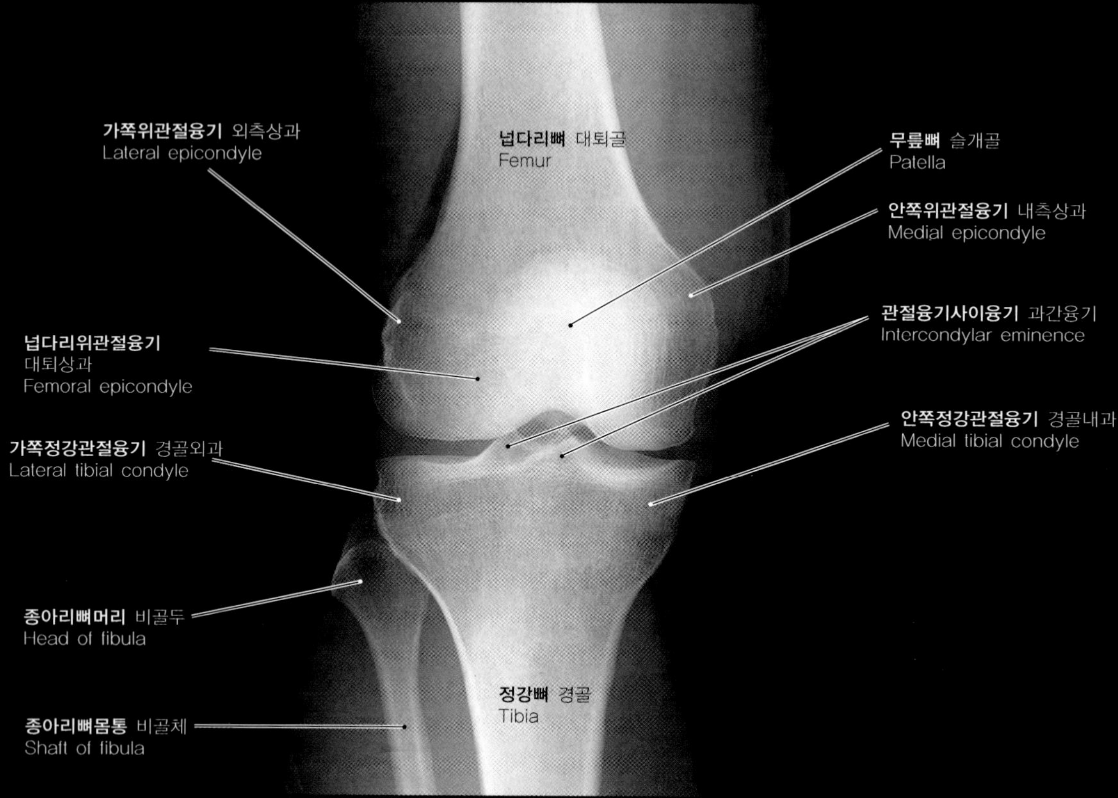

그림 78h 신장된 오른쪽무릎(우측슬개)의 X-선 촬영, 전-후 투사

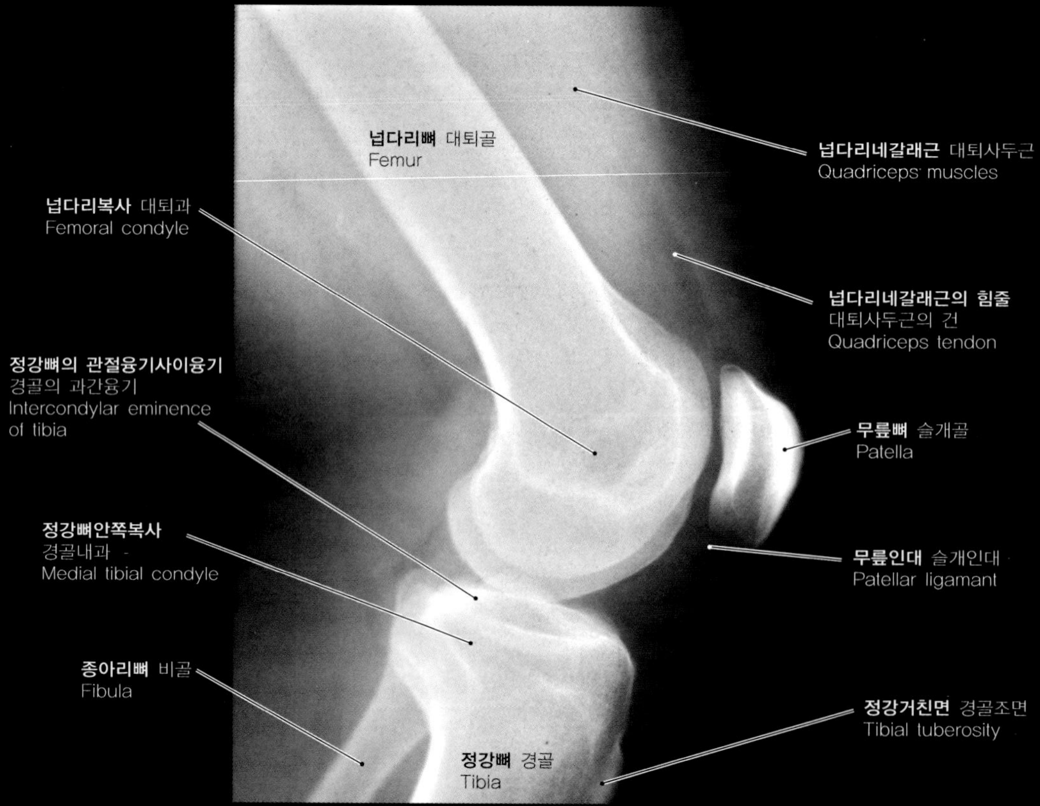

그림 78i 부분적으로 굴곡된 오른쪽무릎(우측슬개)의 X-선촬영, 외측투사

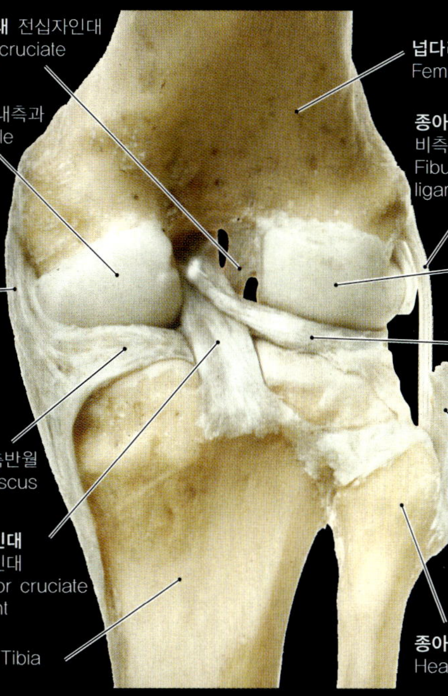

그림 79a 신전된 오른쪽무릎(우측슬개). 후면

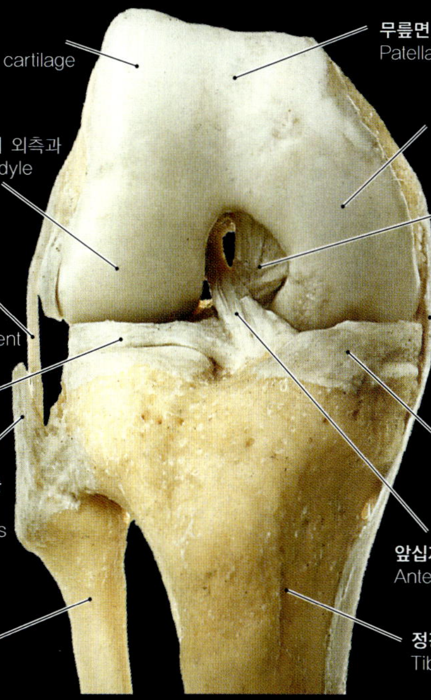

그림 79b 신전된 오른쪽무릎(우측슬개). 후면

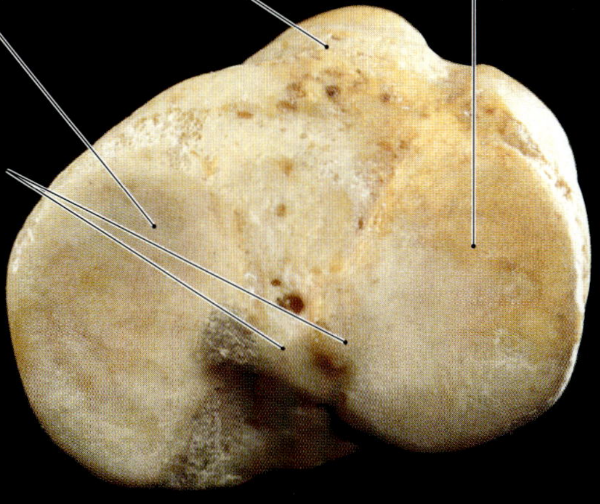

그림 80a 오른쪽정강뼈(우측경골)의 근위단, 상면

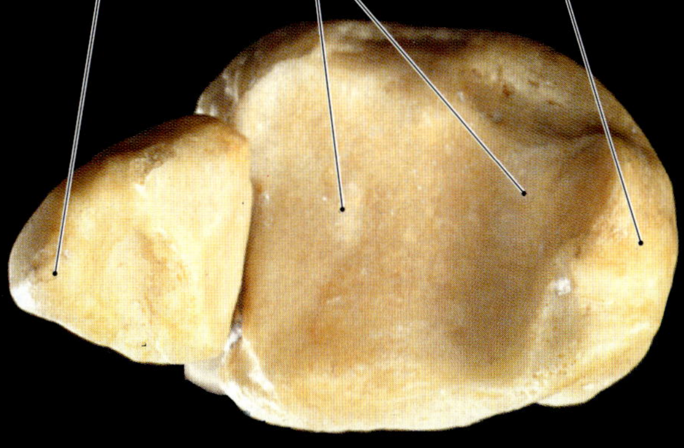

그림 80b 정강뼈(경골)와 종아리뼈(비골)의 원위단, 하면

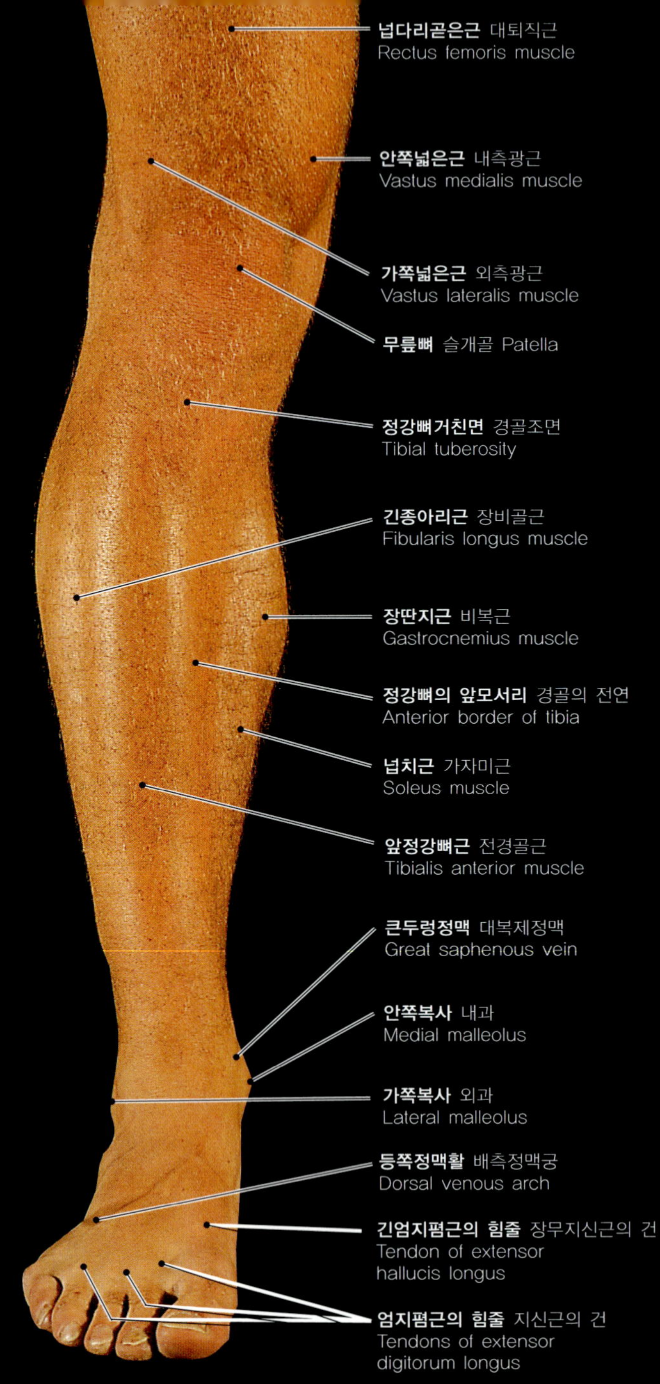

그림 81a 우측다리와 발 전면

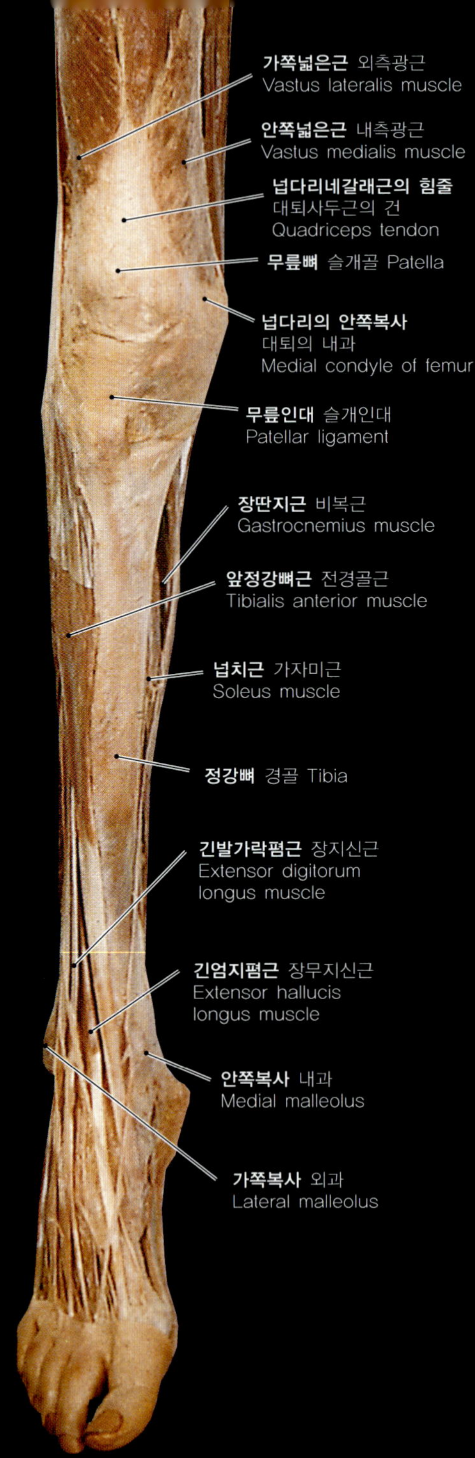

그림 81b 우측다리와 발의 절단면 전면

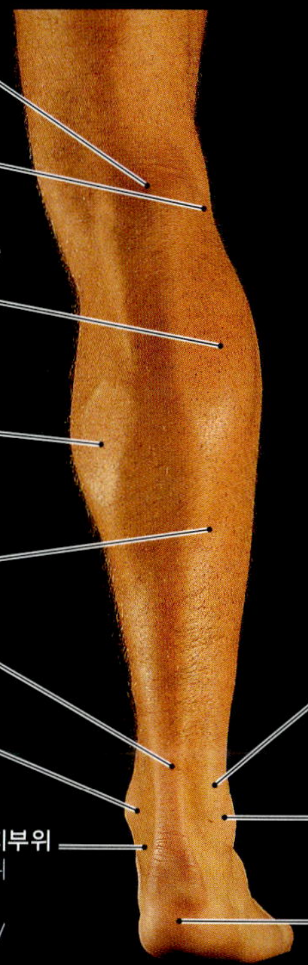

그림 82a 우측다리와 발의 표면해부학, 후면

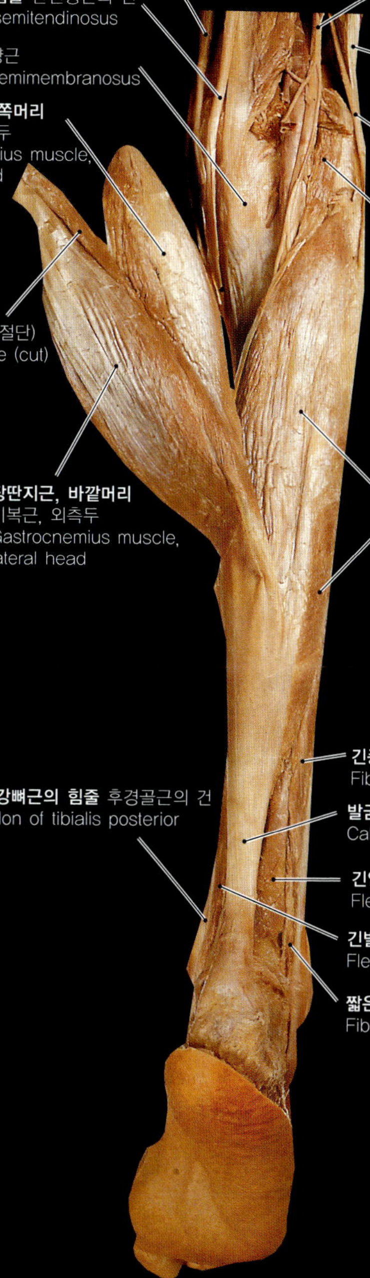

그림 82b 우측다리와 발의 천층절단, 후면

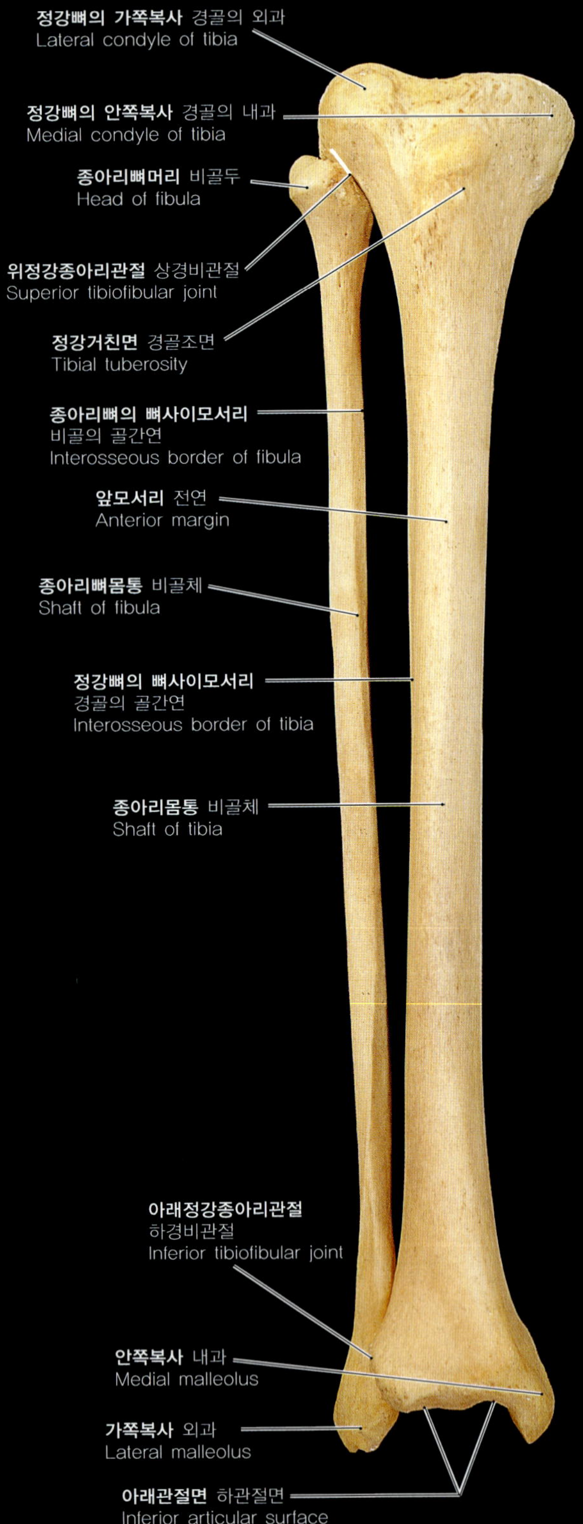

그림 83a 정강뼈(경골)와 종아리뼈(비골), 전면

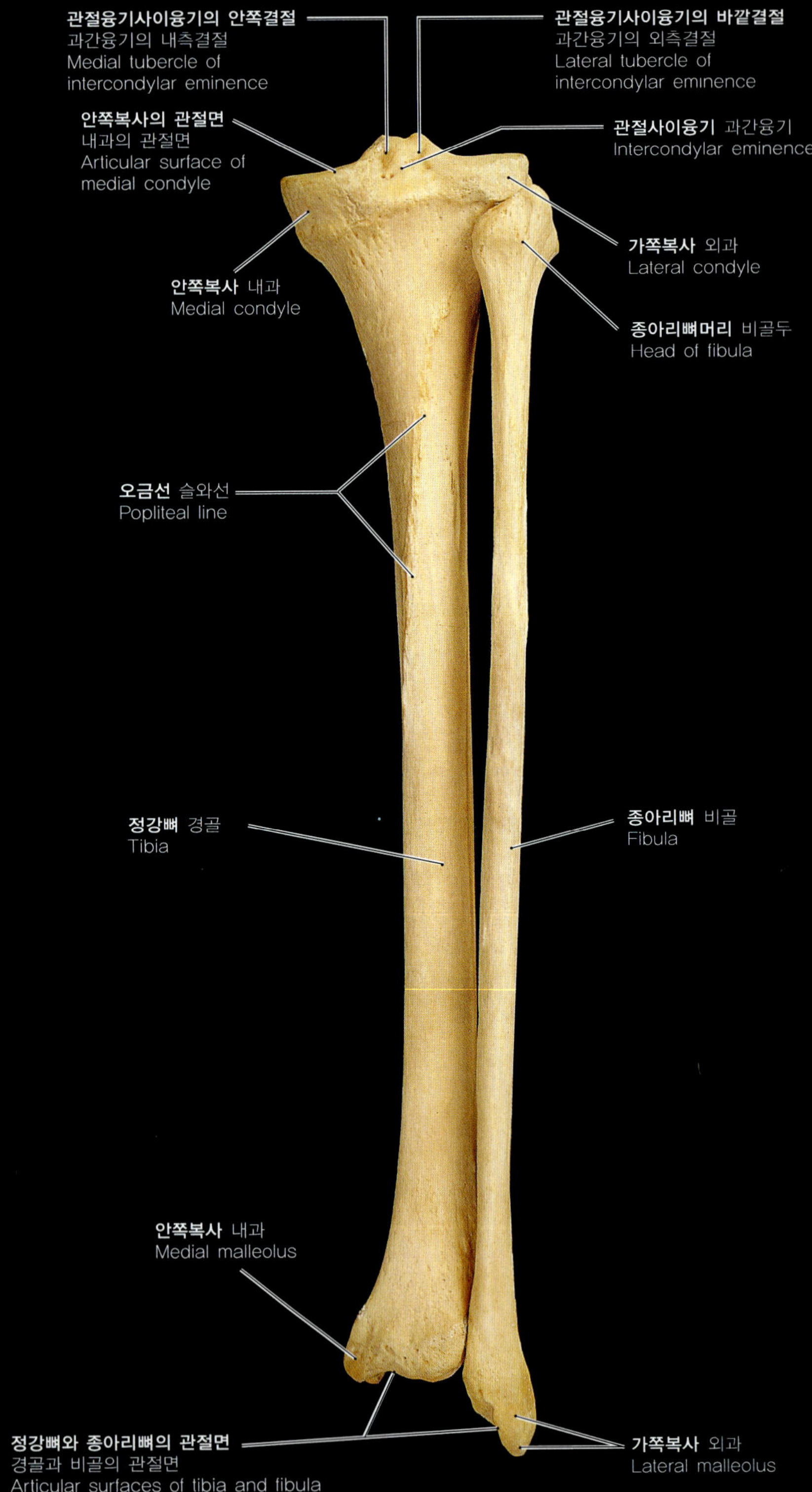

그림 83b 정강뼈(경골)와 종아리뼈(비골), 후면

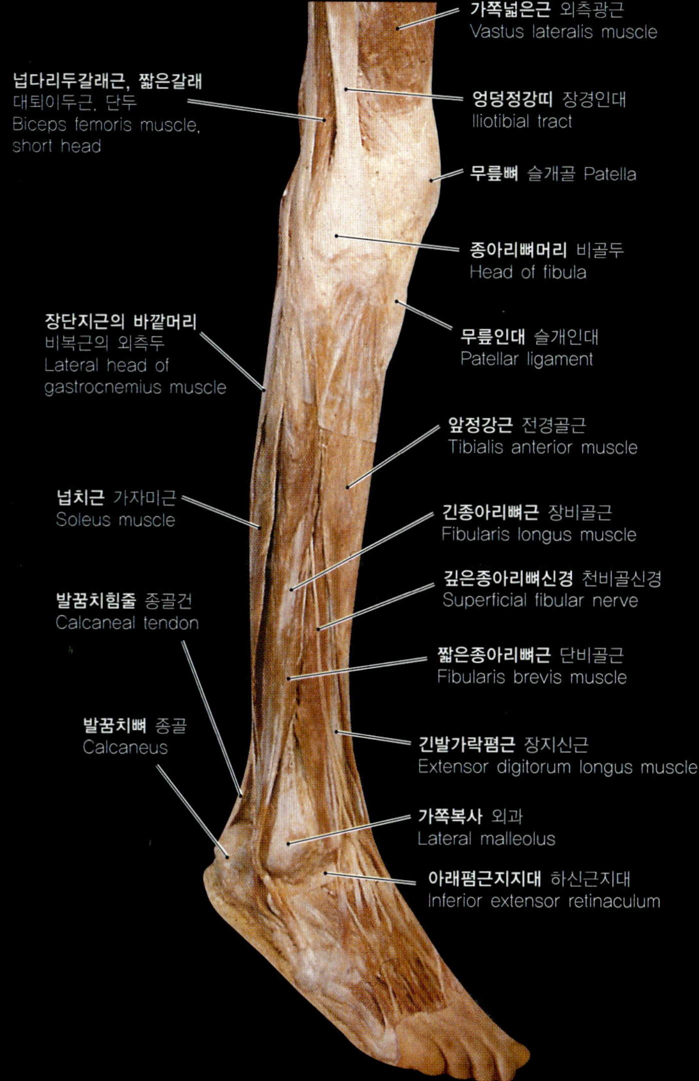

그림 84a 우측다리와 발의 표층절단, 전외측면

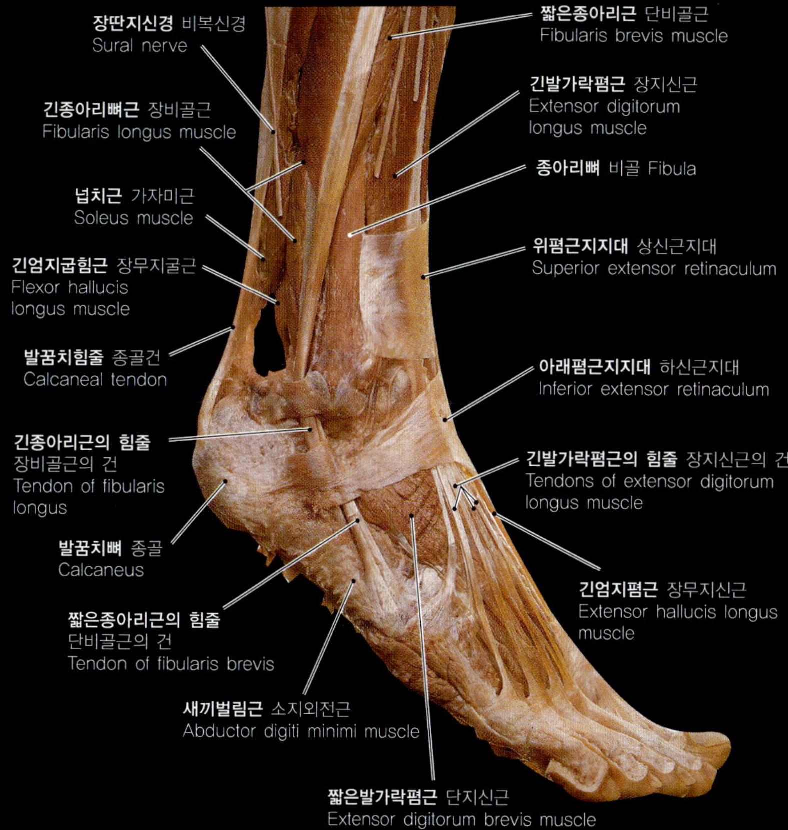

그림 84b 우측발의 천층절개, 외측면

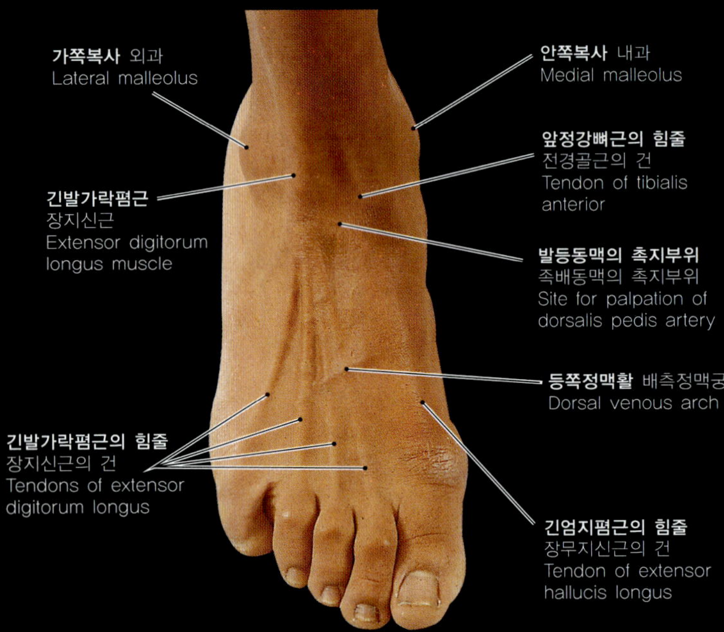

그림 85a 오른쪽발의 표층해부학, 상면

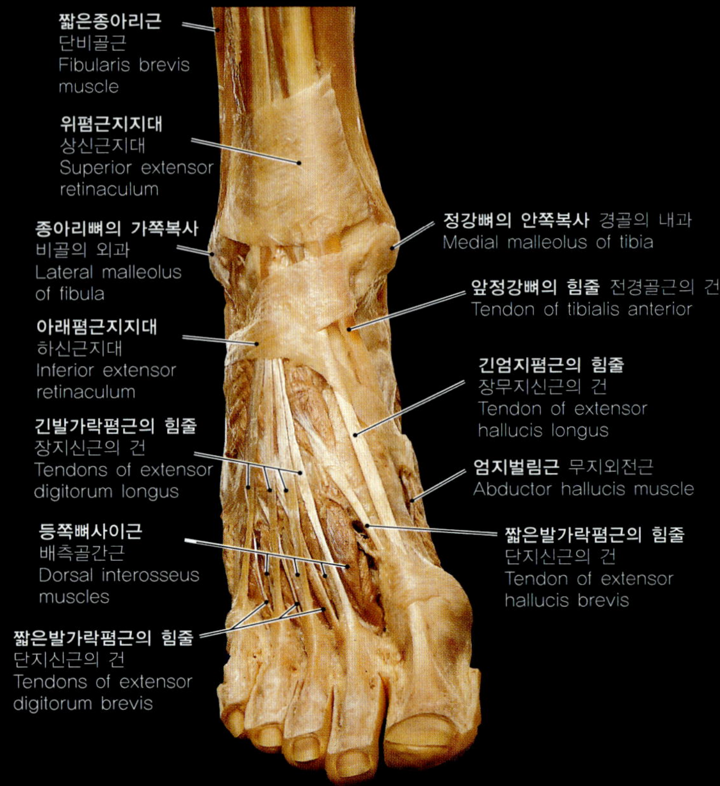

그림 85b 오른쪽발의 표층절단, 상면

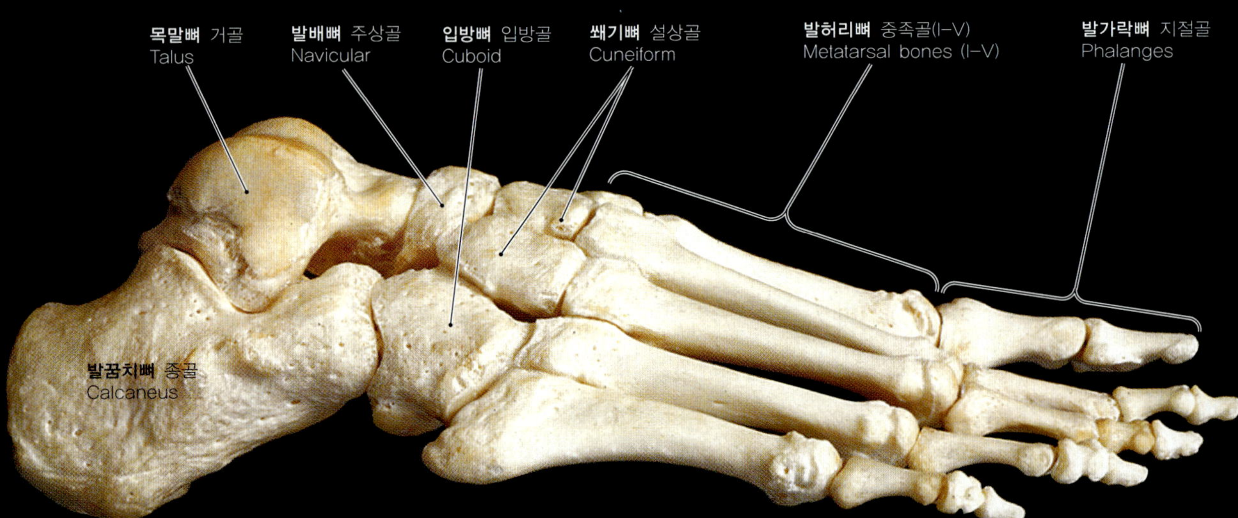

그림 86a 오른쪽발의 발뼈(족근골), 가쪽면

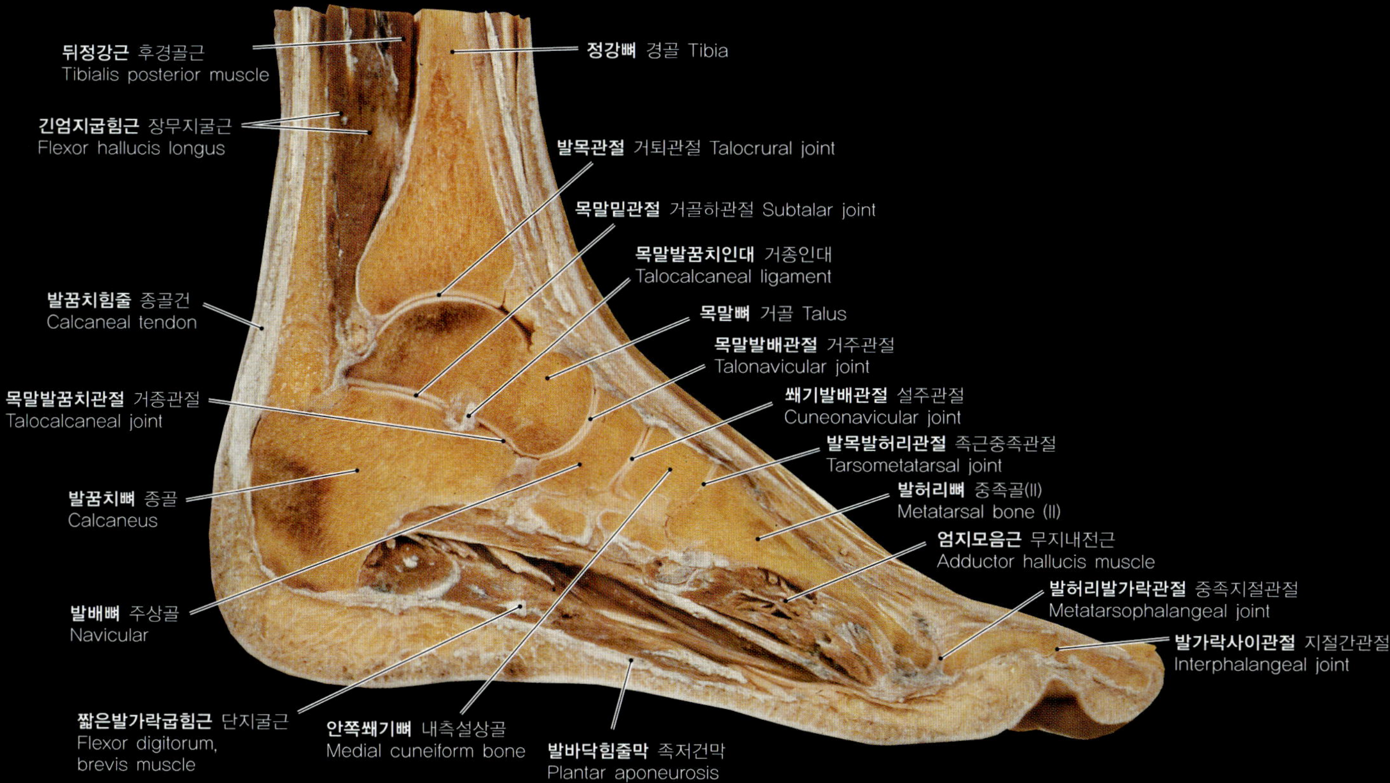

그림 86b 오른쪽발, 사상면

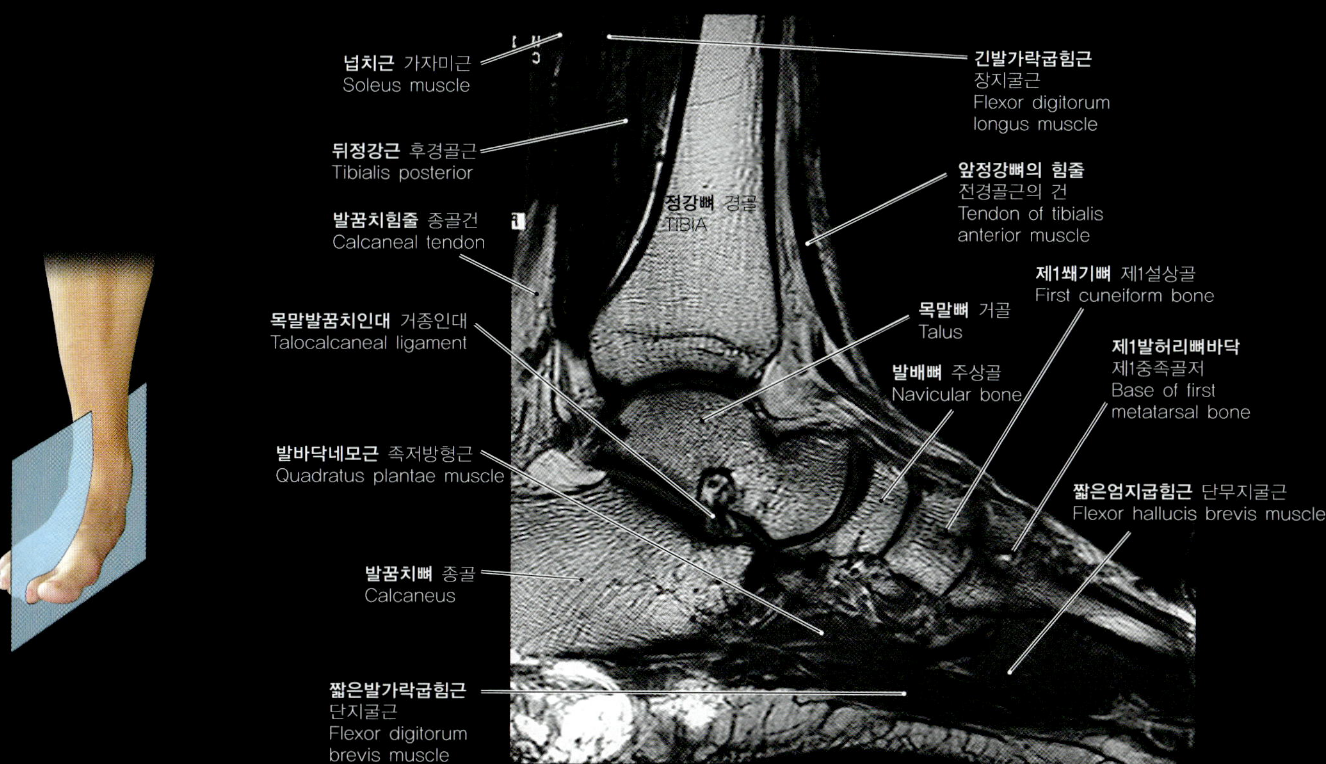

그림 86c 오른쪽발목의 MRI영상, 시상면

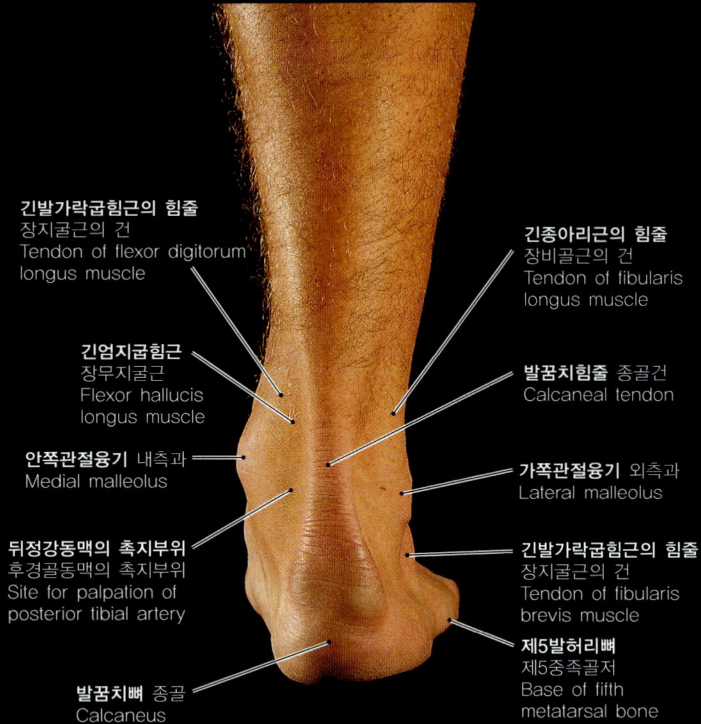

그림 87a 발목과 발, 후면

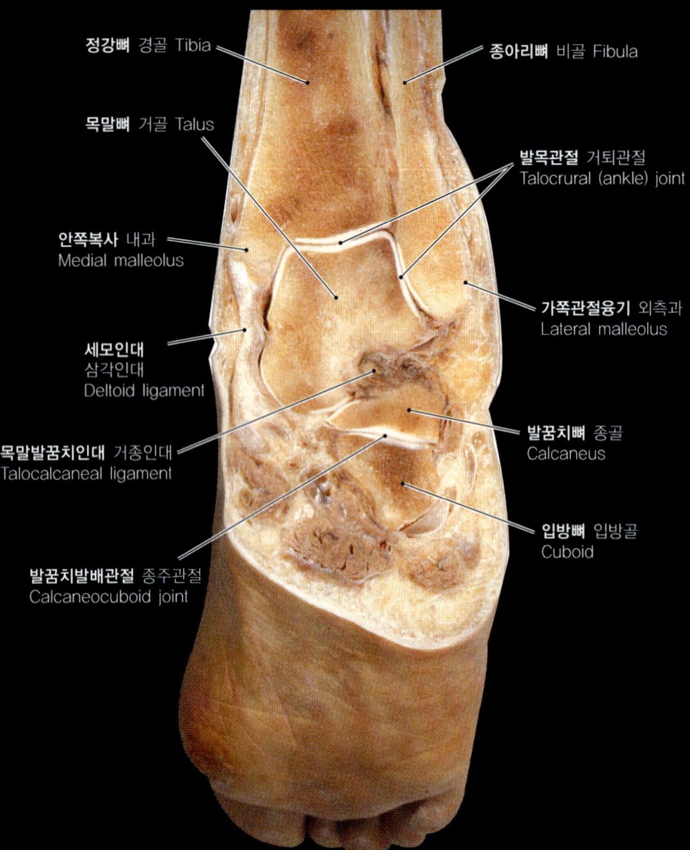

그림 87b 오른쪽발을 경유하는 전두단면, 후면

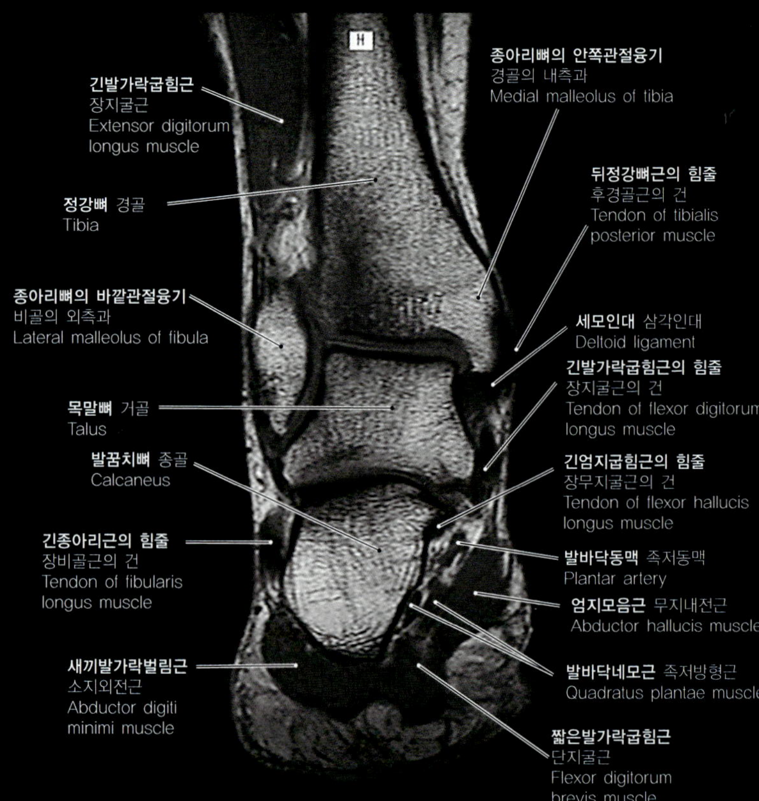

그림 87c 오른쪽발목의 MRI영상, 전면

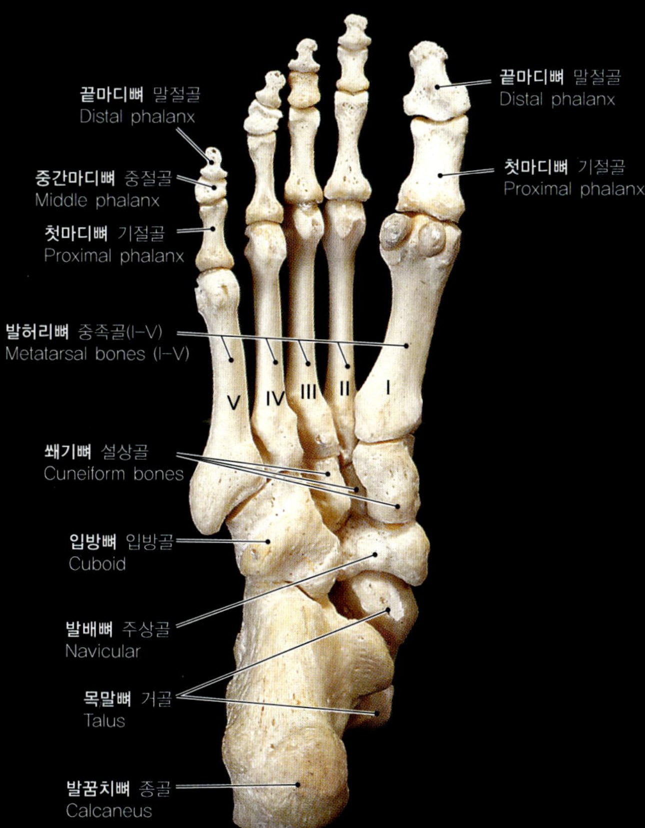

그림 88 오른쪽발뼈(우측족근골), 하면(족저면)

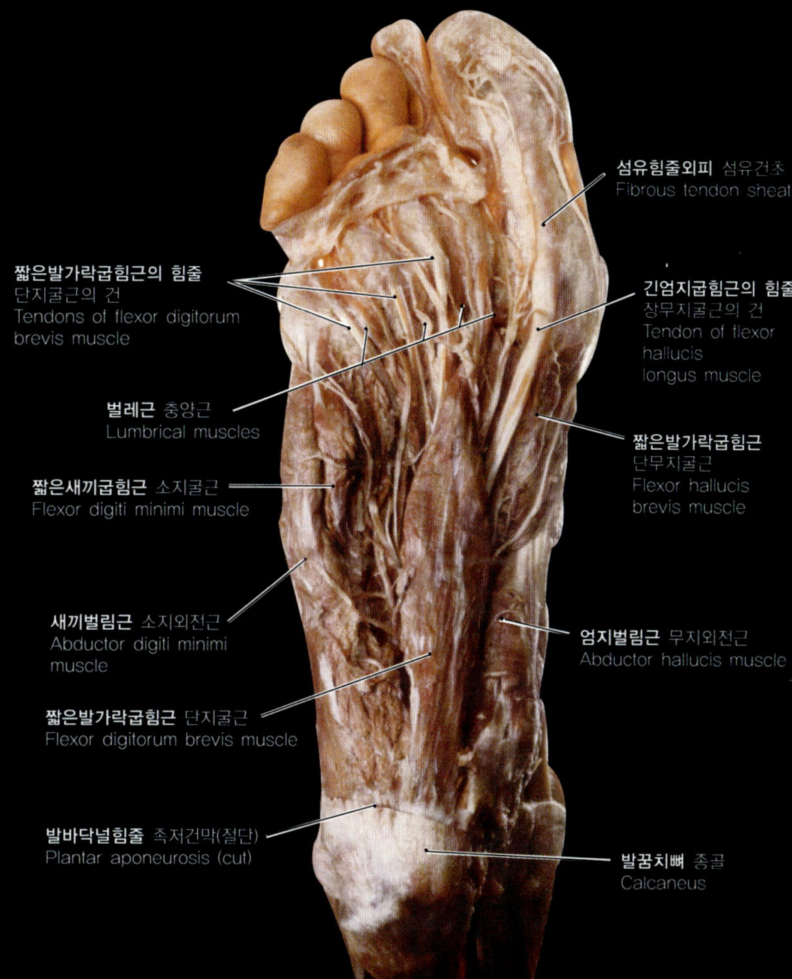

그림 89 오른쪽발의 표층절단, 하면(족저면)

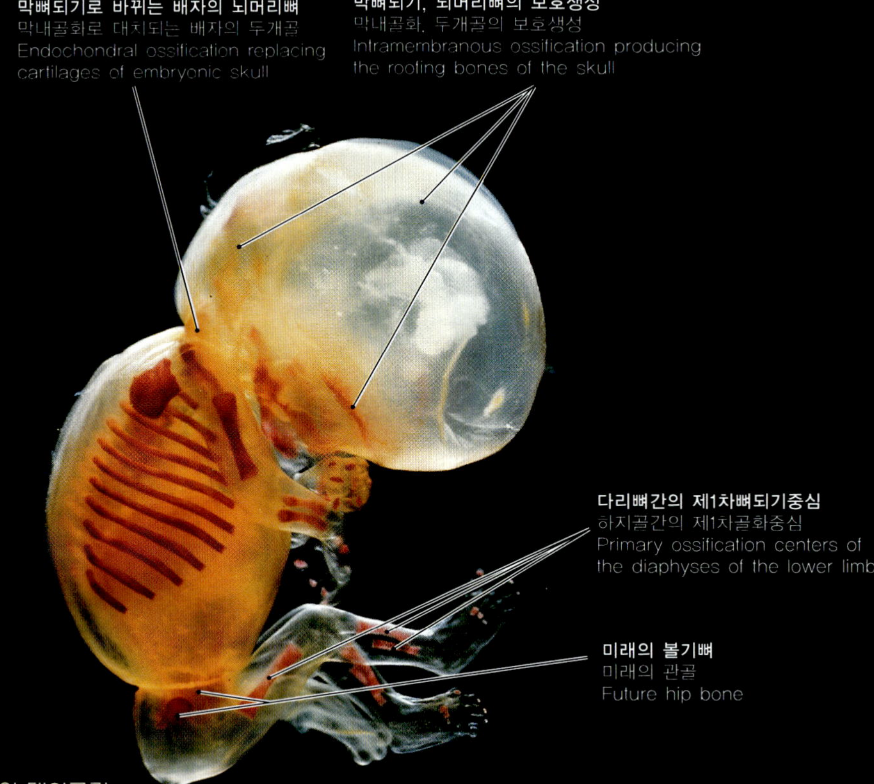

그림 90a 발생 10주 후의 태아골격

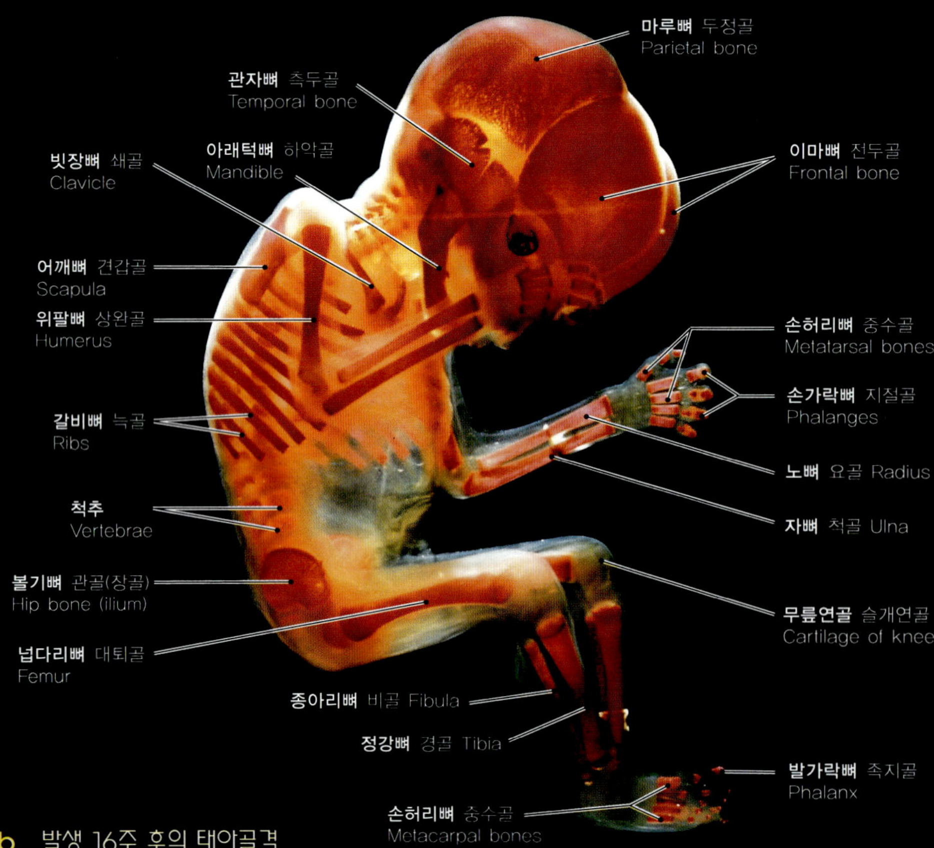

그림 90b 발생 16주 후의 태아골격

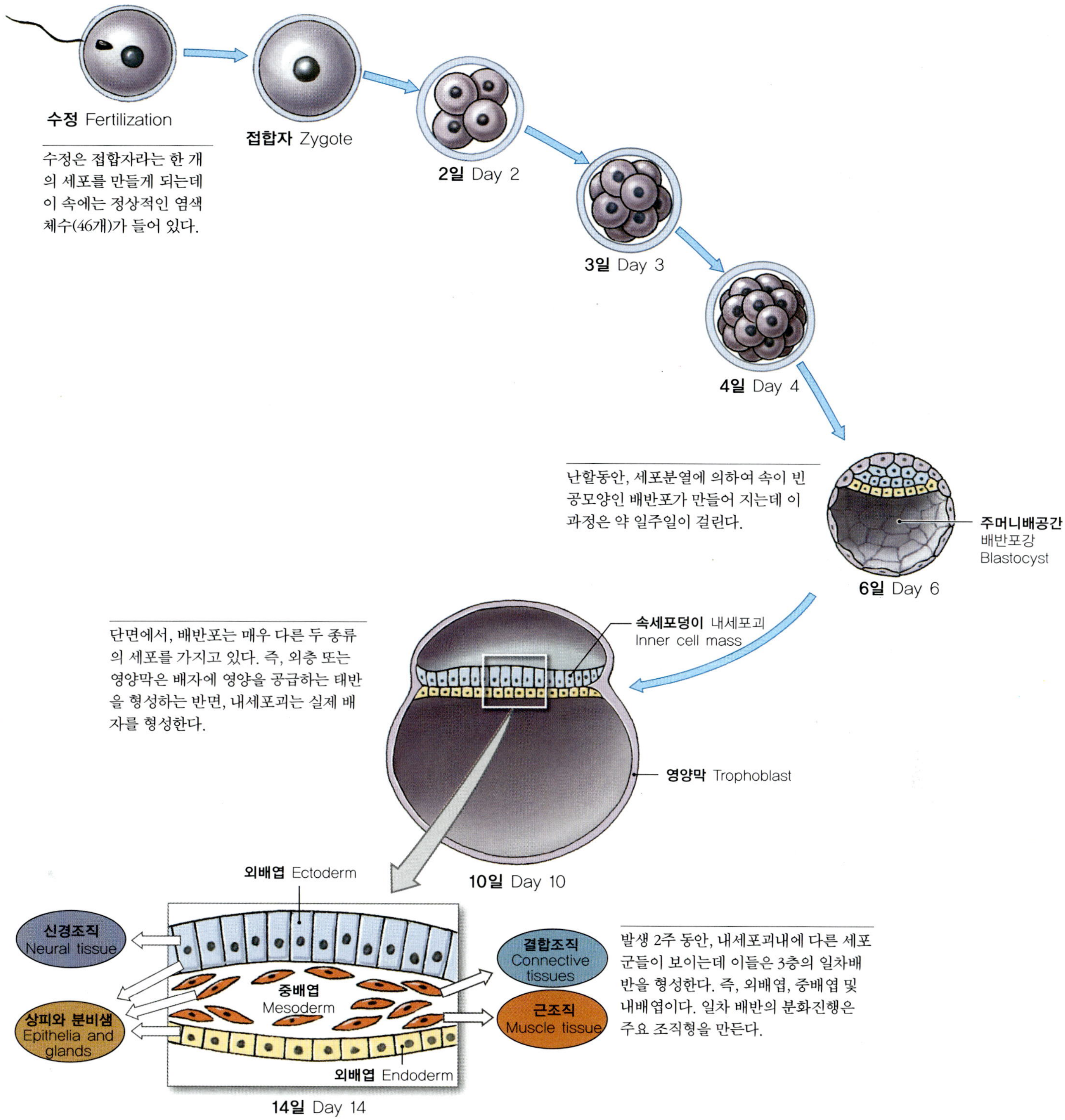

수정은 접합자라는 한 개의 세포를 만들게 되는데 이 속에는 정상적인 염색체수(46개)가 들어 있다.

난할동안, 세포분열에 의하여 속이 빈 공모양인 배반포가 만들어 지는데 이 과정은 약 일주일이 걸린다.

단면에서, 배반포는 매우 다른 두 종류의 세포를 가지고 있다. 즉, 외층 또는 영양막은 배자에 영양을 공급하는 태반을 형성하는 반면, 내세포괴는 실제 배자를 형성한다.

발생 2주 동안, 내세포괴내에 다른 세포 군들이 보이는데 이들은 3층의 일차배반을 형성한다. 즉, 외배엽, 중배엽 및 내배엽이다. 일차 배반의 분화진행은 주요 조직형을 만든다.

삼배엽층은 모두 기능적인 기관과 기관계를 형성하는데 관여한다. 이들의 상호과정은 발생할 특론에서 더욱 자세히 설명하겠다.

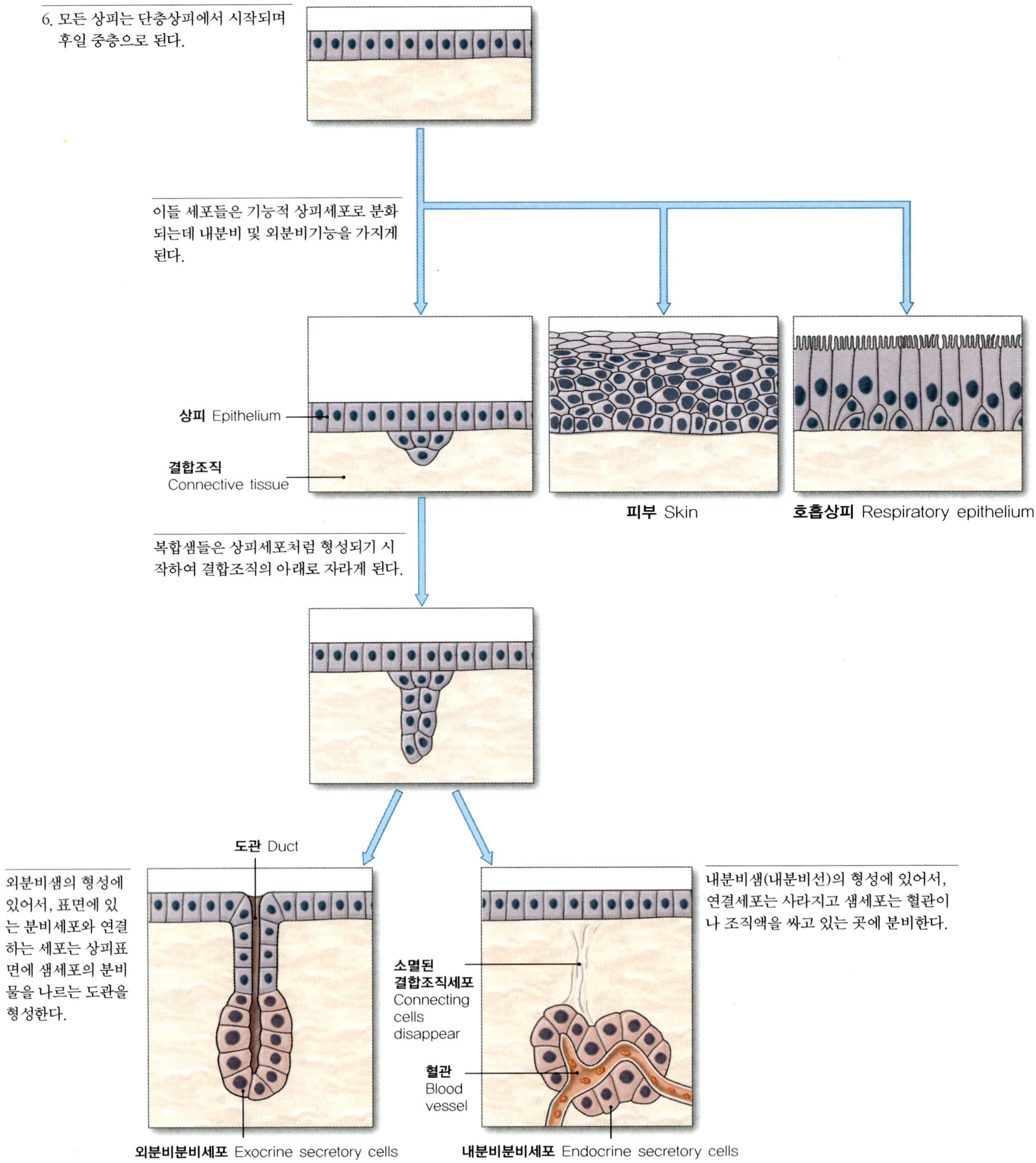
6. 모든 상피는 단층상피에서 시작되며 후일 중층으로 된다.
이들 세포들은 기능적 상피세포로 분화되는데 내분비 및 외분비기능을 가지게 된다.
상피 Epithelium
결합조직 Connective tissue
피부 Skin
호흡상피 Respiratory epithelium
복합샘들은 상피세포처럼 형성되기 시작하여 결합조직의 아래로 자라게 된다.
도관 Duct
외분비샘의 형성에 있어서, 표면에 있는 분비세포와 연결하는 세포는 상피표면에 샘세포의 분비물을 나르는 도관을 형성한다.
외분비분비세포 Exocrine secretory cells
소멸된 결합조직세포 Connecting cells disappear
혈관 Blood vessel
내분비분비세포 Endocrine secretory cells
내분비샘(내분비선)의 형성에 있어서, 연결세포는 사라지고 샘세포는 혈관이나 조직액을 싸고 있는 곳에 분비한다.

2 상피의 발생

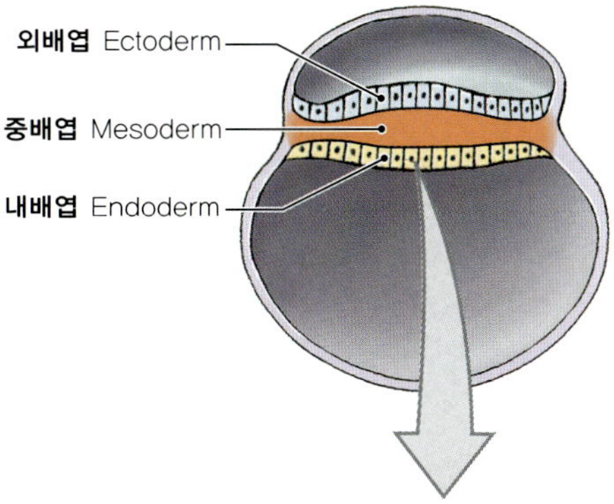

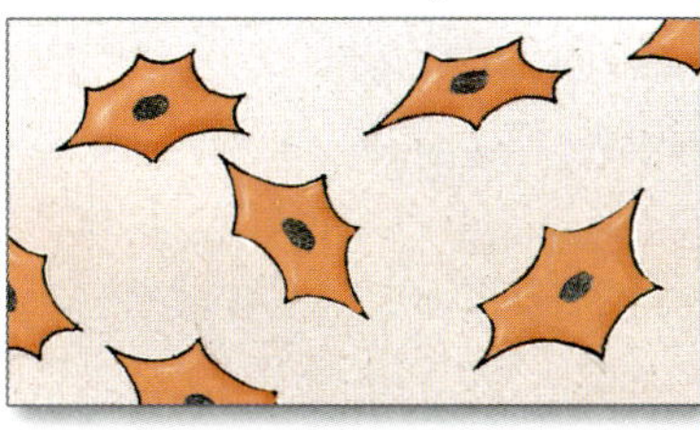

간엽은 배자 발생중 최초로 나타나는 결합조직으로 기질과 구분되는 섬세한 단백세사를 함유하고 있는 별모양의 세포이다. 간엽은 모든 다른 형태의 결합조직을 발생시키며, 성인의 결합조직에서 간엽세포는 흩어져 있으면서 손상후 회복에 관여하고 있다.

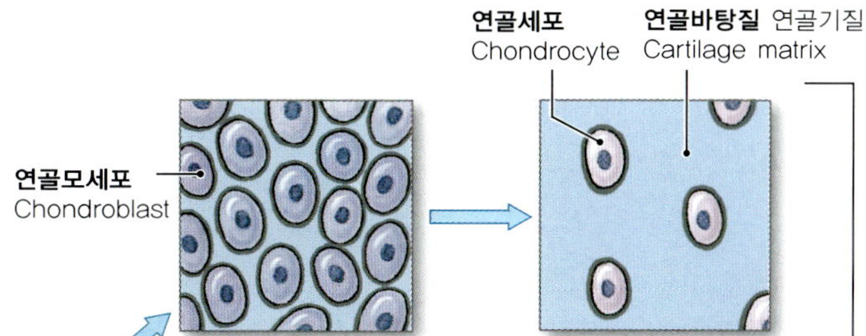

연골은 간엽세포가 분화하여 연골모세포로 되며 이들은 연골기질을 생성한다. 이들 세포는 후에 연골세포로 된다.

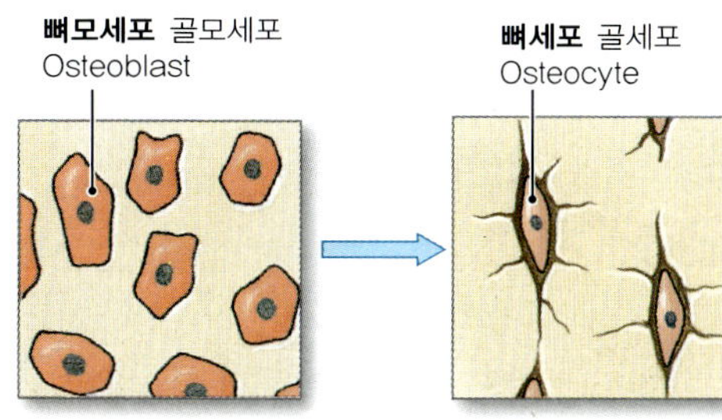

뼈는 간엽세포가 분화하여 골모세포로 되며 뼈의 기질속에 묻혀 있다. 이들 세포는 후에 골세포로 된다.

지지결합조직 Supporting connective tissue

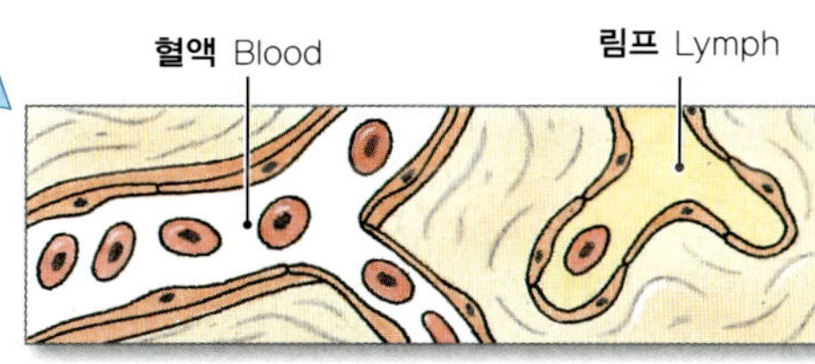

액상결합조직은 간엽세포가 상호 연관된 관의 그물을 형성하여 이루어진다. 세포들은 이들 관속에 갇힌 후 적혈구와 백혈구로 분화된다.

액상결합조직 Fluid connective tissue

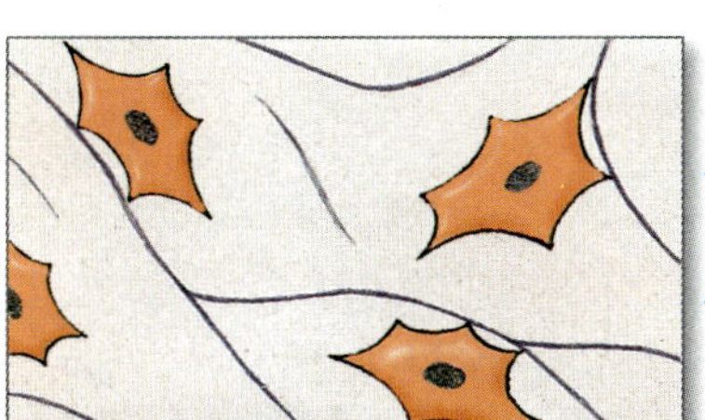

배자결합조직은 섬유밀도의 증가에 의하여 형성되며 이는 어떤 형태의 고유결합조직으로 분화된다.

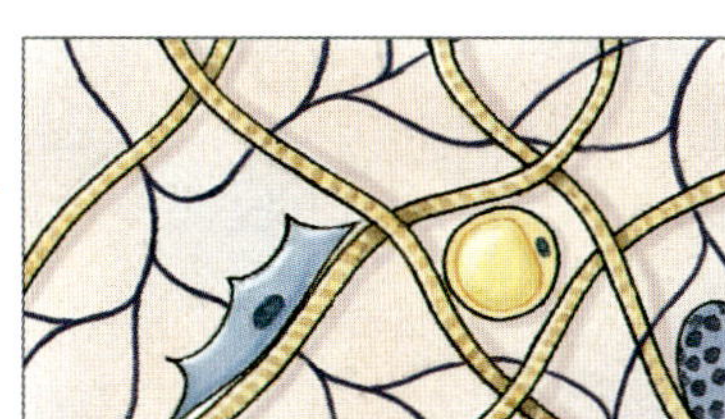

성긴결합조직 소성결합조직 Loose connective tissue

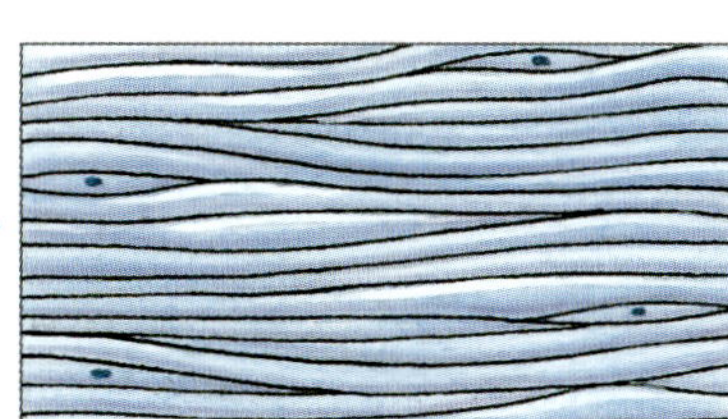

치밀결합조직 Dense connective tissue

3 결합조직의 기원

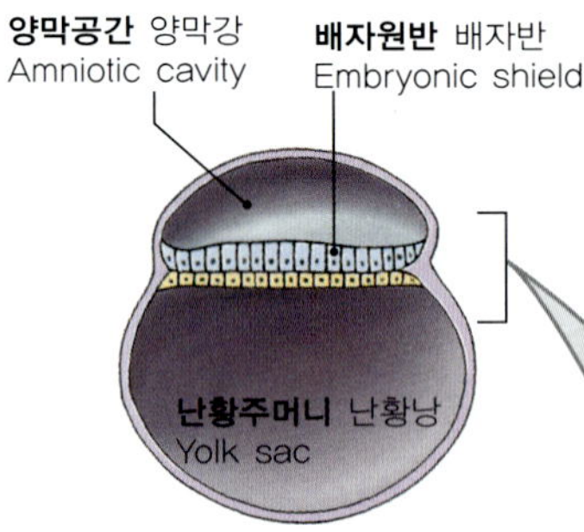

많은 다른 기관계는 비슷한 기관형성을 보여준다. 예를 들면 소화기계, 호흡기계, 비뇨기계 및 생식기계등은 상피에 의하여 배열된 통로구조를 가지고 있으며 이들은 평활근층에 의하여 둘러 싸인다. 이같은 형상은 배자발생의 첫 두달에 진행되는 발생과정이다.

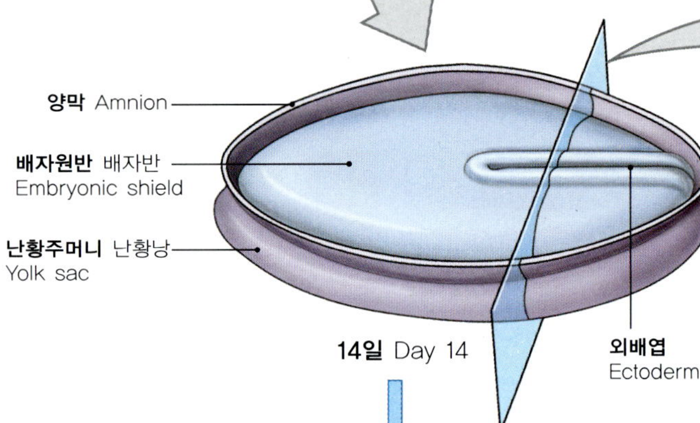

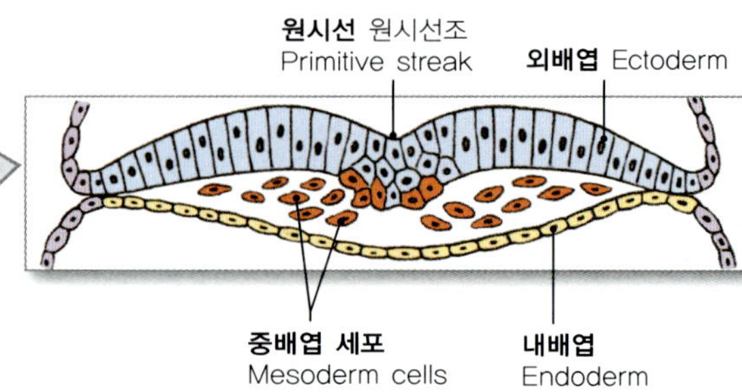

대략 발생 2주 후에, 내세포괴는 단지 1mm로서 이들의 배자발생지역을 배자판이라 부른다. 이는 한쌍의 상피층을 포함한다. 즉, 위쪽의 외배엽과 아래쪽의 내배엽이다. 원시선조라고 불리는 구역에서는, 천층의 세포들이 두 층 사이로 이주하여 중배엽인 중간층을 채운다.

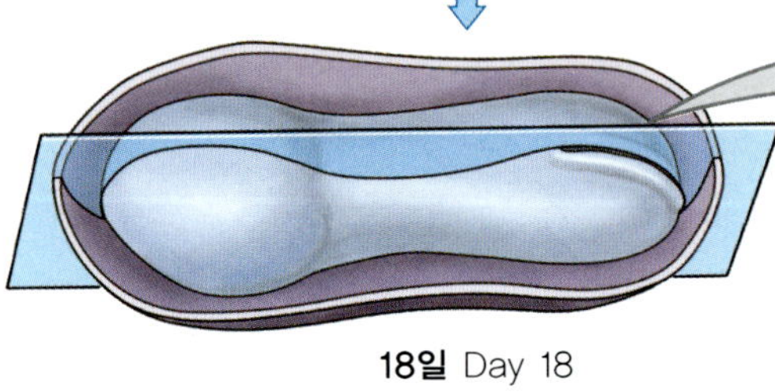

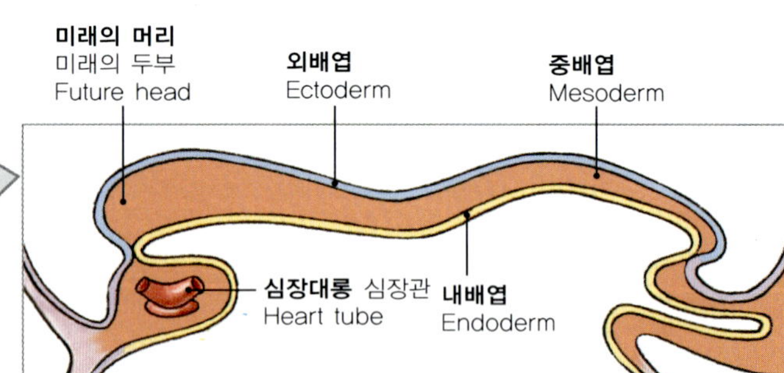

발생 18일경, 배자는 배자판의 표면이 들어 올려지기 시작한다. 심장과 많은 혈관들은 이미 형성되어 있으며 많은 다른 기관계도 더 앞서 이루어져 있다. 여기서 주목할 것은, 계속적인 발생 요약 중에서 기관계발생에 대한 고찰은 이 시기에서 시작된다.

제1차 생식층의 유도체 DERIVATIVES OF PRIMARY GERM LAYERS	
외배엽 형성:	표피, 모낭, 손톱 및 피부표면과 연관된 분비샘(땀샘, 젖샘 및 피지샘)을 포함한 총피계의 표피유도체
	입, 타액샘, 비도 및 항문을 덮는 상피
	뇌와 척수를 포함하는 신경계
	내분비계의 일부(뇌하수체 및 부신의 일부)
	두개골, 인두궁 및 치아의 일부
중배엽 형성:	총피계의 진피
	체강(흉강, 심강, 복강)을 덮는 상피
	근육계, 골격계, 심혈관계 및 림프계
	신장 및 요로의 일부
	생식샘 및 대부분의 생식관
	모든 기관계를 지지하는 결합조직
	내분비계의 일부(부신일부 및 생식관의 내분비조직)
내배엽 형성:	대부분의 소화기계: 상피(입과 항문 제외), 외분비샘(타액 제외), 간 및 췌장
	대부분의 호흡기계: 상피(비도 제외) 및 점액샘
	비뇨기계와 생식기계의 일부(도관 및 생식자를 생산하는 줄기세포)
	내분비계의 일부(가슴샘, 갑상샘, 부갑상샘 및 췌장)

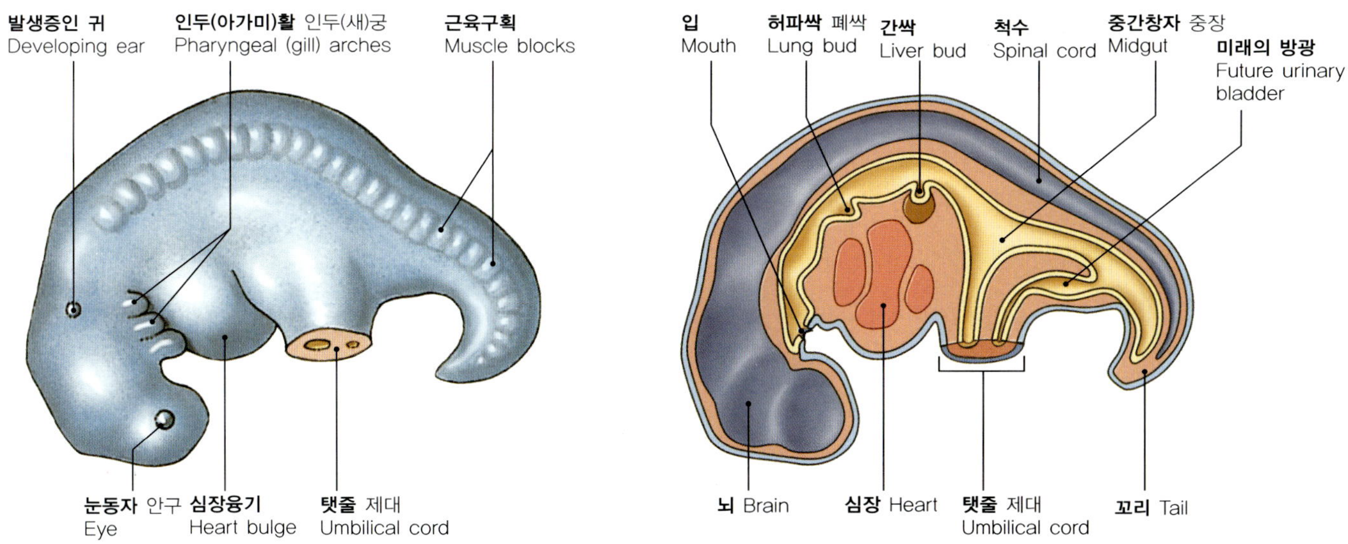

28일 Day 28

한 달후, 주요 기관계의 발생이 시작된다. 기관형성에 있어서 각 원시배반의 역할은 표에서와 같이 요약할 수 있다. 더욱 자세한 것은 후의 발생학 요약에서 설명하겠다.

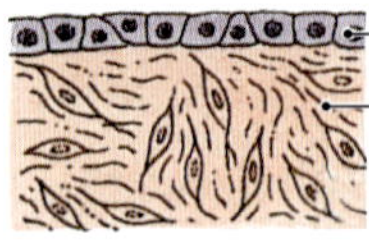

1달 1 Month

2달 초에, 표면외배엽은 배열된 간엽을 헐겁게 덮고 있는 단순상피이다.

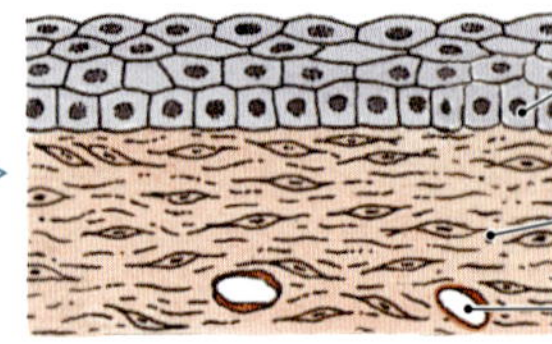

3달 3 Months

다음 주의 경과 후, 상피는 기저세포 또는 종자세포의 반복분열에 의하여 중층상피로 된다. 그 바로 아래 위치하고 있는 간엽은 부위에 영양을 공급하는 혈관을 포함한 배자결합조직으로 분화된다.

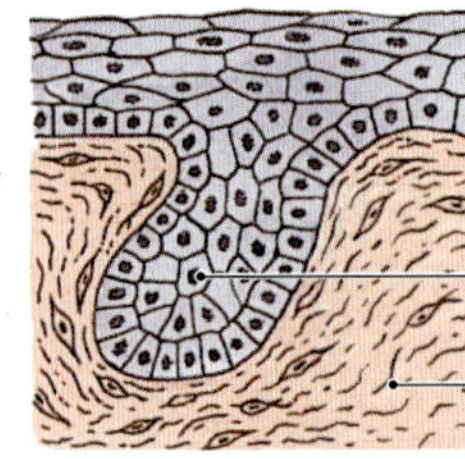

4달 4 Months

3–4달 동안, 광범위하게 분열을 하고 있는 표피의 소구역은 진피속으로 자라 들어가는 세포삭을 형성하는데 이를 상피주라 한다. 간엽세포는 세포주를 둘러싸며 진피속을 더욱 깊게 침투한다. 모낭, 피지샘 및 땀샘은 이 세포주로 부터 발생된다.

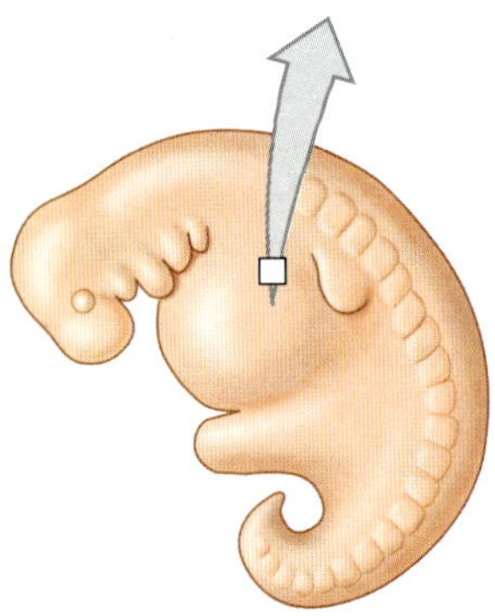

피부 Skin

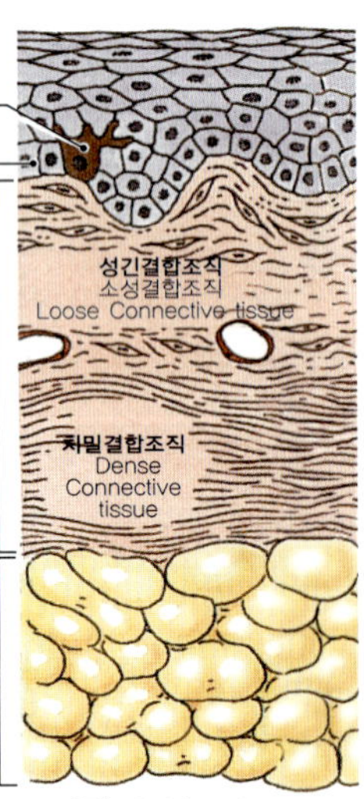

4달 4 Months

기저세포의 분열이 계속됨에 따라, 상피층은 더욱 두꺼워 지며 기저판은 불규칙한 주름을 형성한다. 멜라닌세포라고 불리는 색소세포는 그 지역으로 이주하여 종자세포 사이에 끼워 위치한다. 상피는 현 성인의 상피와 비슷하다.

배자결합조직은 진피로 분화된다. 섬유모세포와 다른 결합조직세포들은 간엽세포나 또는 그 지역으로 이주해온 세포로부터 형성되며 섬유밀도는 더욱 증가한다. 소성결합조직은 가장자리로 확장해 나가는 반면, 더욱 깊고 적은 혈관지역은 치밀하고 불규칙적인 콜라겐섬유에 의해 특징지워진다. 진피아래, 배자결합조직은 피하층인 소성결합조직층으로 분화된다.

손발톱 Nails

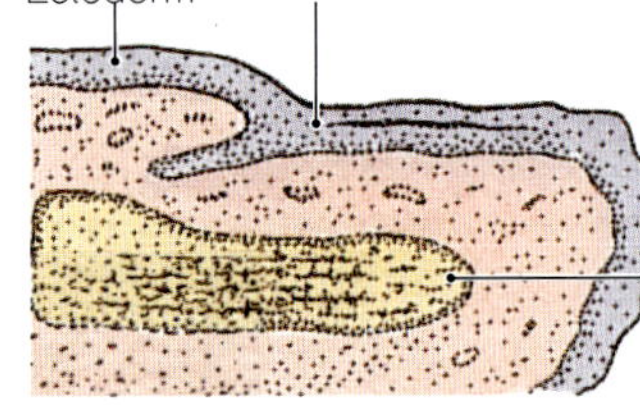

4달 4 Months

손발톱은 손가락이나 발가락 끝 가까이 있는 표피의 비후에 의하여 시작된다. 이들 비후는 진피속으로 자리를 잡아가고 일반 표피와는 경계를 이루면서 더욱 분명하게 구분되어 진다. 초기부터 조의 생산은 조야의 모든 종자세포가 관여한다.

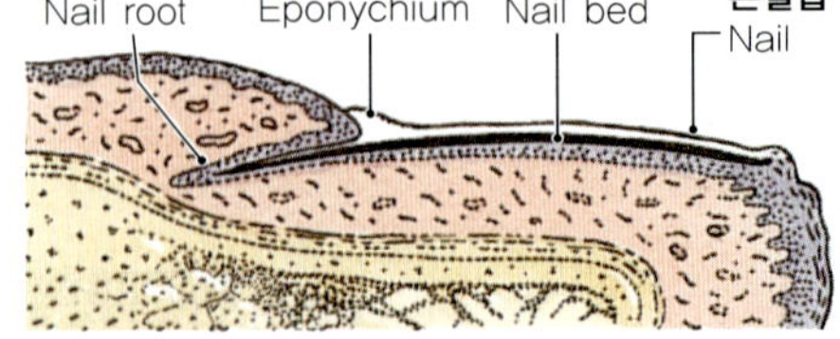

출생 Birth

출생에 즈음하여, 손발톱의 생산은 조근에 의하여 제한된다.

모낭 Hair follicles

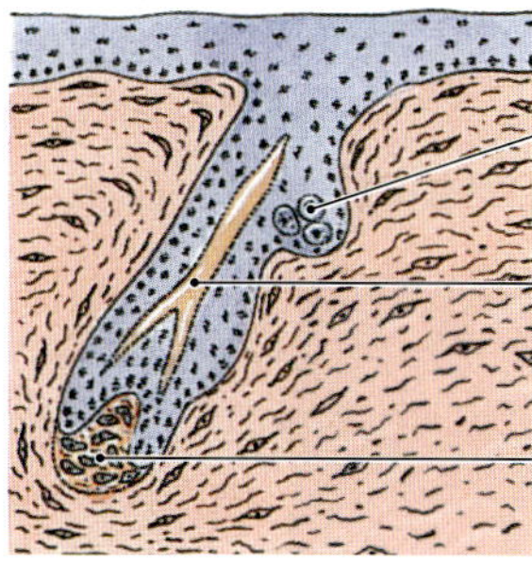

5달 5 Months

모근은 작은 결합조직괴인 유두로 둘러 싸인 심층 세포주로서 발생한다. 털성장은 유두를 덮고 있는 상피에서 일어나며 지선은 상피주로부터 밖으로 자라 나온다.

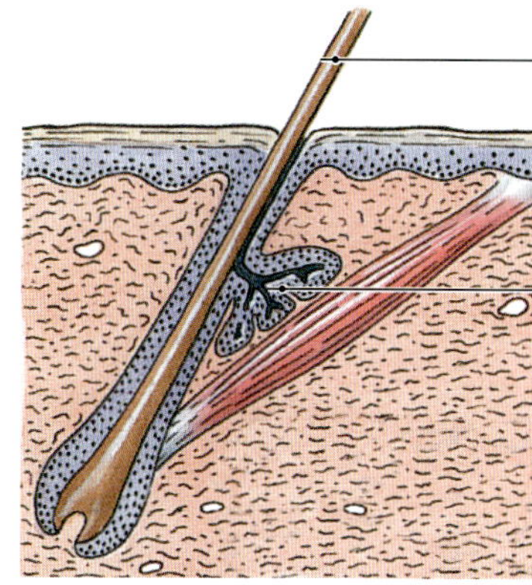

출생 Birth

출생 때, 털은 모낭으로부터 돌출되며 지선의 분비는 모간을 윤기나게 만든다.

외분비샘 외분비선 Exocrine glands

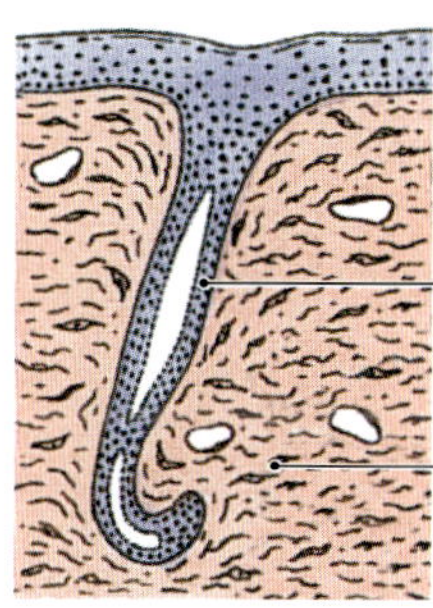

5달 5 Months

땀샘은 상피주가 신장되고 감겨지면서 유강을 형성하여 발생한다.

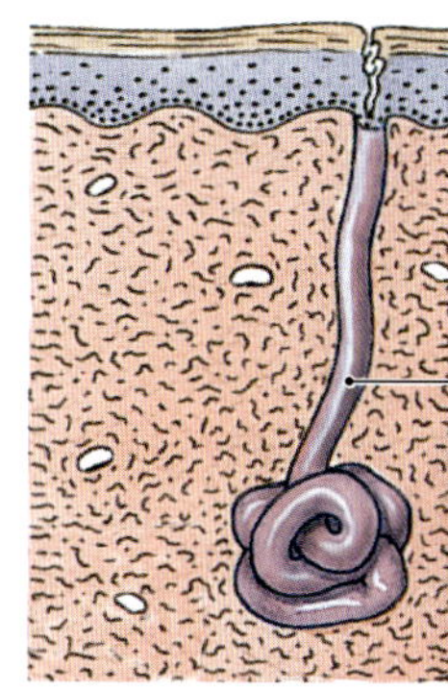

출생 Birth

출생때, 땀샘관은 피부표면에 샘세포의 분비물을 나른다.

젖샘 유선 Mammary glands

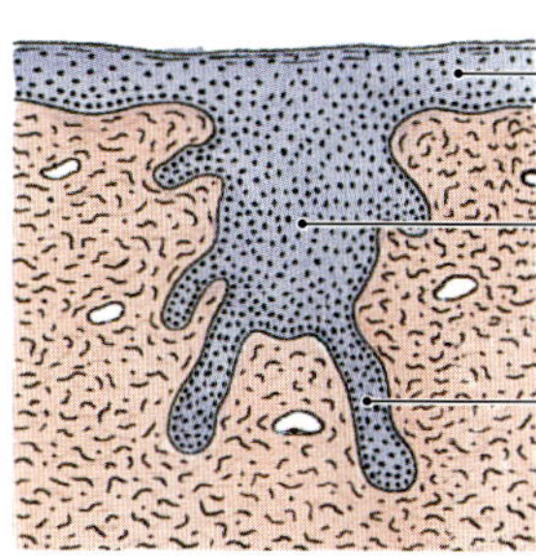

5달 5 Months

유선은 비교적인 방식으로 발생한다. 그러나 상피비후는 더욱 광범위하며 많은 가지가 발생된다.

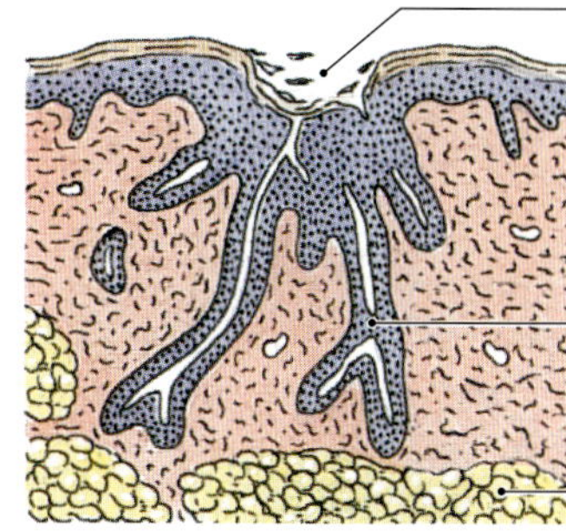

출생 Birth

출생 때, 젖샘은 발생이 완전히 이루어지지 않는다. 여성에 있어서, 정교한 도관과 분비샘 계통의 발생은 사춘기 때 시작된다. 그러나 기능적 성숙은 임신전까지 일어나지 않는다.

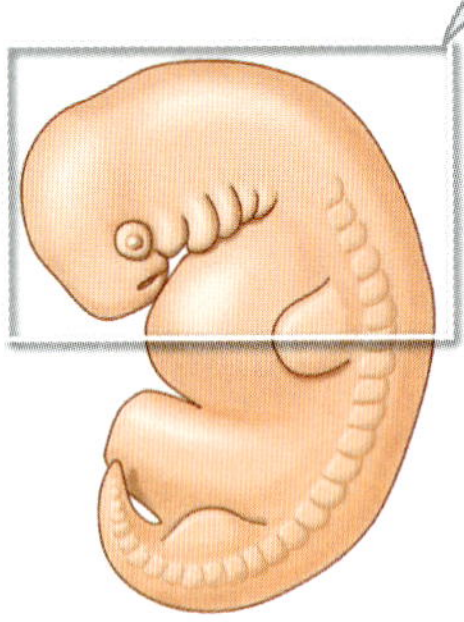

5주 배아
5-Week embryo

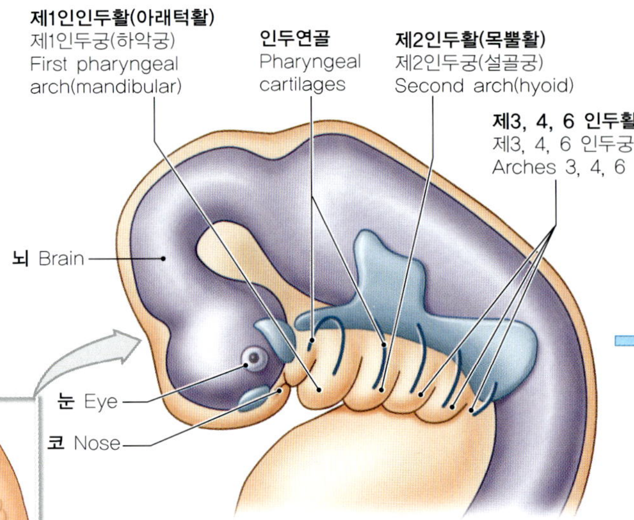

5주 5 Weeks

발생 5주후, 중추신경계는 몸길이와 비례한 유강모양으로 된다. 연골열은 두부 바로 아래의 간엽에 나타나 뇌와 그 주위로 확장되어 가서 코나 눈, 귀를 형성한다. 이들 연골은 밝은 청색을 띄고 있다. 부가적인 5쌍의 연골은 인두벽을 형성한다. 이들 연골은 검푸르게 보이며 인두궁 또는 새궁 안에 위치하고 있다(새궁은 아가미를 의미한다—어류에 있어 미궁은 아가미를 지지하는 골격으로 발생된다). 제1궁 또는 하악궁은 가장 크다.

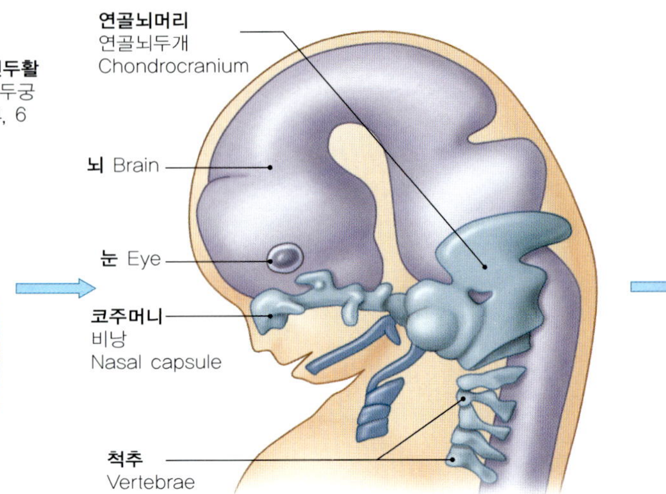

8주 8 Weeks

뇌와 연관된 연골은 부풀고 융합되면서 연골성 연골뇌두개(chondrocranium; 연골성, 연골+뇌두개, 두개골)를 형성하며, 이는 뇌와 감각기관을 생성케 한다. 8주째, 이들의 벽과 마루는 불완전하며 천정은 없다.

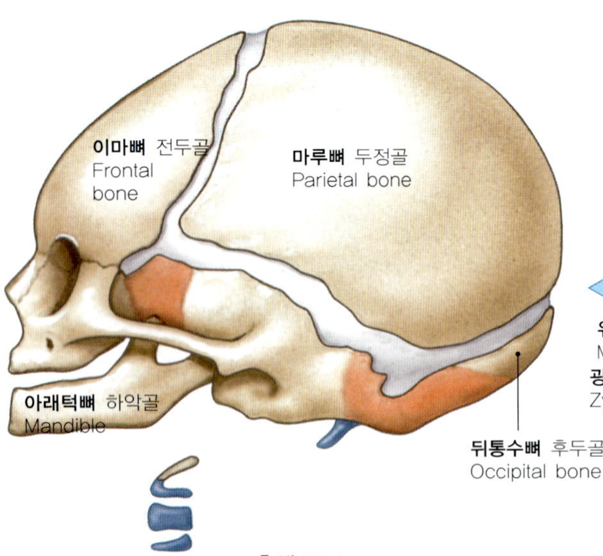

출생 Birth

출생시 두개골; 12주의 상태와 비교. 지나친 융합이 일어났으나 뇌두개의 천정은 불완전하게 남아 있다(더욱 자세한 것은 그림 7-17, p.230 참고).

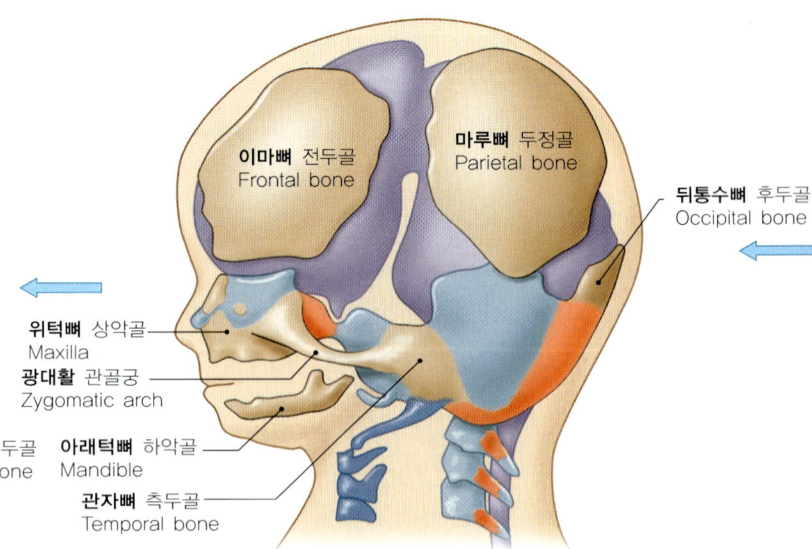

12주 12 Weeks

12주후, 골화가 뇌두개와 얼굴에서 잘 진행된다. 그림판 90b, p.114와 비교.

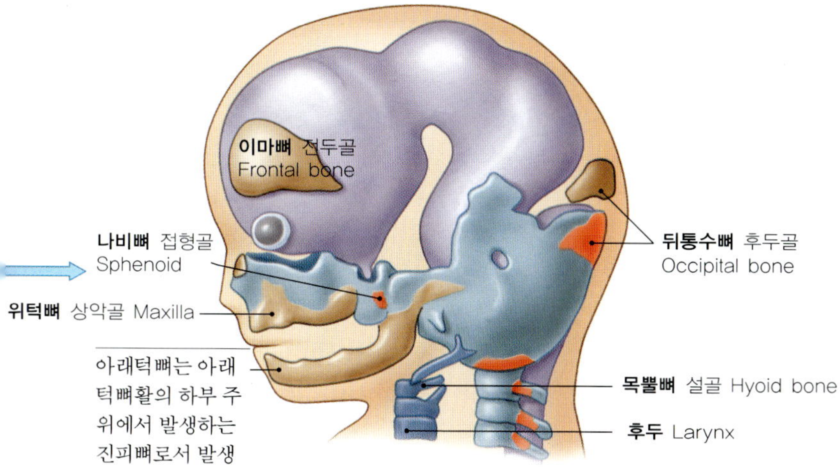

9주 9 Weeks

9주 동안, 수많은 연골내골화중심은 연골뇌두개내에서 일어난다. 이들 중심은 빨간색으로 표시되어 있다. 점차적으로, 뇌두개골지붕의 이마뼈와 마루뼈는 막성내골화로 진피상면에서 시작된다. 이들 중심은 (밝은 다갈색) 부풀고 팽대되어 광범위한 융합이 이루어진다.

하악궁의 배측부분은 연골뇌두개와 융합된다. 융합된 연골은 골화되지 않는 대신 골모세포가 진피뼈에서 그들을 싸기 시작한다. 이 절편의 양쪽은 뼈와 융합하여 비강의 입구를 발생시키며 두 개의 위턱뼈를 형성한다. 입천정에서의 골화중심은 더욱 확대되어 구개돌기를 형성하고 후에 위턱뼈와 융합한다.

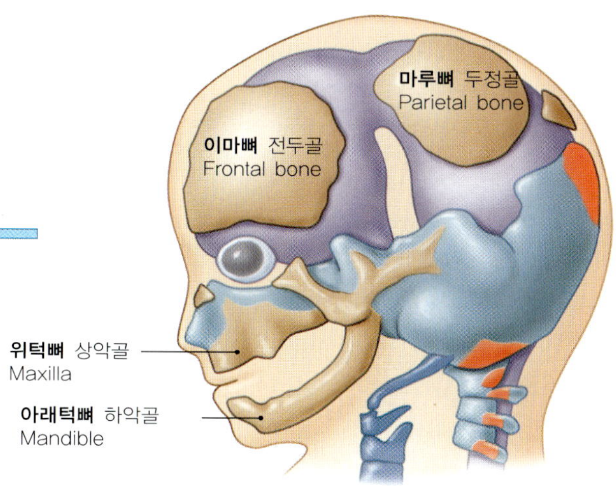

10주 10 Weeks

제2궁 또는 설궁은 측두골의 근접에서 형성된다. 측두골과 함께 설골의 상첨단의 융합은 경상돌기를 형성한다. 설골궁의 복측은 설골로 골화된다. 제3궁은 설골과 융합하며, 제4궁과 제6궁은 후두연골을 형성한다.

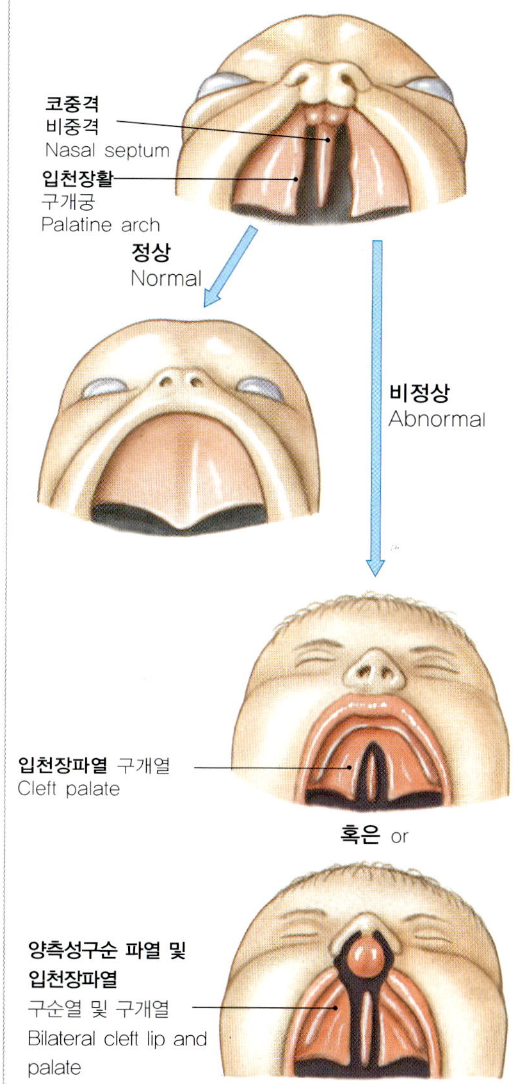

만약 피부덮개가 정상적으로 융합되지 않으면, 구순열이 된다. 구순열은 대략 1/1,000명비율로 나타난다. 안와나 구개쪽으로의 균열을 구개열이라 하며 이는 구순열과 같이 동반된다. 위의 양상태는 외과적 수술에 의하여 교정할 수 있다.

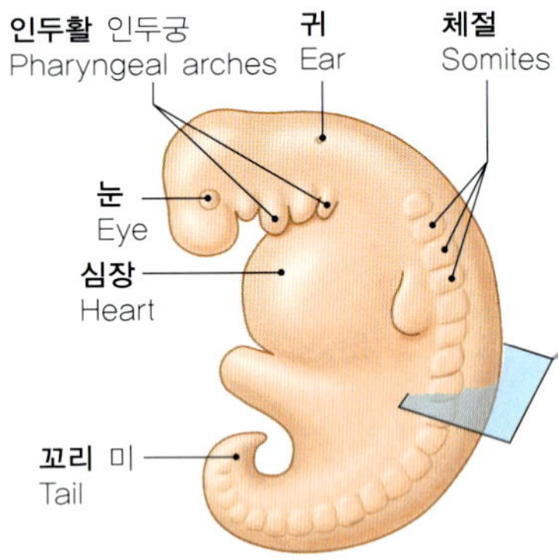

4주 배자 4-Week embryo

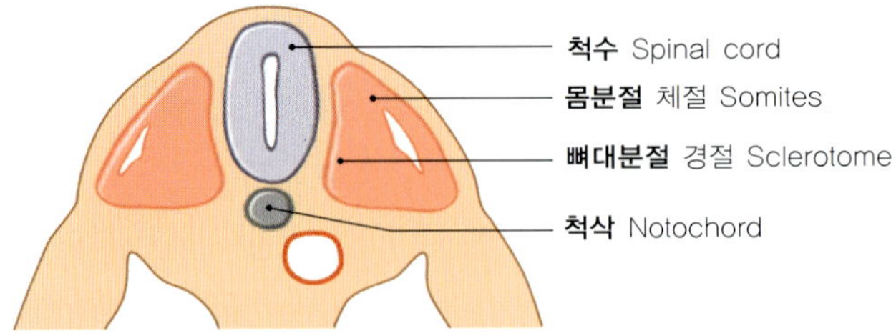

발생중인 척수는 기다란 막대, 즉 척삭의 뒤쪽에 놓여 있다. 발생 4주에 있어서, 척수와 척삭의 어느 한쪽에 있는 중배엽은 간엽분절의 연속인 체절을 형성한다. 각 체절의 내측부위에 있는 중배엽성 경절은 척수를 형성하며 또한 뇌두개의 마루형성에 기여한다.

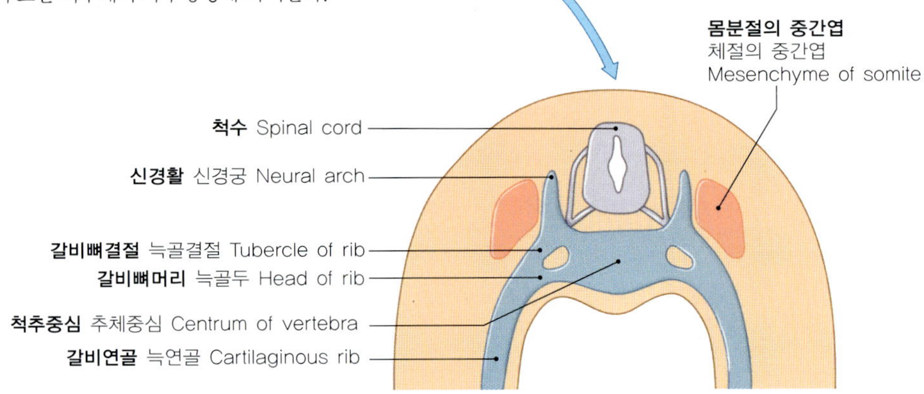

8주 8 Weeks

척추중심의 연골은 척수의 주위에서 자라 완전한 척추모양을 형성한다. 경부, 흉부, 요부에 있어서, 관절들은 이웃된 연골분절에서 발생하여 서로 접촉하게 된다. 천골과 미골에서는 연골은 같이 융합된다.

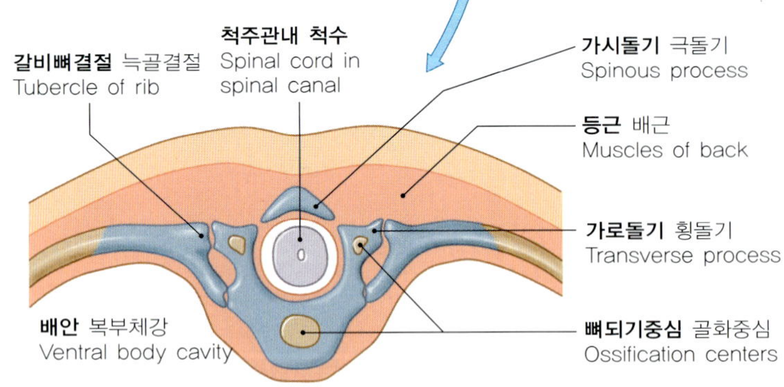

12주 12 Weeks

늑골이 척추로부터 분리될 즈음에 골화가 시작된다. 가장 짧은 늑골만이 골화를 완성한다. 나머지는 말단부위가 연골로 남아 늑연골을 형성한다. 수개의 골화중심은 흉골에서 나타나나 융합은 점차적으로 수를 줄인다.

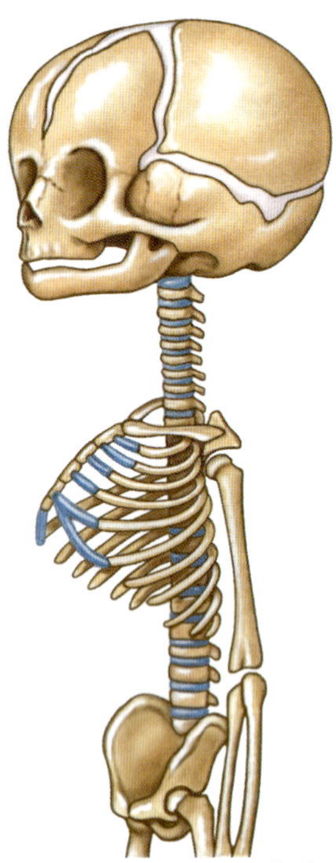

출생 Birth

출생시, 척추와 늑골은 골화되나 많은 연골부분이 남아있다. 예를 들면, 늑골의 전부분은 연골로 남아있다. 부가적 성장은 수년동안 일어나는데 척추의 경우 신경궁저는 3-6세까지 팽대되며, 척수돌기와 척추체는 18-25세까지 자란다.

7 척주의 발생

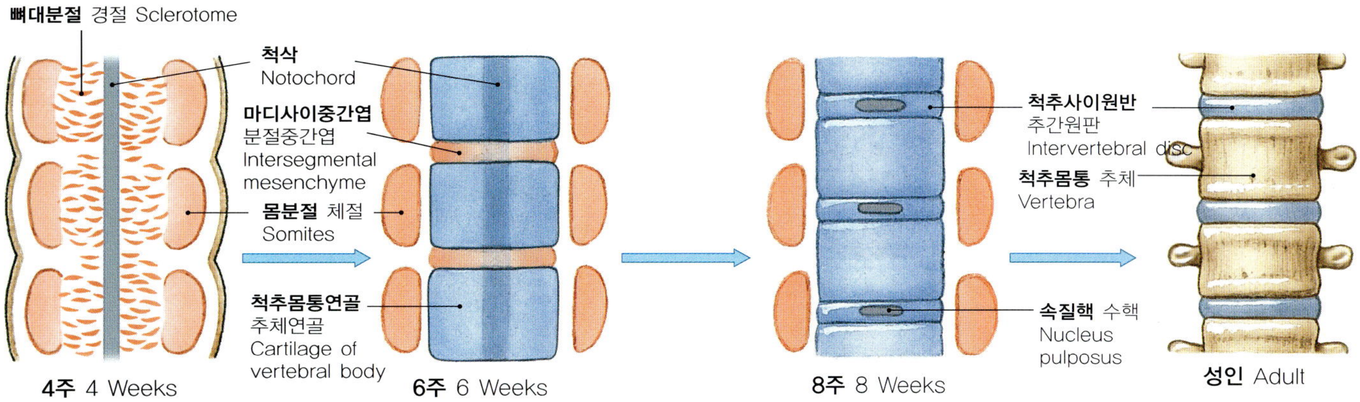

경절절편의 세포들은 체절로부터 이주하여 척삭주위에 세포집락을 형성한다.

이주세포들은 연골모세포로 분화하여 척삭을 둘러 싸는 일련의 연골분절을 형성한다. 이 연골들은 척추중심을 발생시키는데 각각 간엽조각으로 구분되어 진다.

결과적으로 척추중심의 확장은 척삭을 제거시키나 척삭은 이웃된 척추사이에 잔존하여 추간원판의 수핵을 형성한다. 후에, 주위의 간엽세포들은 연골모세포로 분화되어 섬유환의 섬유성 연골을 형성한다.

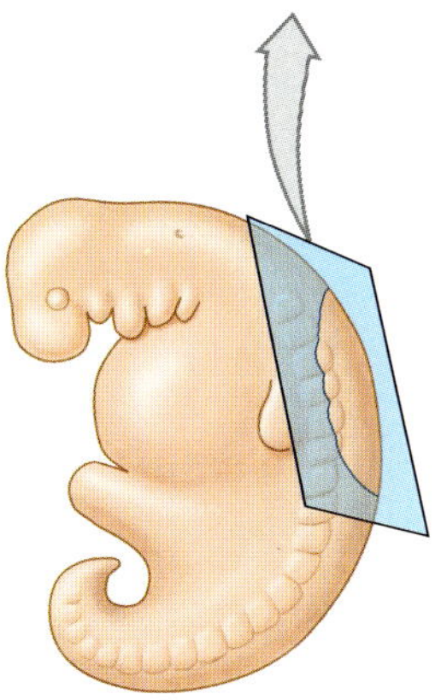

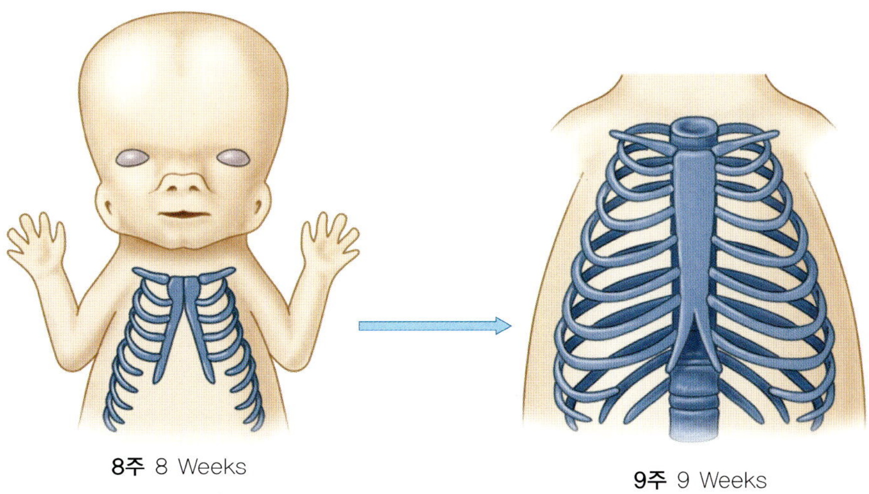

늑연골은 발생중인 척추의 횡돌기로부터 신장된다. 처음에는 이들은 연속적이나 8주쯤 늑골은 척추에서 분리된다. 늑골은 각 척추에서 형성되나 경부, 요부, 천부 및 미부에서는 약간만 남아 있다가 후에 자라는 척추와 융합된다. 흉추의 늑골은 계속하여 크게 팽창된 다음 체벽의 굴곡에 합류한다. 그들이 복부 정중에 도달할 때, 흉골의 늑연골과 융합한다.

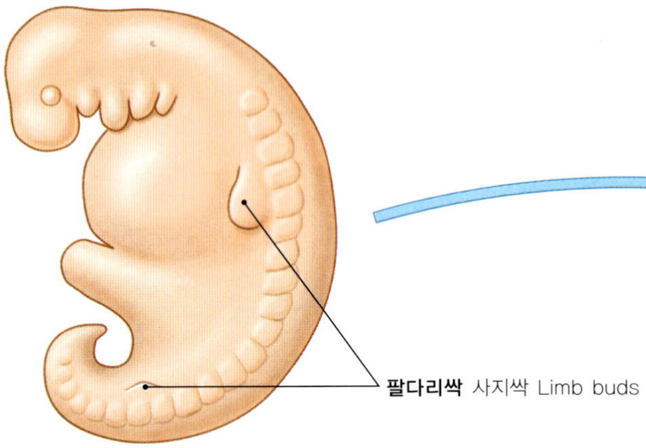

4주 4 Weeks

발생 4주에 있어서, 결절은 배자의 옆측을 따라 나타나 흉부 바로 뒤에서 부터 항문 바로 앞까지 신장된다. 이들 결절은 옆측외배엽의 바로 아래 모여 중배엽세포를 형성한다. 중배엽은 점차적으로 각 결절의 끝에 축적된 후 두 쌍의 상지싹을 형성한다.

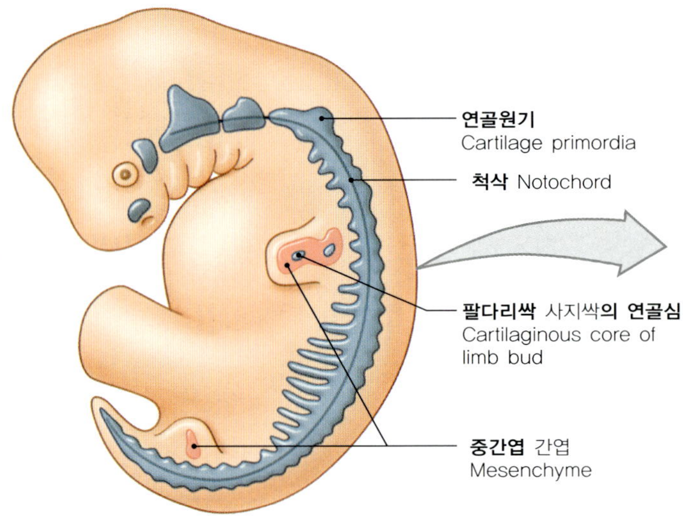

5주 5 Weeks

발생 5주후, 상지싹은 연골심을 가지게 되며, 견갑연골은 체간의 간엽에서 발생된다.

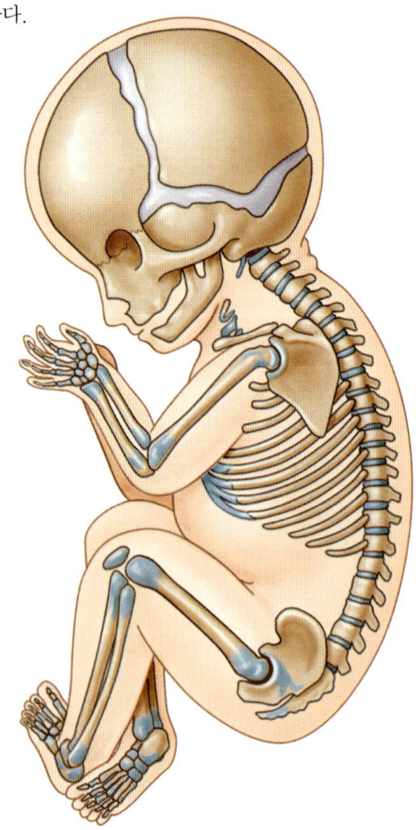

출생 Birth

신생아의 골격. 상완두, 손목, 손바닥과 손가락의 뼈사이, 그리고 엉덩이에서 광범위한 연골부위(청색)를 유의하시오. 두 개의 전 발생학요약을 참고로 하여 중축성 골격의 출현에 유의하시오.

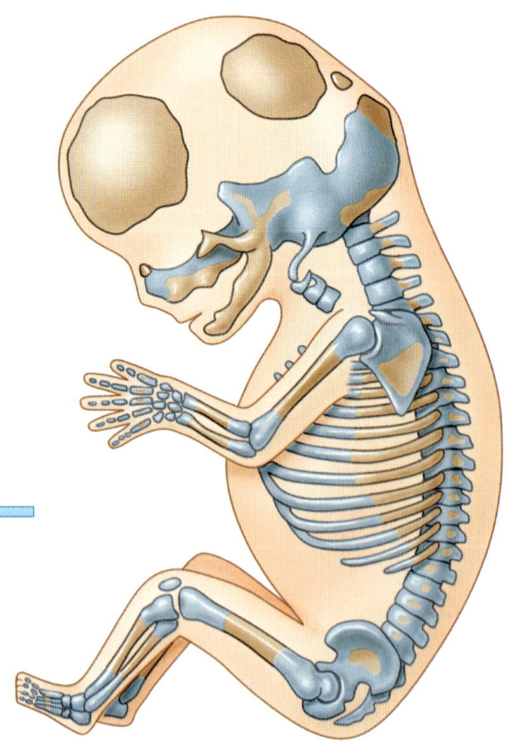

10주 10 Weeks

대략 발생 10주후 배자 골격의 골화. 사지골의 체간은 빠르게 골화가 진행되나 수근골과 족근골의 골단뼈는 연골로 남아 있다.

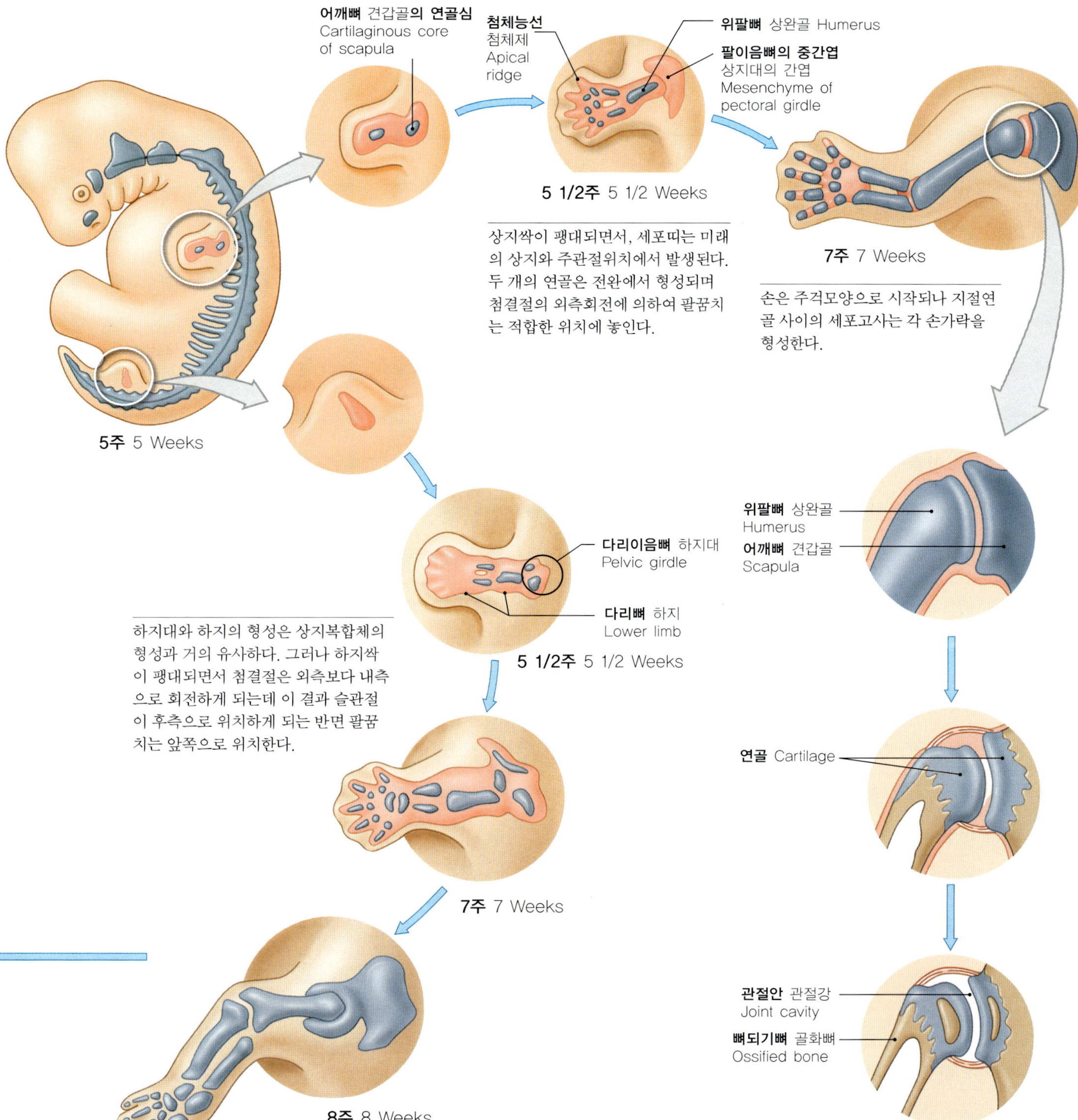

상지싹이 팽대되면서, 세포띠는 미래의 상지와 주관절위치에서 발생된다. 두 개의 연골은 전완에서 형성되며 첨결절의 외측회전에 의하여 팔꿈치는 적합한 위치에 놓인다.

손은 주걱모양으로 시작되나 지절연골 사이의 세포고사는 각 손가락을 형성한다.

하지대와 하지의 형성은 상지복합체의 형성과 거의 유사하다. 그러나 하지싹이 팽대되면서 첨결절은 외측보다 내측으로 회전하게 되는데 이 결과 슬관절이 후측으로 위치하게 되는 반면 팔꿈치는 앞쪽으로 위치한다.

8주경, 모든 주요 골격요소의 연골모형은 잘 형성되며 연골내골화는 미래의 사지골에서 시작된다. 관골의 골화는 3개의 분리된 중심에서 시작되어 점차 확대된다.

관절은 두개의 연골이 접촉하는 곳에서 형성된다. 관절강내의 표면은 연골로 남아있는 반면, 나머지 뼈는 골화가 진행된다.

두부 근처에서, 중배엽은 인두활과 연관된 골격근을 형성한다.

외측판과 이웃한 근절의 두정부위로부터의 중배엽은 사지싹을 형성한다.

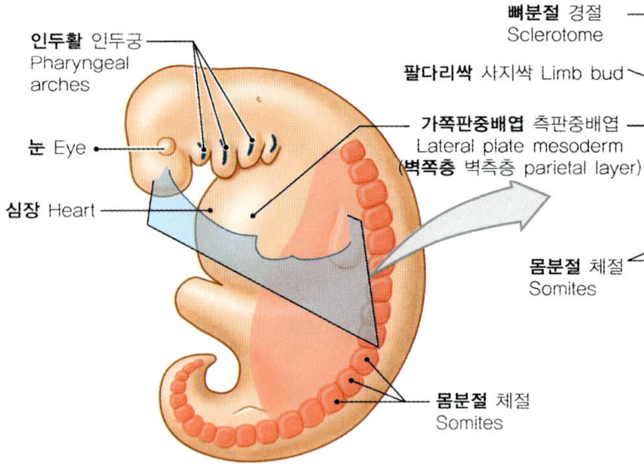

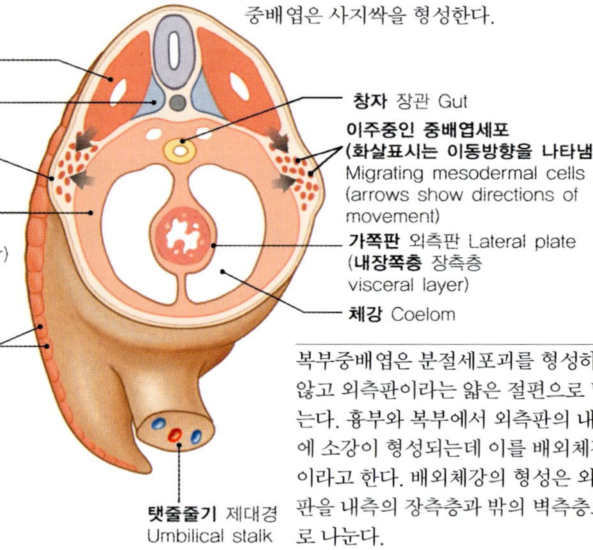

복부중배엽은 분절세포괴를 형성하지 않고 외측판이라는 얇은 절편으로 남는다. 흉부와 복부에서 외측판의 내강에 소강이 형성되는데 이를 배외체강이라고 한다. 배외체강의 형성은 외측판을 내측의 장측층과 밖의 벽측층으로 나눈다.

발생 4주후, 척삭의 한쪽에 위치하고 있는 중배엽은 체절을 형성하며 각 체절의 내측부위는 골격근을 형성하는데 이를 근절이라고 부른다.

4주 4 Weeks

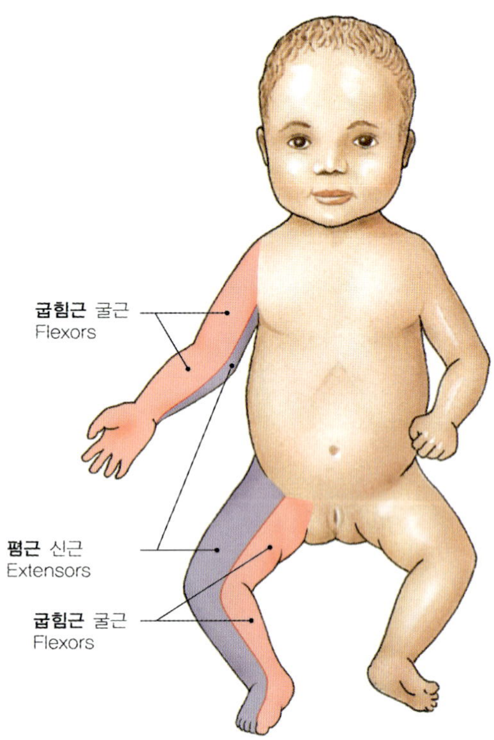

출생 Birth

상지와 하지싹의 회전은 체축과 연관하여 이들 세포괴의 위치를 변화시킨다.

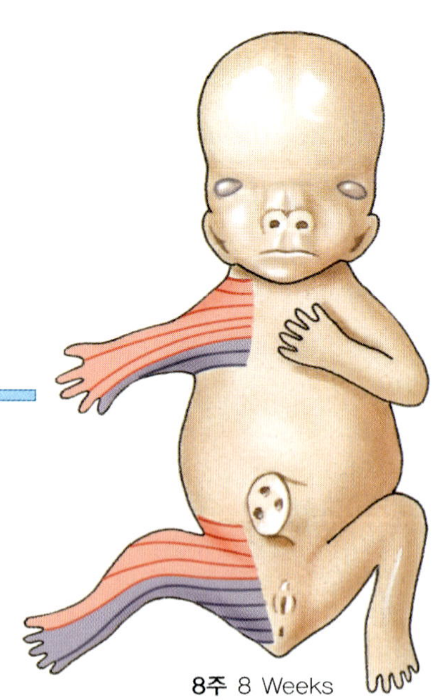

8주 8 Weeks

사지싹이 팽대되는 동안, 부가적인 근육모세포가 거의 근절절편으로부터 사지로 침투한다. 선은 사지에 근육모세포를 제공하는 근절사이의 경계를 가리킨다.

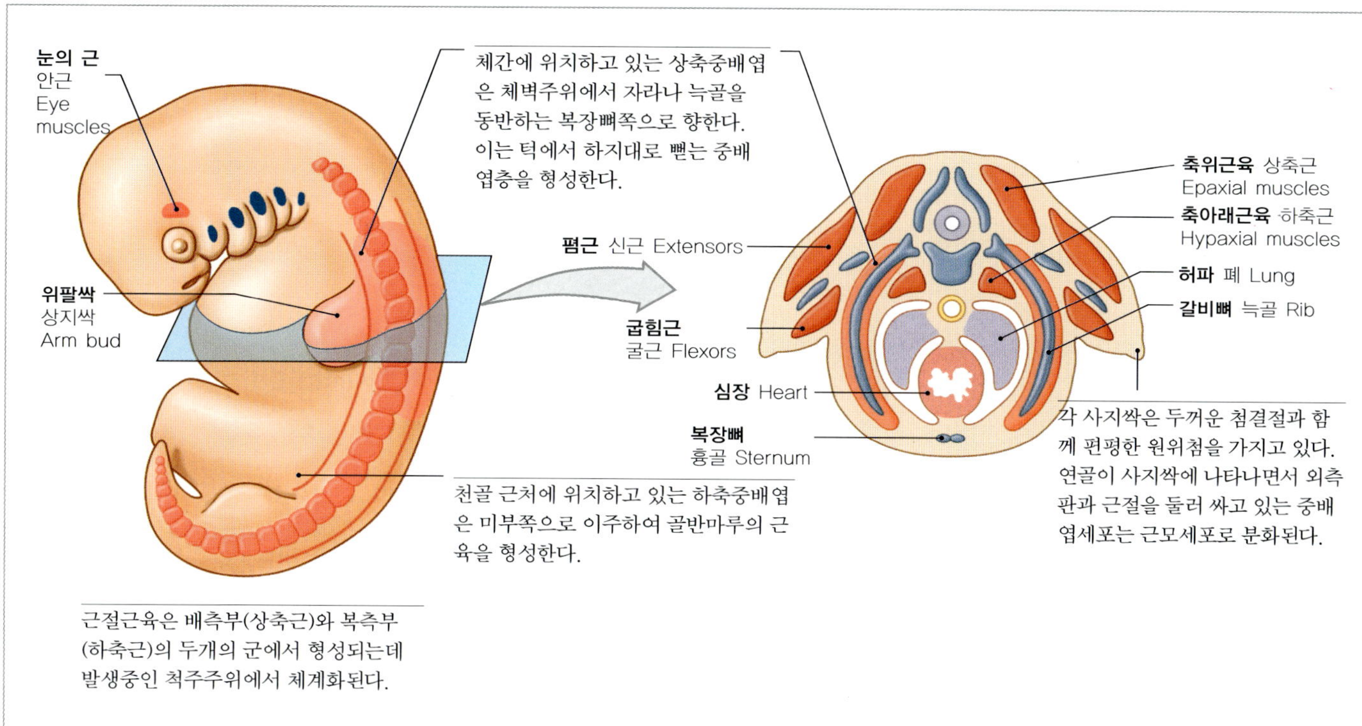

6주 6 Weeks

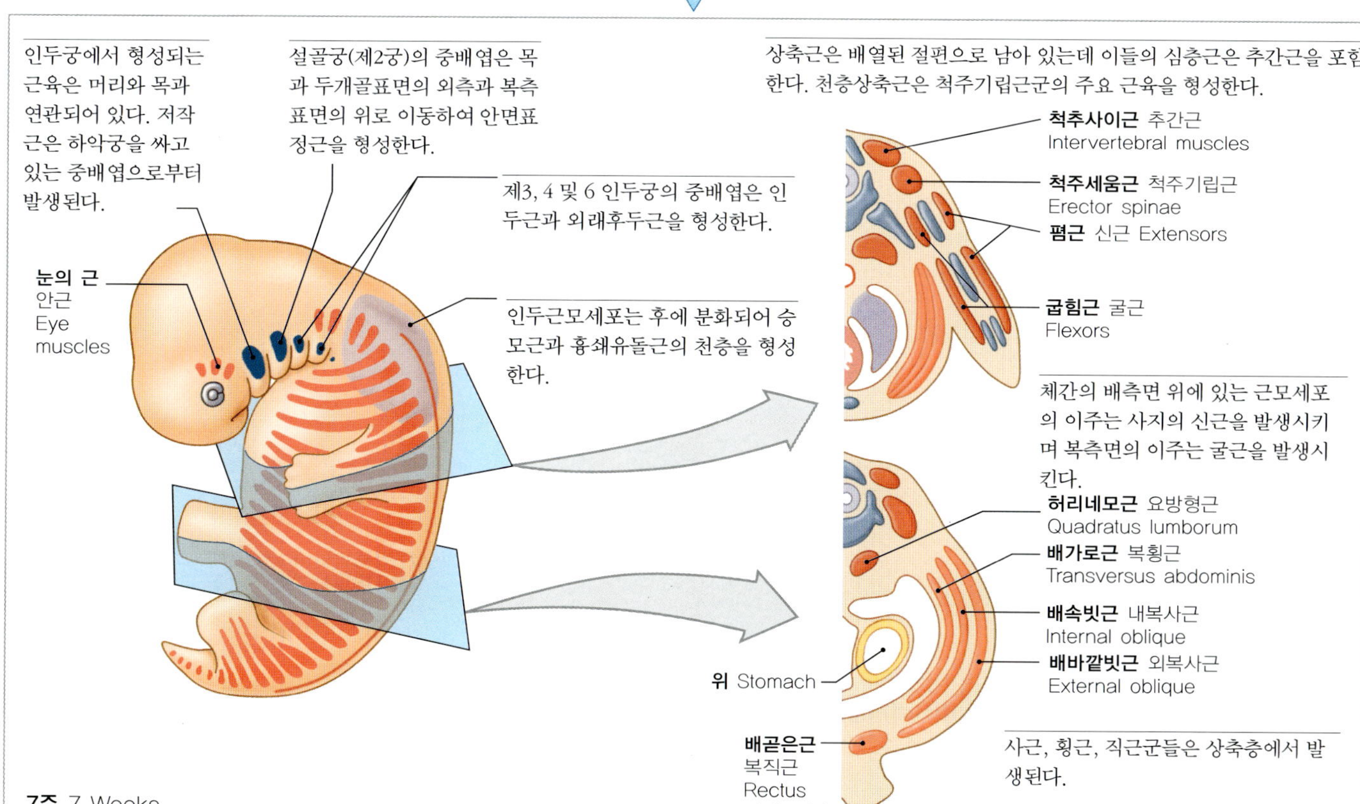

7주 7 Weeks

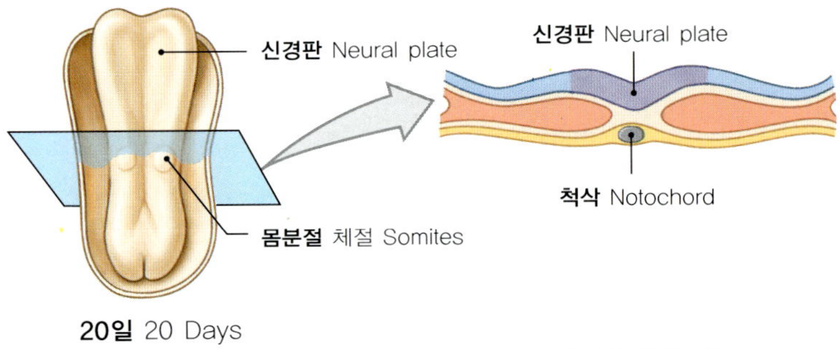

발생 2주후, 체절은 척삭의 한쪽에 나타난다. 정중비후 근처의 외배엽은 거상된 신경판을 형성하며 이는 장차 발생중인 배자의 머리근처에서 가장 커진다.

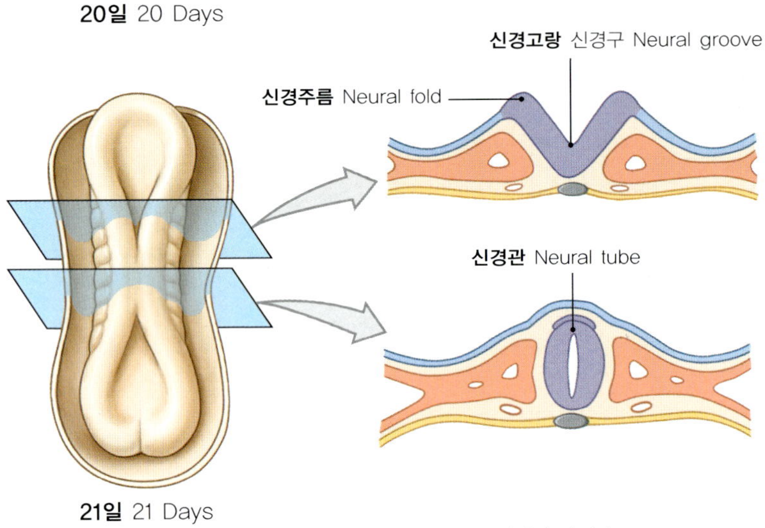

신경주름은 신경판의 축을 따라 발생되어 신경구를 형성한다. 가장자리인 신경주름은 점차 함께 이동한다. 3주말쯤, 처음으로 그들은 신경판의 축을 따라 중간에서 다른 하나와 접촉한다.

신경주름이 만나는 곳에서 서로 융합하여 천층 외배엽과 연관을 잃고 실린더모양의 신경관을 형성한다. 신경관의 형성과정을 신경배형성이라고 하는데 이는 일주일 이내에 완성된다. 중축성골격의 형성과 발생중인 신경관 주위의 근육화형성은 p.124-125와 p.128-129에서 서술하였다.

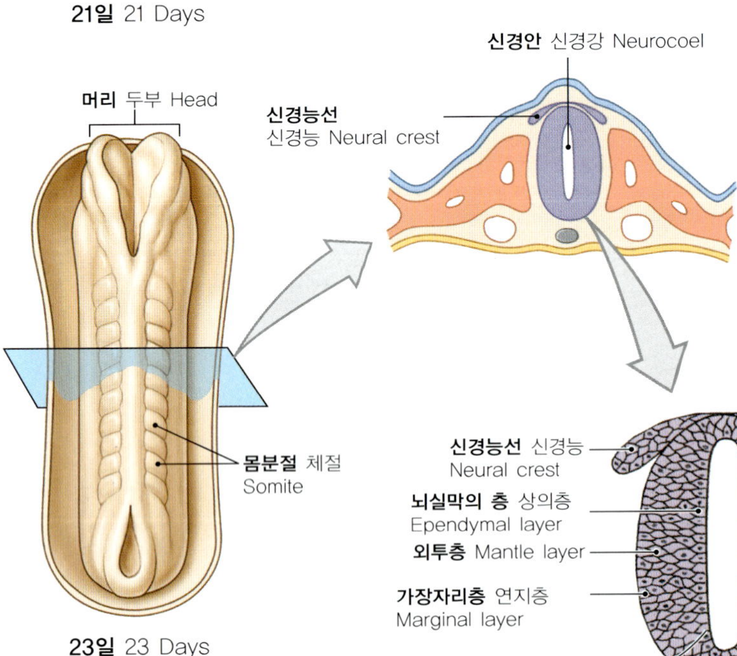

신경주름의 첨단세포들은 신경관 형성에 참여하지 않는다. 신경능이라고 불리우는 이 세포들은 처음에는 신경관과 외배엽의 배측사이에 남아 있다가 후에 다른 곳으로 이주해 간다. 신경관은 중추신경계(CNS)로 된다. 신경관내의 신경원과 신경능세포로부터 나오는 축삭은 말초신경계(PNS)를 형성한다.

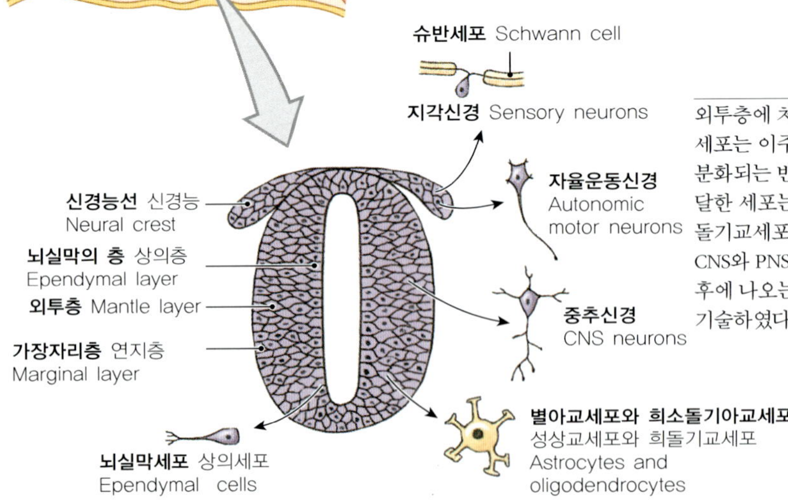

외투층에 처음으로 나타나는 세포는 이주하여 신경원으로 분화되는 반면, 마지막으로 도달한 세포는 성상교세포와 희돌기교세포로 분화된다. 더욱 CNS와 PNS의 발생은 이 장의 후에 나오는 발생학요약에서 기술하였다.

신경관은 계속적인 상피층의 반복분열에 의하여 더욱 두꺼워진다. 발생 5주 중간쯤, 분명한 3개의 층이 나타난다. 상의층은 내강 또는 신경강을 덮는다. 상의세포는 유사분열을 계속 반복하고 생성된 딸세포는 외투를 둘러 싸게 된다. 발생중인 신경원으로부터 신장된 축삭은 천연지층을 형성한다.

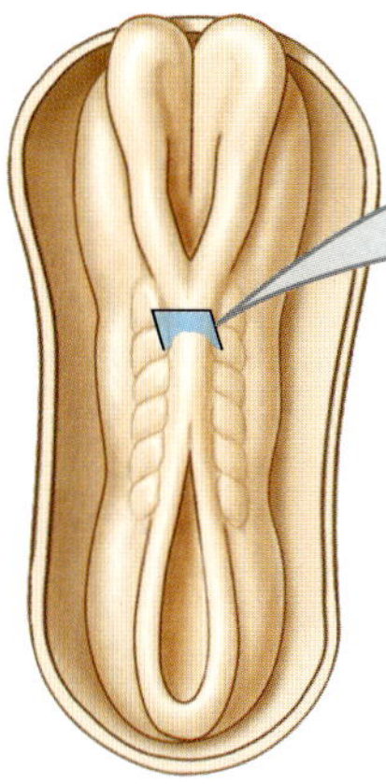

22일 22 Days

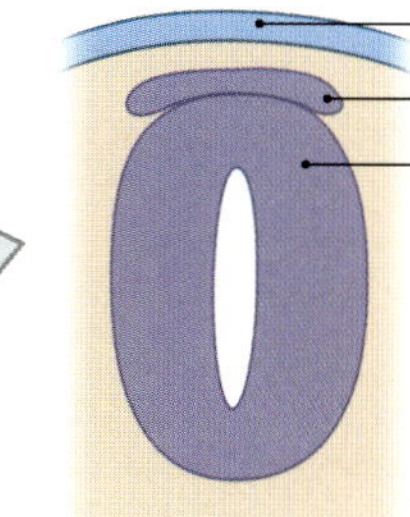

발생 5주말경, 신경관의 폐쇄는 거의 완성된다. 척수에 있어서, 발생중인 신경원과 신경교세포를 포함하고 있는 외투층은 신경강을 둘러 싸는 회색질을 형성한다. 외투층에서, 신경원이 발생함에 따라 중추나 말초신경부위로 자라게 된다. 축삭은 외투층을 떠나 말초의 연지층내에 위치하고 있는 연접목표쪽으로 이동한다.

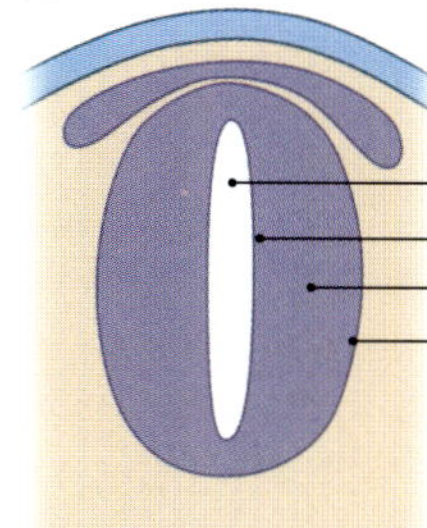

23일 23 Days

결과적으로, 성장하는 축삭은 연지층에서 신경속 또는 신경로를 형성하며 형성된 신경로는 척주를 함께 거슬러 올라가 척수의 백질을 형성한다.

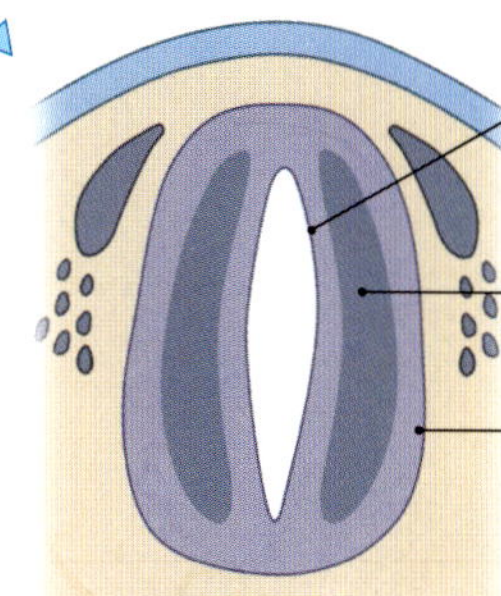

28일 28 Days

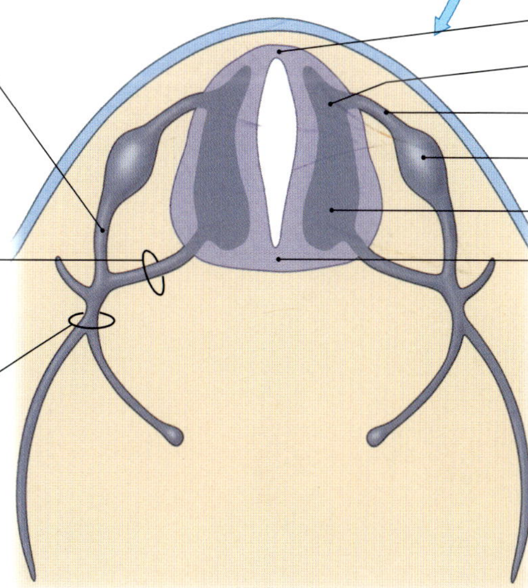

이 때쯤, 신경능세포들은 척수의 한쪽편으로 이주하여 후근신경절을 형성한다. 신경능세포는 지각신경원과 신경교세포(슈반세포 및 성상세포)가 된다. 지각신경원으로 부터 나온 돌기는 함께 말초쪽에서 자라 수용체 및 후근을 통하여 CNS와 접촉한다.

각 절편에 있어, 발생중인 운동신경원의 축삭은 척수로 부터 분지되는 한쌍의 전근을 형성한다.

각 후근신경신경절의 말단부는 전근의 운동원심성신경섬유와 후근의 지각구심성신경섬유가 함께 위치하고 있으며 이들은 만나서 하나의 척수신경을 형성한다. 척수의 많은 부분을 따라 이들 신경은 말초신경가지의 입체적 양상과 근절분포에 대응하는 양상을 공유한다.

7주 7 Weeks

외투가 팽대됨에 따라, 신경강은 외측으로 압박되어 상대적으로 작아진다. 상대적으로 얇은 천정판과 마루판은 사실상 두꺼워지지 않는다. 그러나 배외측판과 복외측판은 빠르게 팽대된다. 배외측판내에서 발생하는 신경원은 지각정보를 받고 전하는 반면, 복외측부위의 신경원은 운동신경원으로 분화한다.

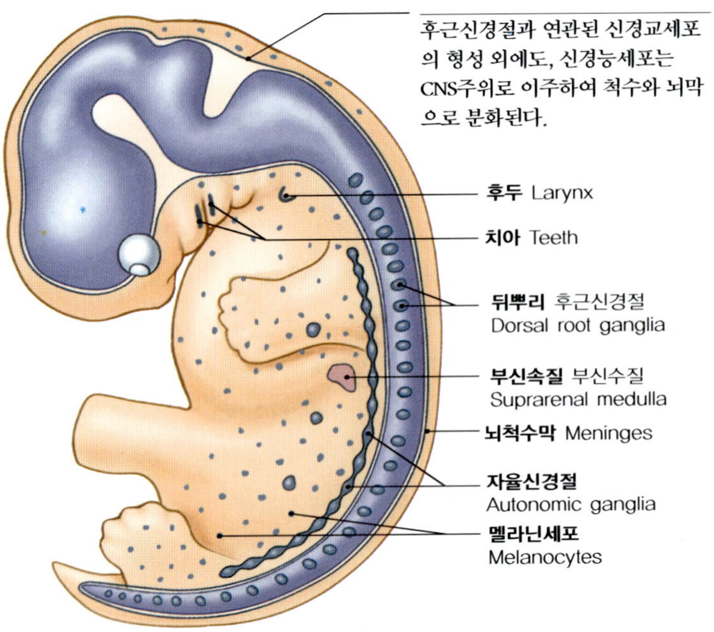

7주 7 Weeks
(**신경능선세포분포** Distribution of neural crest cells)

신경능세포는 결집하여 척주와 말초기관의 근처에 자율신경절을 형성한다. 신경능세포의 이주는 치아형성, 후두연골, 피부의 멜라닌세포, 두개골, 눈주위의 결합조직, 눈의 내재근, 슈반세포, 성상세포 및 부신수질의 형성에 기여한다.

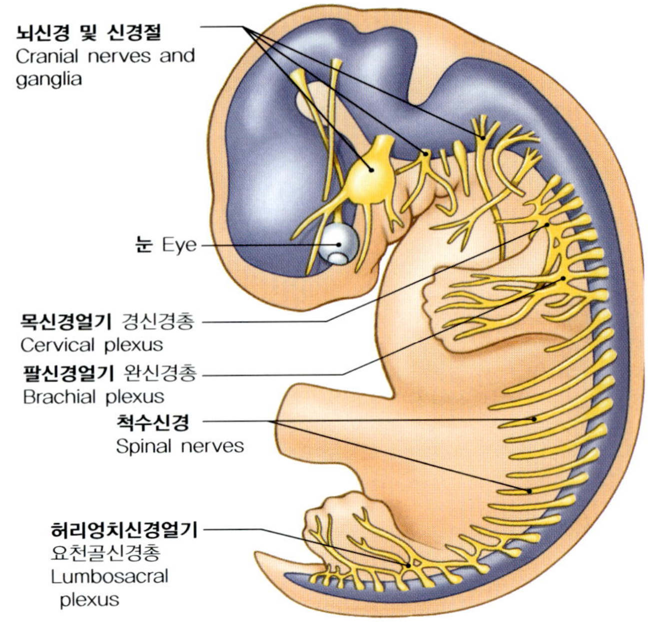

7주 7 Weeks
(**말초신경분포** Peripheral nerve distribution)

여러 척수신경은 각 발생중인 사지를 지배한다. 배자근육세포가 근절에서 이주할 때, 신경은 그들내의 우측을 따라 자란다. 만약 성인에 있어 큰 근육은 여러 근절분획에서 유래된 것이라면 결합조직구획은 가끔 원래의 경계를 만들며 신경지배는 항상 한개 이상의 신경이 관여한다.

비정상 발생 Developmental abnormalities

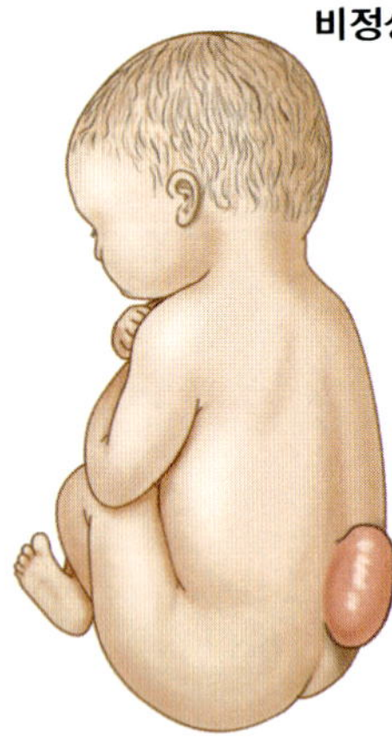

척추뼈갈림증 척추이분 Spina bifida

척추이분(spina bifida)은 발생중인 척추관의 융합이 실패된 경우 그 부위에 비정상적인 신경관의 형성에 기인한다. 신경궁은 불완전하며, 척수막은 등쪽 피부아래에서 밖으로 팽창되어 나온다. 비정상적인 연속은 심각한 결점을 유발한다. 결점이 미약한 경우 질환상태는 잘 나타나지 않는 반면, 심한 경우는 척주의 길이에 많은 영향을 미친다.

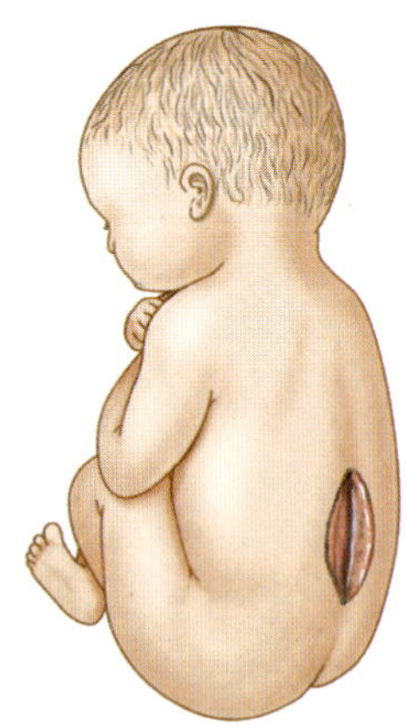

신경관결함 신경관결손 A neural tube defect

신경관결손은 척수형성의 이차적인 발생오류의 상태이다. 유강관이 형성되는 대신 척수의 일부분이 넓은 편평판으로 발생되는데 이는 가끔 척추이분과 관련이 있다. 신경관결손은 대개 1/1,000의 빈도로 나타나며 이러한 결함은 출생전 검진으로 80–85%의 적중률로서 알아낼 수 있다.

진행전, 두개골의 형성, 척주발생 및 척수의 발생에 대하여 앞서 발생학요약에서 간단히 요약 설명하였다.

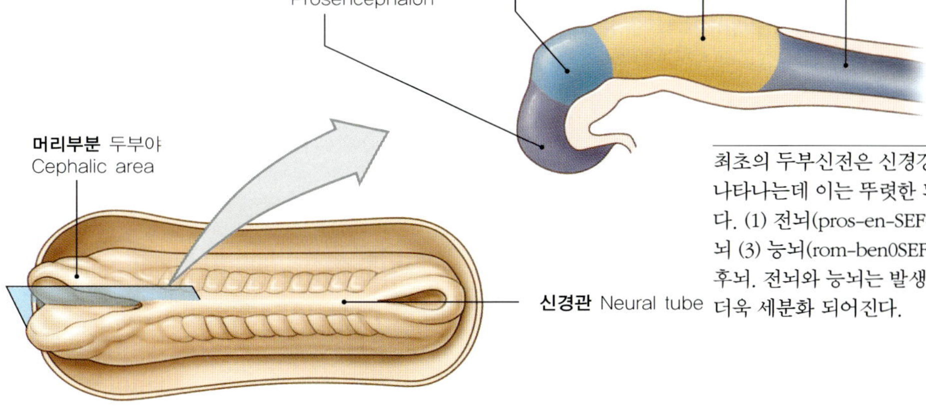

최초의 두부신전은 신경강의 팽창으로 나타나는데 이는 뚜렷한 뇌포를 형성한다. (1) 전뇌(pros-en-SEF-a-lon) (2) 중뇌 (3) 능뇌(rom-ben0SEF-a-lon) 또는 후뇌. 전뇌와 능뇌는 발생이 진행되면서 더욱 세분화 되어진다.

신경관형성이 완성되기 전 조차도 두부의 팽대가 시작된다. 뇌와 척수발생에 있어 주된 차이는 (1) 외투(회백질)와 연부(백질)형성의 조기파괴 (2) 신경피질 영역의 출현 (3) 특수부위사이와 내의 성장차이 (4) 특징적인 띠와 주름의 출현 (5) 명확한 분절형성의 소실등이 포함 된다.

23일 23 Day

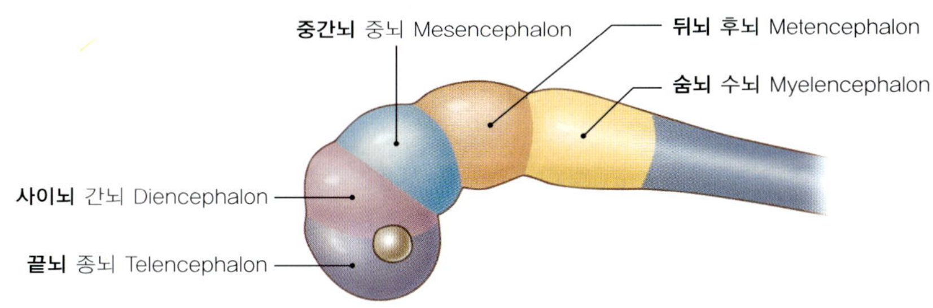

능뇌는 처음에 후뇌(met-en-SEF-a-lon; meta, after)와 수뇌(mi-el-en-SEF-a-lon; myelon, spinal cord)로 나뉜다.

전뇌는 종뇌(tel-en-SEF-a-lon; telos, end+enkephalos, brain)와 간뇌를 형성한다. 종뇌는 문무, 전뇌의 배외측연의 근접에서 한쌍의 팽대로부터 시작된다.

4주 4 Weeks

뇌신경은 감각신경원으로서 각신경절로서 발생하며 뇌의 말초수용체와 연결되어 있다. 운동신경섬유는 발생중인 뇌신경핵으로부터 자라 나온다. 제1신경과 제2신경 및 제8뇌신경의 특수감각신경원은 발생중인 수용체와 연관하여 발생한다. 체성운동신경(3,4,6)은 눈근육쪽으로 성장한다. 혼합신경(5,7,9,10)은 인두궁의 신경지배를 받는다.

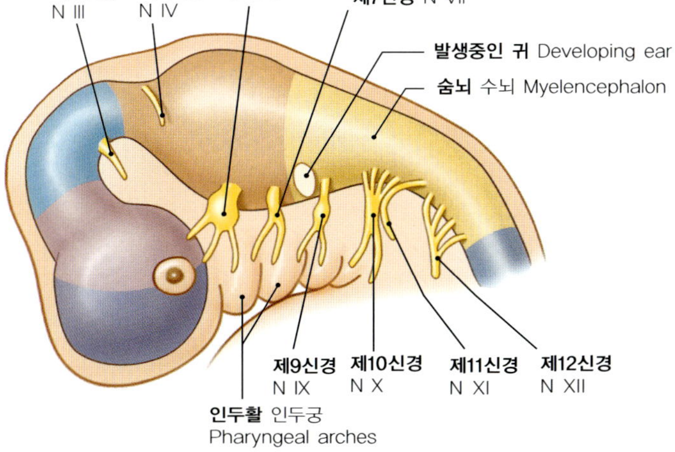

중뇌발생은 신경조직의 제한된 신경강, 즉 중뇌수도를 가진 작은 세포괴에서 시작된다.

분화적 성장이 진행되면서, 배자의 위치와 배열이 바뀌어지며 일종의 띠 또는 굴곡이 발생중인 뇌의 축을 따라 나타난다.

5주 5 Weeks

간뇌와 수뇌의 천정은 발생이 실패되면서 발생중인 뇌막과 접촉하는 얇은 상의층으로 남게 된다. 혈관이 이 지역을 침투해 와서 맥락총영역을 형성한다.

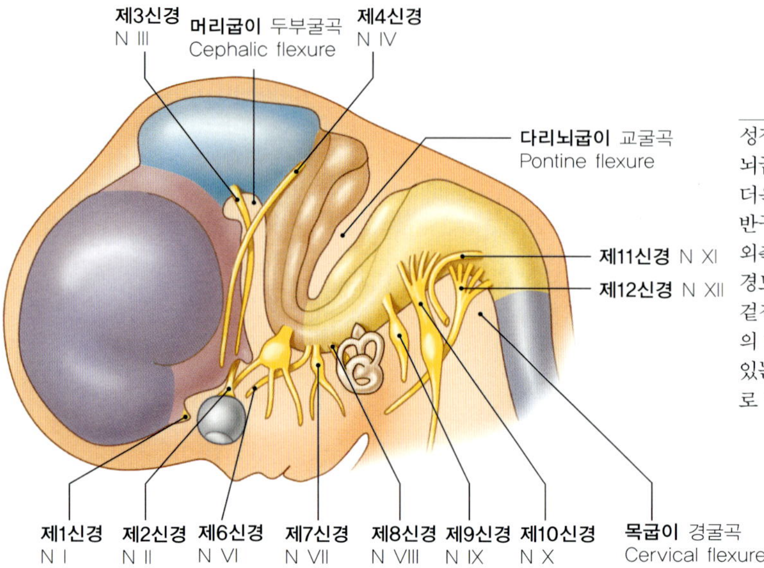

성장이 계속되면서, 다리뇌굽이가 발생되며 뇌는 더욱 치밀하게 된다. 대뇌반구는 현재 뇌의 상부와 외측표면을 지배한다. 신경모세포의 이주는 대뇌겉질을 형성하고 회백질의 바로 아래에 위치하고 있는 세포괴는 기저핵으로 발생한다.

8주 8 Weeks

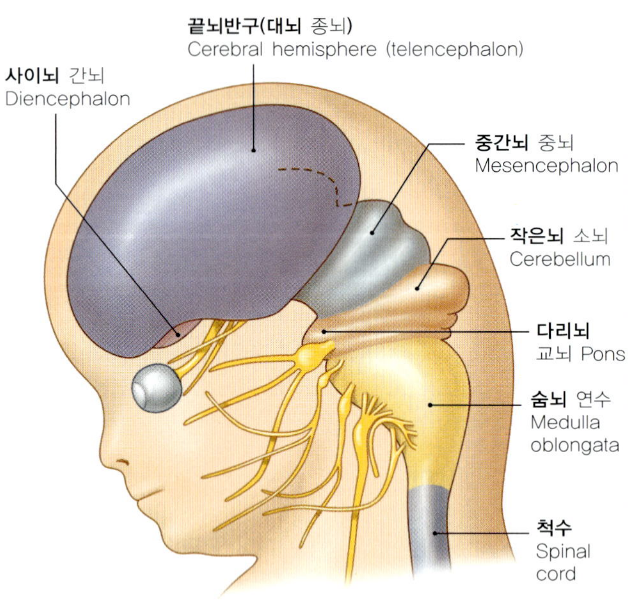

11주후, 팽창된 대뇌반구는 간뇌위를 덮으면서 성장한다. 후뇌에서 피질형성과 팽창은 소뇌를 형성하며 이는 핵과 다리뇌의 전도로를 덮는다.

11주 11 Weeks

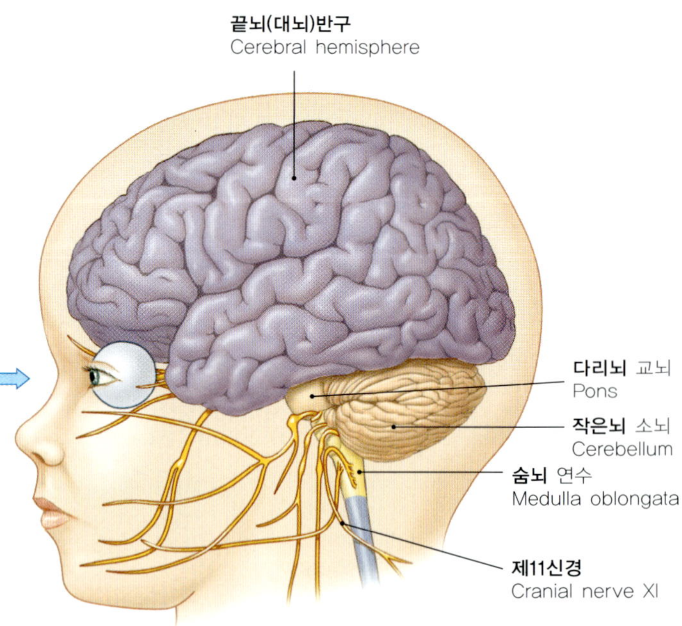

아이 Child

모든 특수감각기관은 상피와 배자의 발생중인 신경계 사이의 상호작용에 의하여 발생된다.

시각 Vision

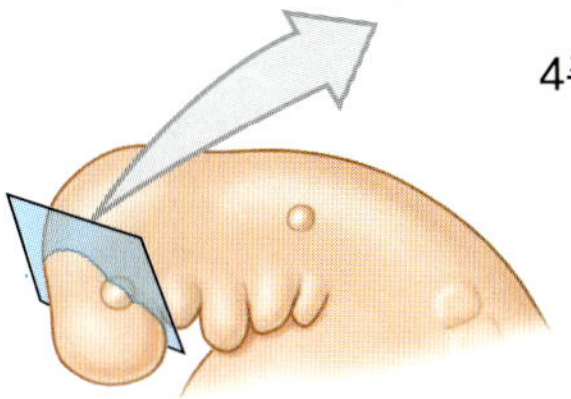

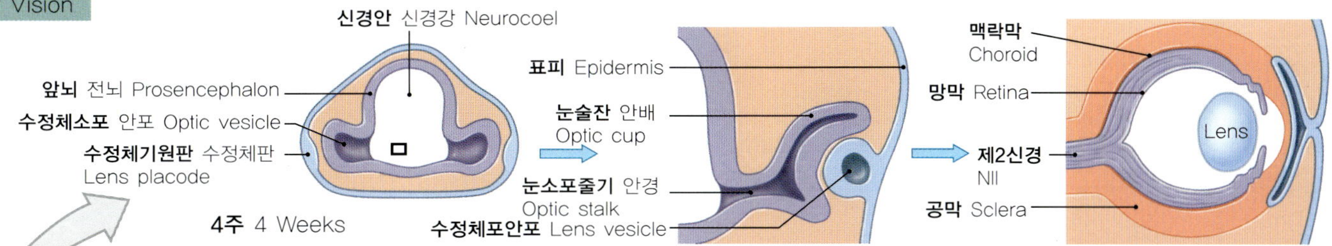

시각발생의 최초 출현은 전뇌의 외측벽에 위치하고 있는 시신경포라는 한쌍의 융기가 나타난다. 이들은 한쪽면으로 신장되어 한쌍의 아령과 같은 구조물을 만들며 이들 각각은 신경강과 연관된 강을 가지고 있다.

이들 팽대는 뚜렷해지며 한쌍의 시배를 형성한다. 시배는 시경에 의하여 간뇌와 연결한다. 시배위를 덮고 있는 상피는 수정체판의 형성을 유도하며 수정체판은 비후되어 다른 포낭의 형성을 유도한다. 수정체포는 수정체로 된다.

이 복합체의 주위에 뭉쳐진 중배엽은 맥락막과 공막층을 형성한다. 전안방과 후안방은 중배엽내에 나타나는 공동에 의하여 발생된다.

후각 Olfaction

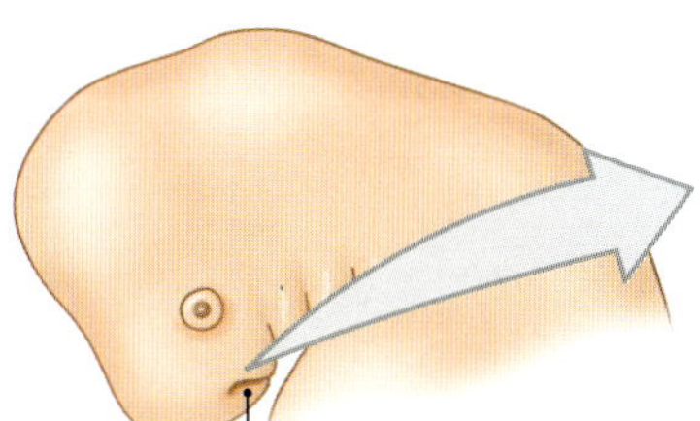

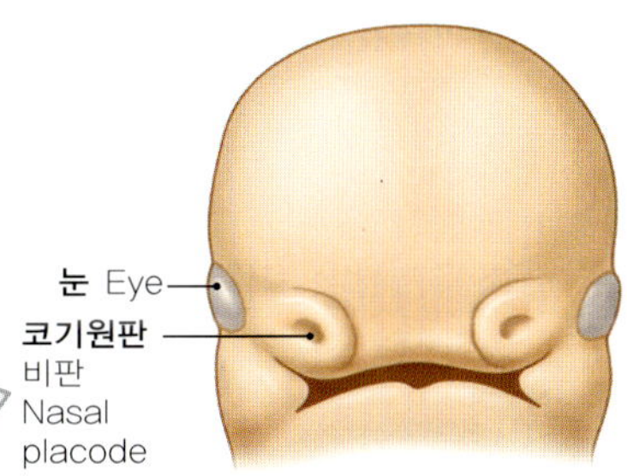

5주 5 Weeks

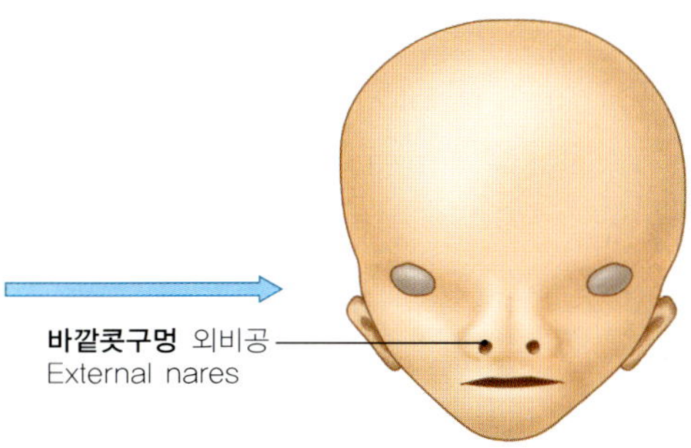

10주 10 Weeks

후각수용체는 발생 5주중 전뇌앞의 한 쌍의 비후된 지역에서 발생되는데 이 비후를 비판이라고 한다.

시간이 경과후 비판은 내주름을 형성하는데 발생중인 안면구조에 의하여 보호된다(안면의 발생은 앞에서 두개골의 발생학요약에서 기술하였다).

미각 Gustation

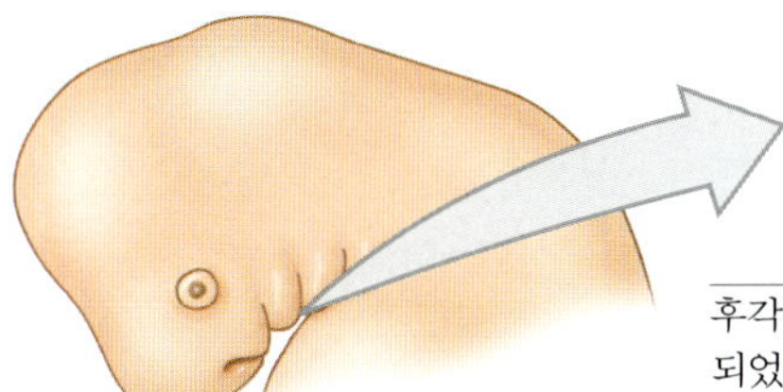

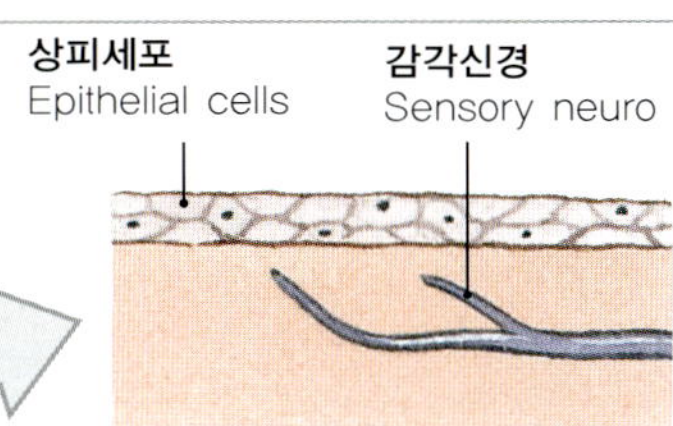

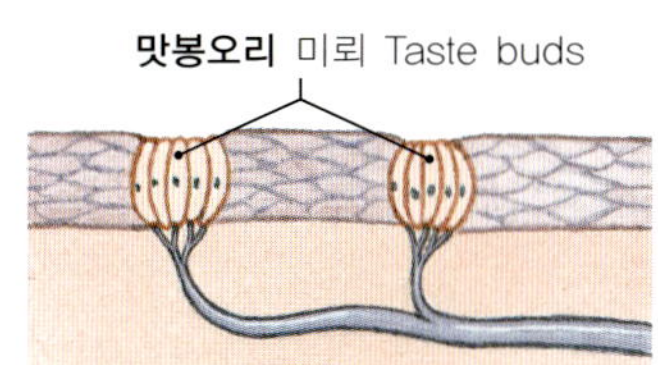

후각수용체는 어떠한 감각기관 보다도 특수화가 덜 되었다. 미뢰는 발생중인 구강과 인두에서 자라는 감각섬유로서 발생한다.

신경종말이 상피세포와 접촉할 때, 상피세포는 후각세포로 분화된다. 만약 감각신경이 절단되면 미뢰는 퇴화되며, 감각신경이 제거된 경우 새로운 위치에서 새로운 미뢰의 발생을 자극한다.

평형 및 청각
Equilibrium and hearing

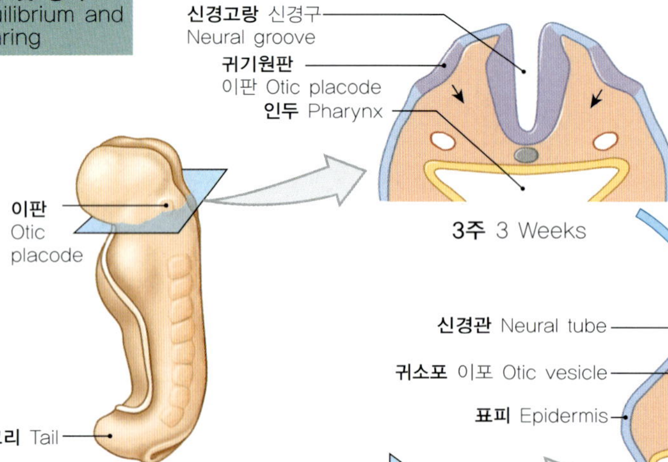

발생 3주말, 한쌍의 이판이 능뇌의 양쪽에 나타난다.

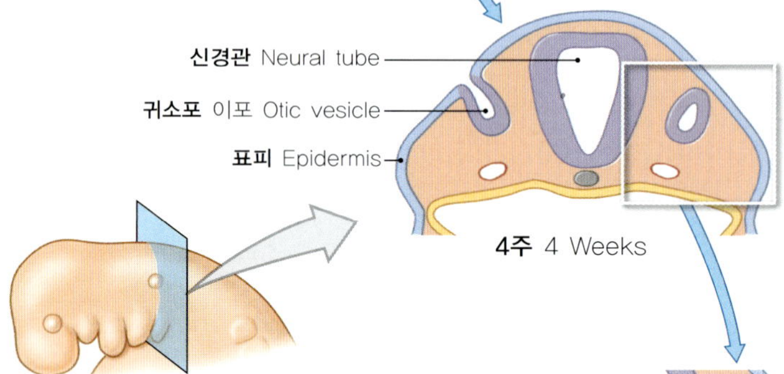

이판은 속이 깊은 낭을 형성하는데 곧 상피와의 연결을 잃고 속이 빈 이포를 형성한다.

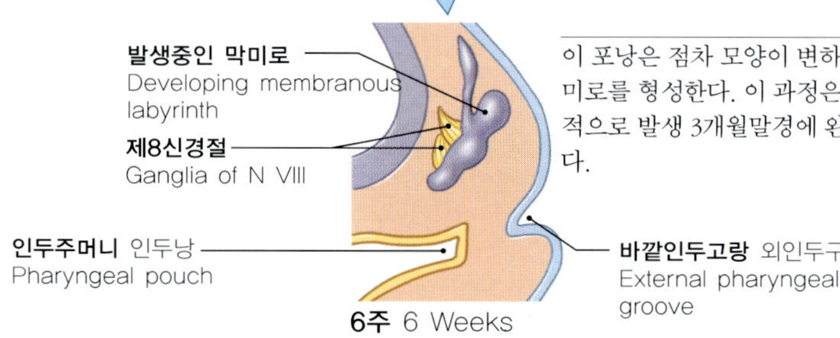

이 포낭은 점차 모양이 변하여 막미로를 형성한다. 이 과정은 필수적으로 발생 3개월말경에 완성된다.

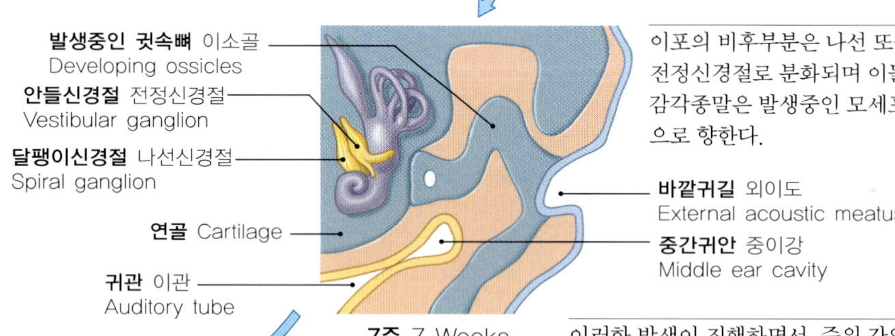

이포의 비후부분은 나선 또는 전정신경절로 분화되며 이들의 감각종말은 발생중인 모세포쪽으로 향한다.

이러한 발생이 진행하면서, 주위 간엽은 연골로 분화하기 시작하며 분화된 연골은 후에 골화되어 골미로를 형성한다.

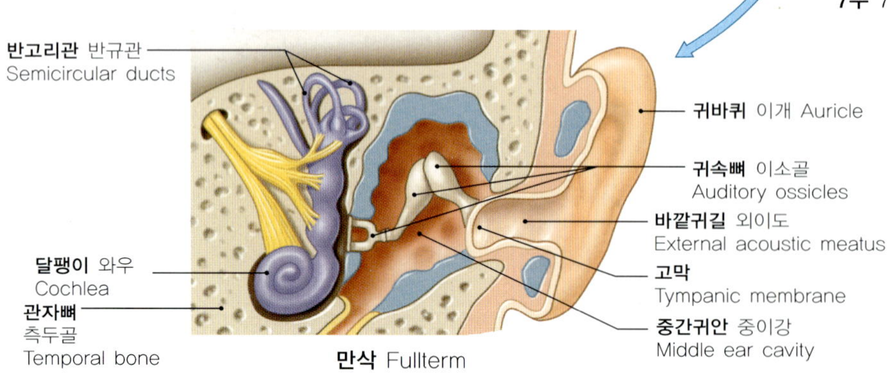

제 4장에서 언급했듯이, 내분비든 외분비든, 모든 분비샘은 상피로부터 기원된다. 내분비기관은 (1) 배자의 밖을 덮는 외막 (2) 소화기관의 상피 (3) 배외체강의 상피로부터 발생된다.

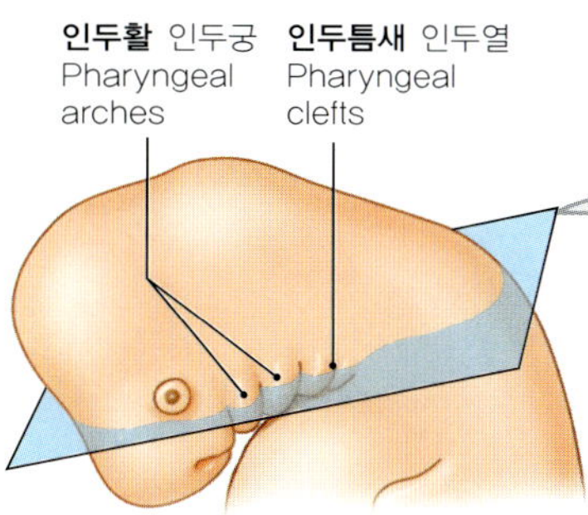

5주 Week 5

배자의 인두지역은 내분비계의 발생에 특별히 중요한 역할을 한다. 발생 4-5주후, 인두활은 잘 형성된다. 사람배자는 제5나 제6인두활에서 발생하며 외부적으로는 아직 보이지 않는다(제5인두활은 나타나지 않거나 또는 거의 즉시 형성되어 퇴화된다). 5쌍의 주된 인두활(1-4, 6)은 인두열, 즉 깊은 외배엽구에 의하여 분리되어 있다.

부갑상샘 및 가슴샘 Parathyroid glands and thymus

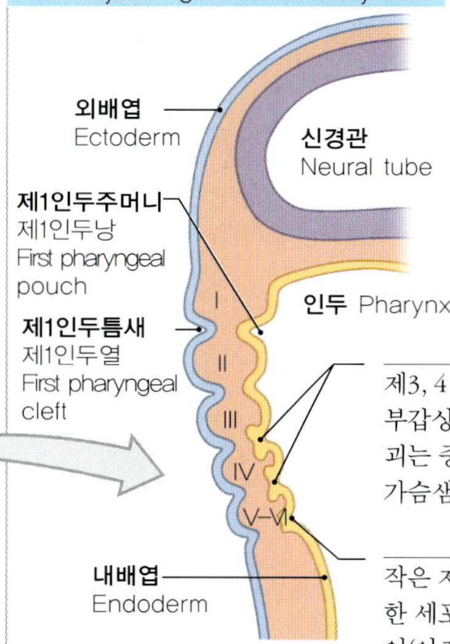

제3, 4 인두낭의 배측세포괴는 부갑상샘을 형성하며, 복측세포괴는 중간으로 이동하여 융합후 가슴샘을 형성한다.

작은 제5인두낭의 벽에서 기원한 세포들은 갑상샘으로 합류되어(아래 참조) 그 곳에서 C 갑상샘세포로 분화된다.

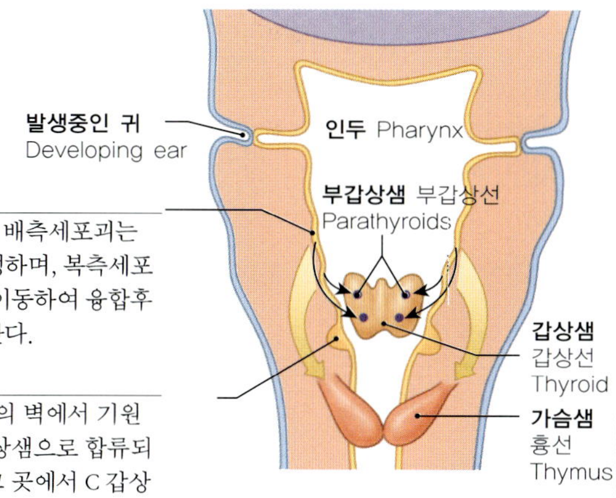

단면에서와 같이, 5쌍의 인두낭은 인두열을 향하여 외측으로 신장된다. 제1인두낭은 제1궁(하악궁)의 미측에 놓여 있다. 제5와 제6 인두낭은 매우 작으며 상호 연관되어 있다. 제3, 4, 5 인두낭을 덮는 내배엽은 배측과 복측의 세포괴를 형성한 후 내배엽상피 아래로 이주한다.

갑상샘 Thyroid gland

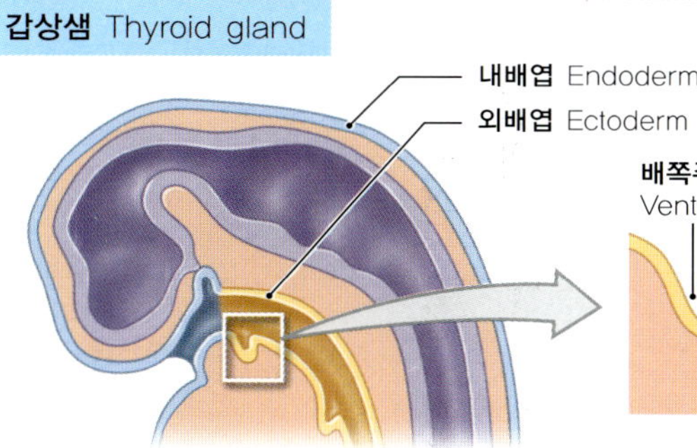

제5주, 정중시상면 Week 5, Mid-sagittal section

내배엽과 외배엽의 경계는 혀의 유곽유두에 의하여 형성된 샘을 따라 놓여 있다. 이 샘은 대개 하악궁(제1궁)의 정중선과 일치한다. 여기서 갑상샘은 복부중앙선을 형성한다.

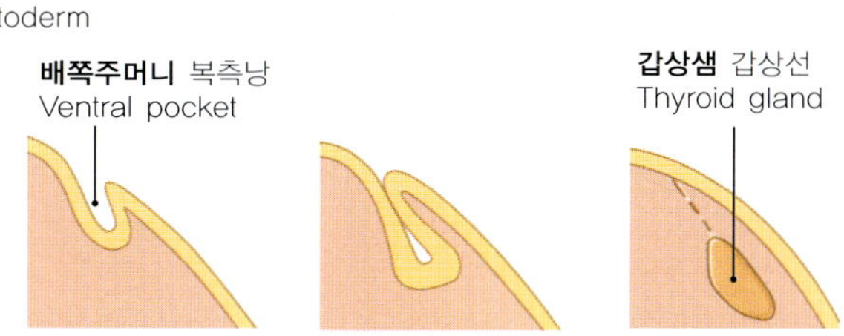

갑상샘의 발생은 복측 중앙선에 있는 낭으로 부터 시작된다. 낭이 서서히 분지되면서 한쌍의 세포괴는 표면과의 연결을 단절한다.

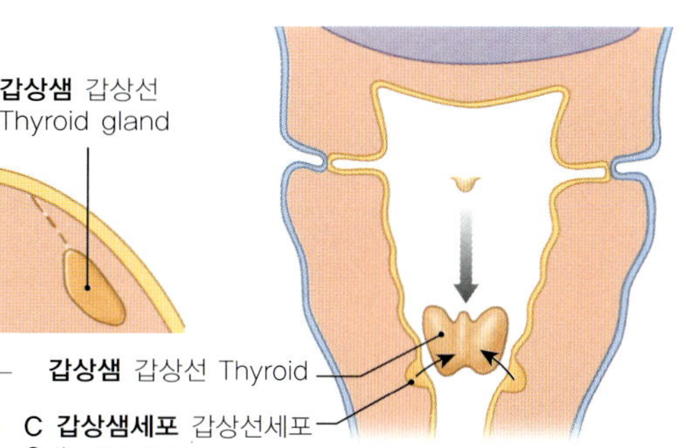

배자가 팽대되고 모양이 변하면서, 갑상샘은 후두의 갑상연골 가까이 있는 위치의 미부쪽으로 이동되며 갑상샘은 제5 인두낭의 벽으로부터 유래한 C 갑상샘세포와 융합한다.

뇌하수체 Pituitary gland

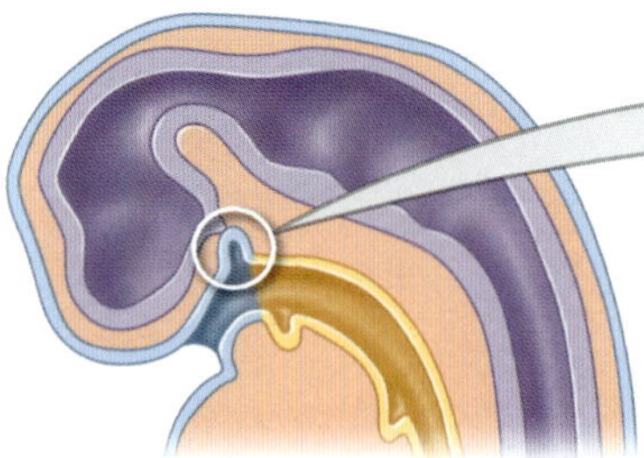

5주, 시상면 Week 5, Mid-sagittal section

뇌하수체는 갑상샘이 형성되는 위의 배측중앙선에서 형성된다.

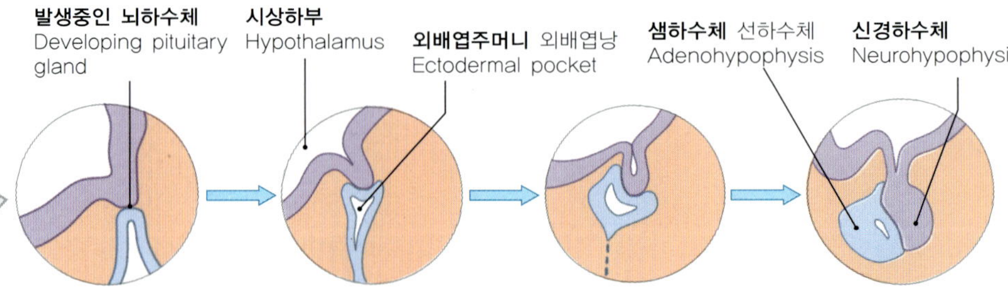

뇌하수체는 기원이 복합적이다. 제1단계는 인두의 배측중앙에 외배엽낭이 형성된다. 이 낭은 인두와의 연결을 잃고 시신경교차의 마루아래에 놓인 빈 세포공을 형성한다.

세포들이 분열을 거듭하는 동안, 중심방은 점차 사라지고 외분비세포괴가 뇌하수체의 선하수체(전엽)로 된다. 뇌하수체의 신경하수체(후엽)는 시상하부 마루의 함입으로 시작하여 발생중인 선하수체 쪽으로 자라 들어간다.

부신 Suprarenal glands

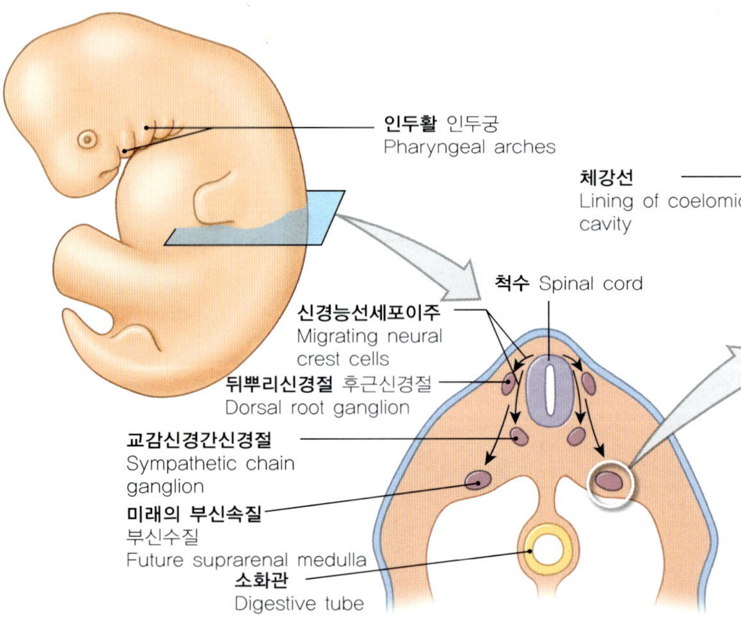

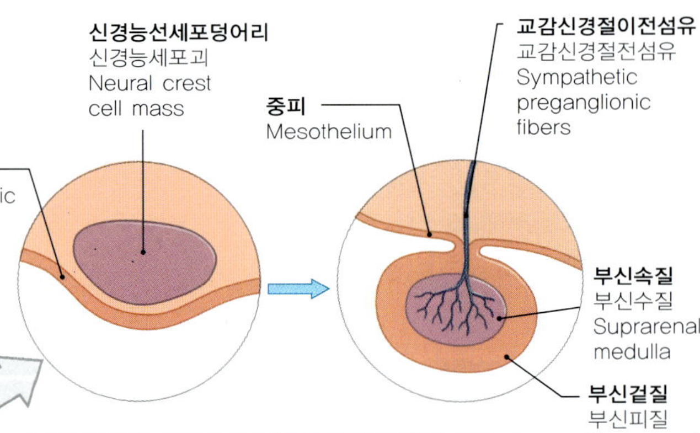

위를 덮고 있는 상피세포는 세포분열을 시작하는데 신경능세포를 싸고 있는 딸세포는 두꺼운 부실피질을 형성한다.

각 부신은 또한 복합적인 기원을 가지고 있다. 신경관의 형성 직후 신경능세포는 CNS로부터 멀리 이동한다. 이 이주는 후근신경절과 자율신경절의 형성을 유도한다. 배외체강의 양 가쪽은 신경능세포들이 응집되어 세포괴를 형성한 후 부신수질로 된다.

5주 Week 5

다른 내분비기관의 발생에 대한 부가적인 상세한 설명을 위하여 림프계, 소화기계, 비뇨기계 및 호흡기계에 대하여 뒤의 발생학요약에서 언급하였다.

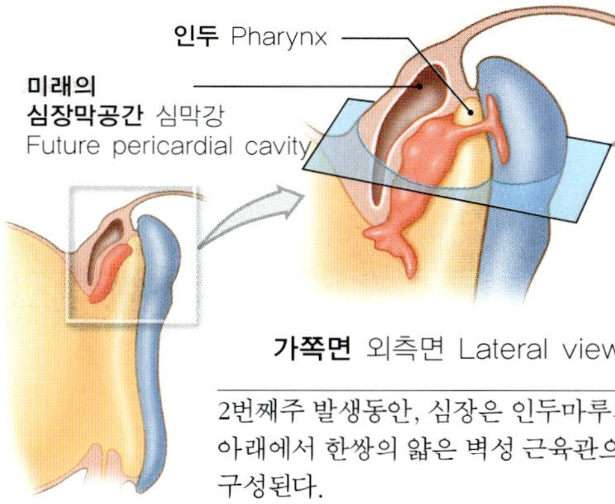

가쪽면 외측면 Lateral view

2번째주 발생동안, 심장은 인두마루의 아래에서 한쌍의 얇은 벽성 근육관으로 구성된다.

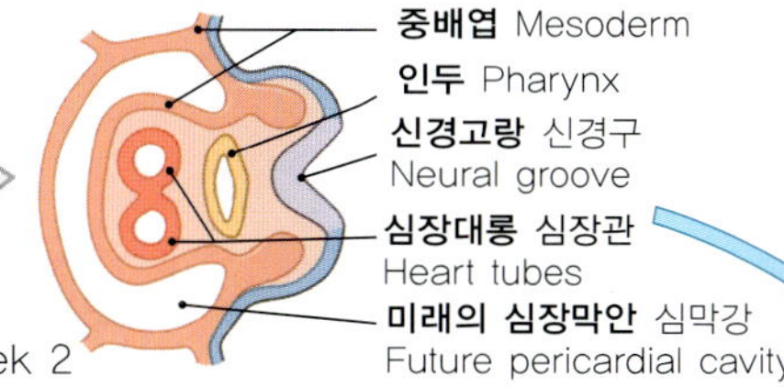

2주 Week 2

이 지역에 위치하고 있는 외측판 중배엽은 이미 벽측층과 장측층으로 나뉘어져 있으며 그 사이의 공간은 결국 체강을 형성한다.

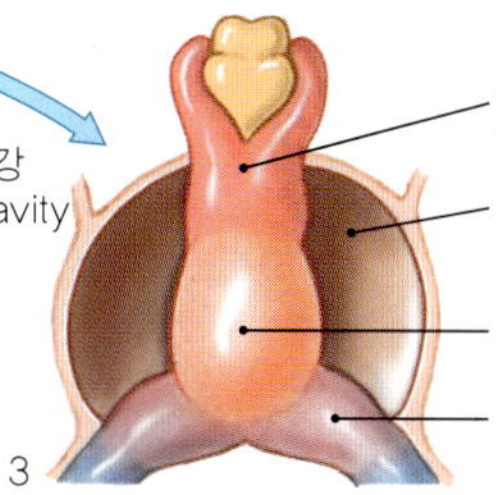

배쪽면 복측면 Ventral view

3주경, 심장은 뛰기 시작하며 혈액이 순환된다. 심장관은 융합되어 한 개의 심방을 갖는 심장을 형성한다. 심장으로 혈액을 보내는 두개의 큰 정맥과 동맥간이라 불리우는 한 개의 큰 동맥은 일반순환의 혈액을 나른다.

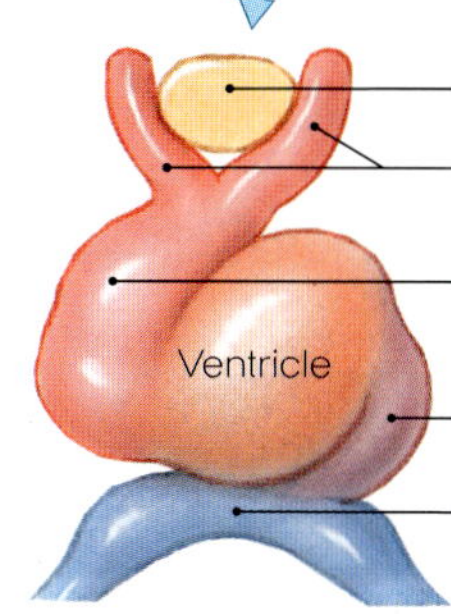

4주 Week 4

배자가 자람에 따라 심장도 팽대된다. 심장은 스스로 뒤로 젖혀져 S자 곡선을 만들고 점차적으로 더욱 융기되어 진다. 심방과 심실부위는 이미 두께가 다르다.

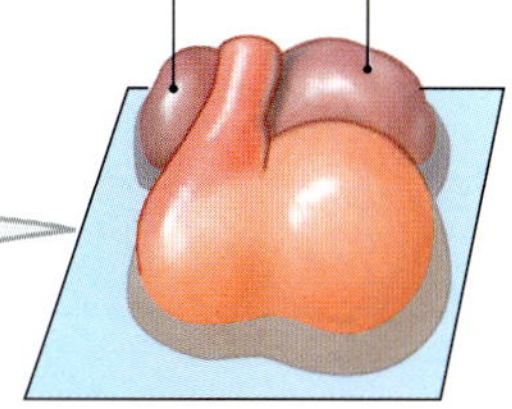

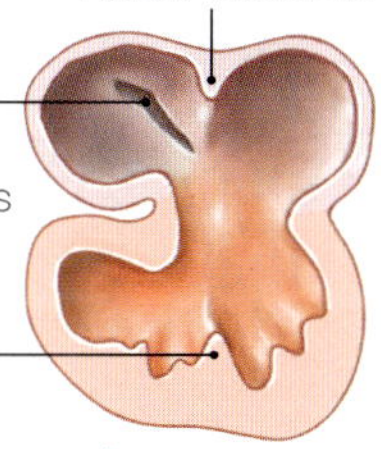

5주 Week 5

5주내, 심방중격과 심실중격은 심장 아래에서 세분화되기 시작한다.

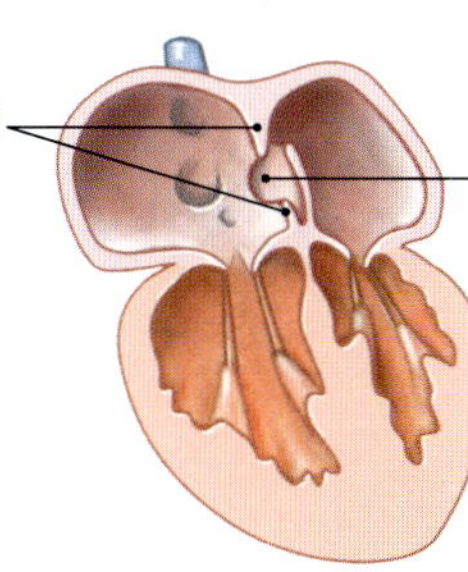

두개의 심방중격중 하나는 위를 덮고 있다. 두 중격사이의 공간을 난원공이라 하며 이는 오른심방에서 왼심방으로 혈액순환을 연결해 준다. 왼심방에서 오른심방으로의 역순환은 한쪽 방향으로만 흐르도록 되어 있는 판에 의해서 방지된다. 출생때 까지, 이 심방의 짧은 혈류순환은 혈액의 흐름을 폐순환으로부터 다른 곳으로 돌려준다.

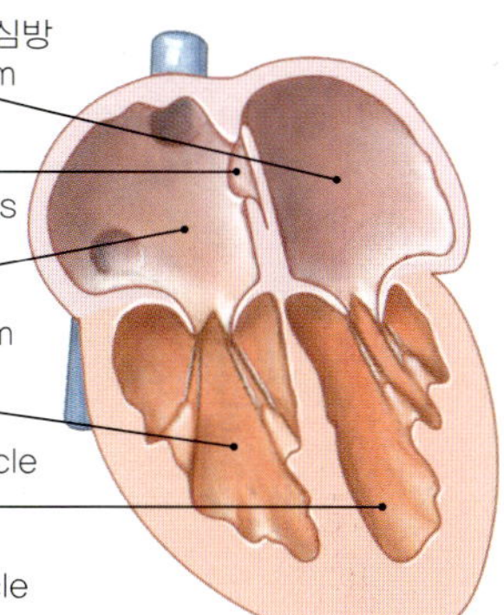

1년 Age 1 Year

출생때, 난원공은 폐쇄되면서 심장의 폐순환과 체순환이 분리되며 난원공 자리에 얕은 압흔인 난원와로 되어 성인에 잔존하고 있다.(출생때 다른 심혈관계의 변화는 교과서 그림 21-33, P.768에 자세히 기술하였다)

19 심장의 발생

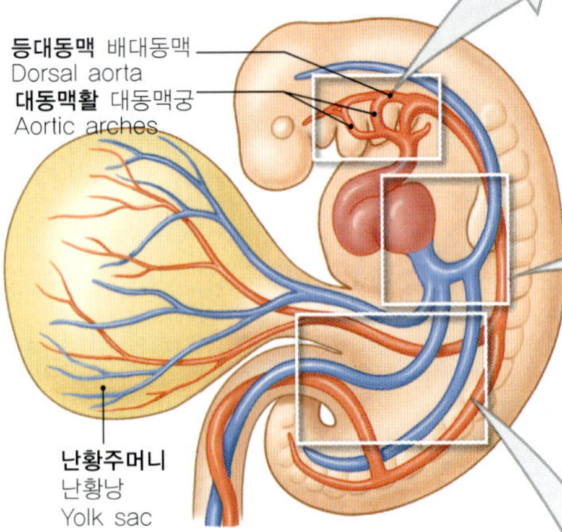

4주 4 Weeks

3개의 주된 혈관복합체의 발생을 살펴보면 대동맥궁, 대정맥 및 간문맥과 제혈관계이다.(혈관이 나르는 혈액속의 산소양과 관계없이 동맥은 빨간색으로, 정맥은 파란색으로 표시하였다)

대동맥활 대동맥궁 The aortic arches

대동맥궁은 각 인두궁을 통해 동맥혈을 나른다. 배측 인두벽에서 이 혈관들은 융합되어 배동맥을 형성하며 이는 온몸으로 혈액을 분배한다. 동맥궁은 대개 1-6까지 번호가 매개져 있으며 이는 인두궁의 번호와 일치한다.

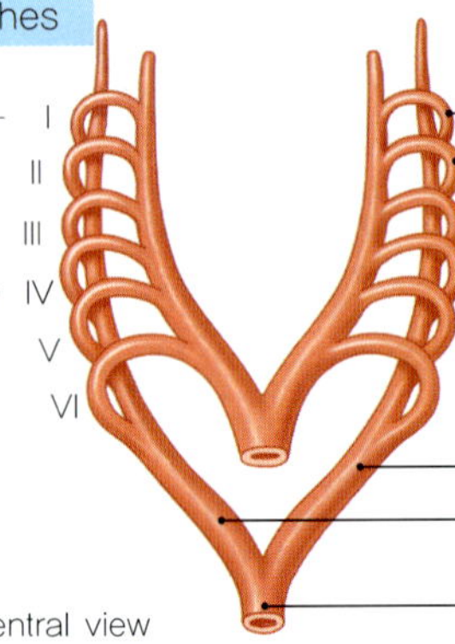

배쪽면 복측면 Ventral view

대정맥 The venae cava

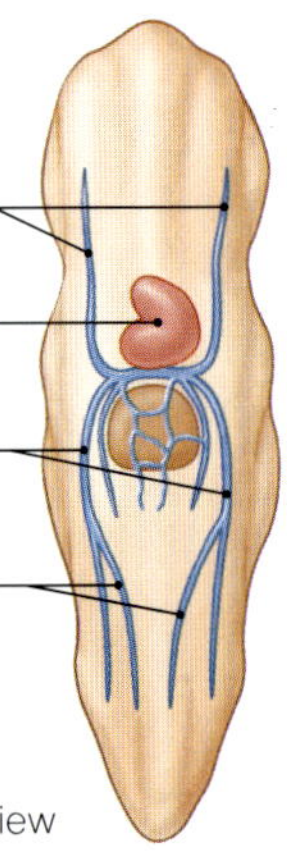

등쪽면 배측면 Dorsal view

체벽, 사지 및 두부의 조직에 유입되는 조기 정맥순환은 쌍으로 된 앞주요정맥, 뒤주요정맥 및 아래주요정맥의 주위에 집중된다.

간문맥 문정맥 및 배꼽정맥 제정맥 The hepatic portal and umbilical vessels

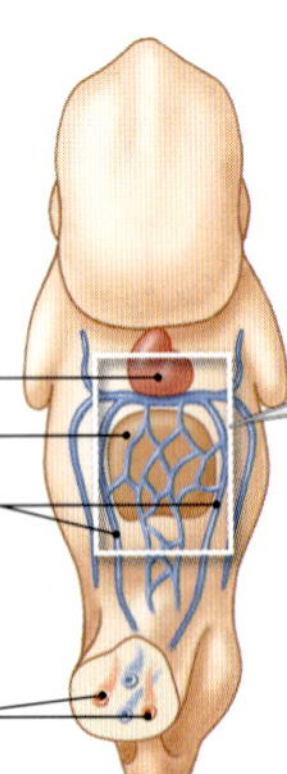

4주 4 Weeks

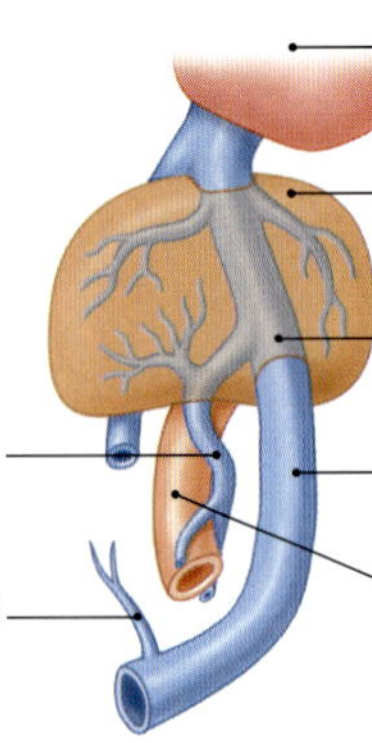

12주 12 Weeks

쌍으로 된 배꼽동맥은 혈액을 태반으로 나른다. 4주때, 배꼽정맥 쌍은 혈액을 간의 모세혈관망으로 되돌린다. 소화관을 따라 주행하는 정맥은 광범위하게 상호 연관을 이루고 있다.

12주경, 우측 제정맥은 융합되지 않고 태반으로부터 온 혈액은 한개의 배꼽정맥을 따라 순환한다. 정맥관은 소량의 정맥혈이 간을 지나도록 도와주며 소화관으로 유입된 정맥은 융합되어 간문맥을 형성한다.

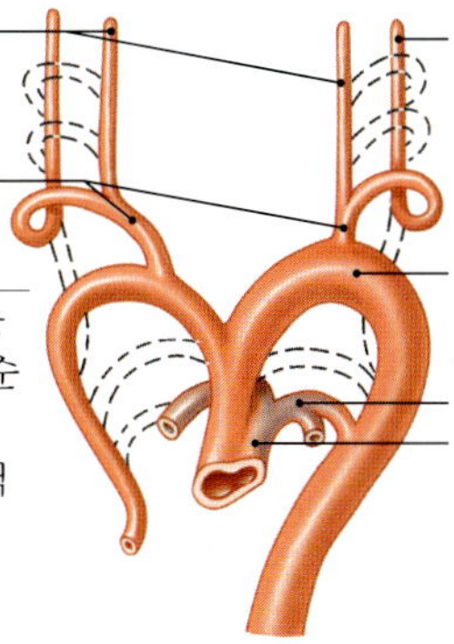

발생이 진행됨에 따라, 이 궁의 일부는 퇴화된다. 동맥관은 허파순환과 온몸순환 사이에 외부적 단순환을 제공하며 오른심방으로 유입되는 대부분의 혈액은 허파를 지나가 심장의 동맥관이나 난원공을 통과한다.

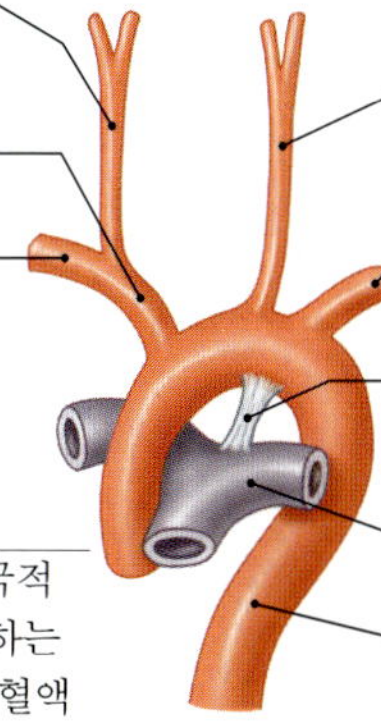

제4궁의 왼쪽 반은 궁극적으로 대동맥궁을 형성하는데 이는 좌심실로부터 혈액을 멀리 나른다.

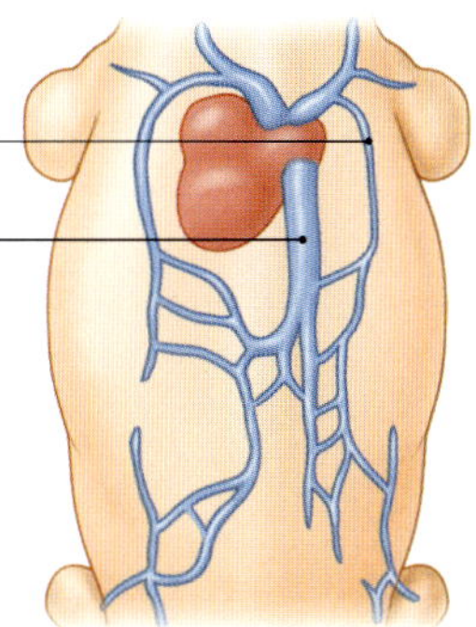

상호연관은 이 혈관들중에서 형성되며 융합과 분리의 과정은 우심방으로 가는 더욱 직접적이고도 큰 직경의 혈관을 형성한다.

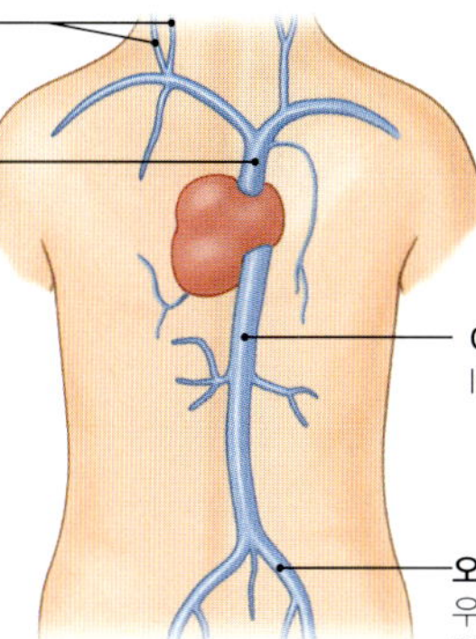

이 과정이 계속되면, 궁극적으로 상대정맥과 하대정맥이 형성된다.

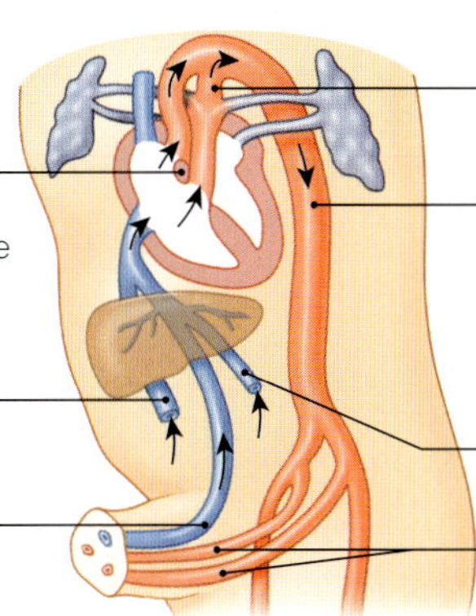

만삭 Full term

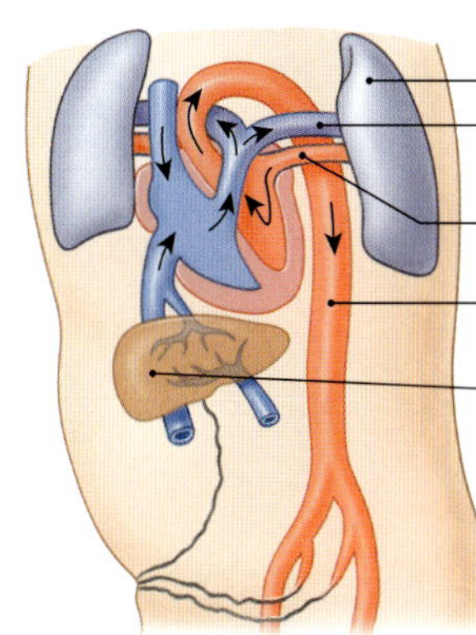

신생아 Newborn

출생 직전, 태반으로부터 돌아오는 혈액은 정맥관을 통해 간을 지나 아래대정맥에 이른다. 대정맥에 의하여 운반된 많은 혈액들은 난원공이나 동맥관을 통해서 간을 지나간다.

출생때, 가슴이 팽창되면서 흉강안의 압력이 떨어진다. 허파정맥은 확장되고 허파로 가는 혈류량은 증가한다. 오른심방에서 압력은 떨어지고 더욱 높아지며, 왼심방의 압력은 난원공으로 유도하는 판막을 닫게 한다. 평활근은 동맥관을 수축시킴으로서 동맥관은 결국 동맥관삭인 섬유성 끈으로 변화된다.

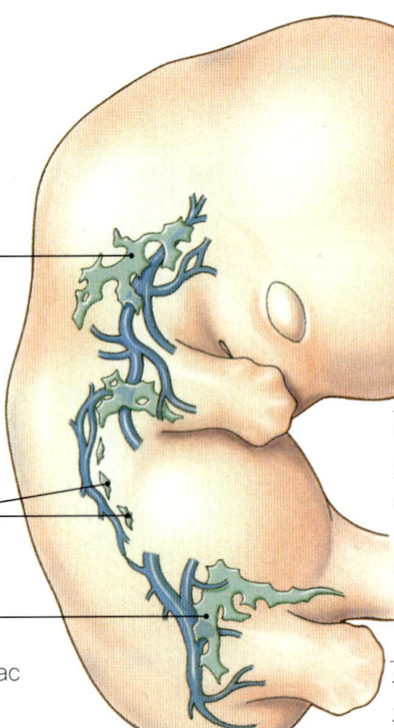

7주 7 Weeks

림프관의 발생은 거의 혈관의 형성과 밀착되어 있다. 쌍으로 된 목림프주머니는 목의 중배엽에서 작은 내피로 싸인 주머니의 유합에 의하여 형성된다. 7주경, 이 주머니들은 정맥계와 연결되어 진다.

원시림프주머니는 체간의 혈관과 평행으로 형성되며 커다란 정중림프주머니는 장차 발생될 유미관의 위치를 표시한다.

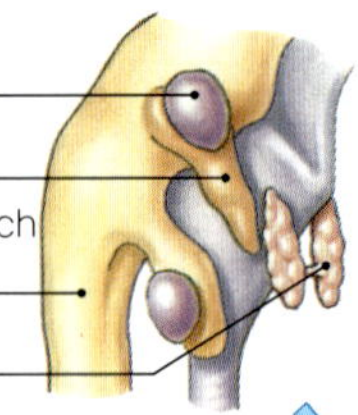

6주 6 Weeks

가슴샘은 제3인두궁의 세포에서 형성된다. 이 세포들은 상피와의 연결을 잃고 분열을 반복한다. 배자의 모양이 변하면서, 가슴샘엽은 가슴의 정중선 가까이에 위치하게 된다. 출생시, 가슴샘은 상대적으로 크며 대부분의 전종격을 차지한다.

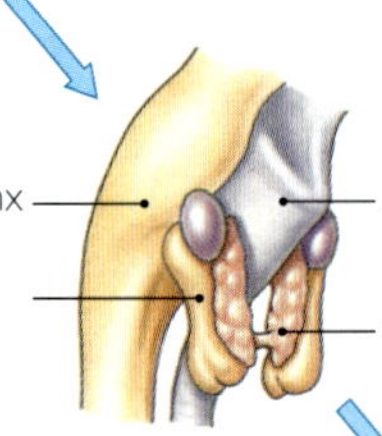

7주 7 Weeks

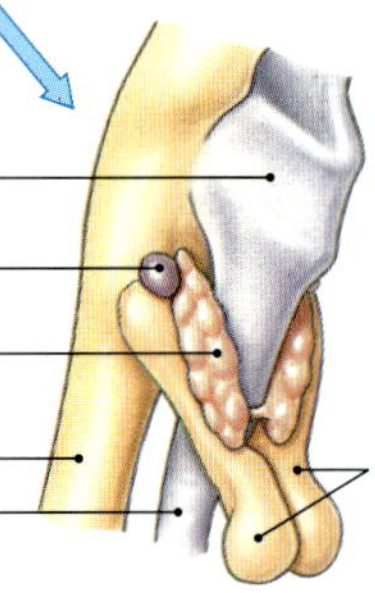

8주 8 Weeks

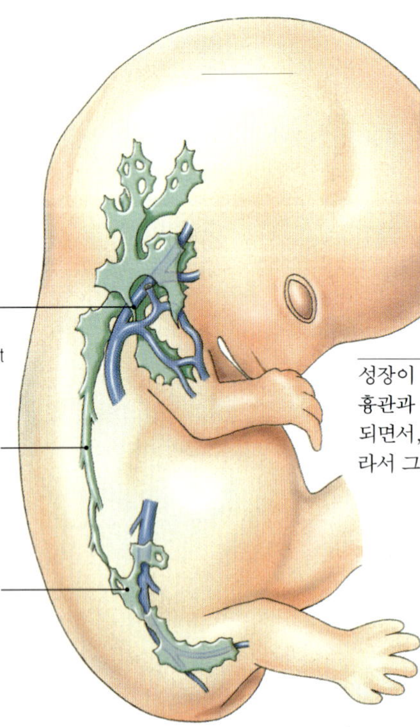

8주 8 Weeks

성장이 계속되면서, 분리된 림프낭은 융합되어 흉관과 우측 림프관을 형성한다. 상지싹이 팽대되면서, 림프관은 발생중인 동맥과 정맥들을 따라서 그 부위에서 성장한다.

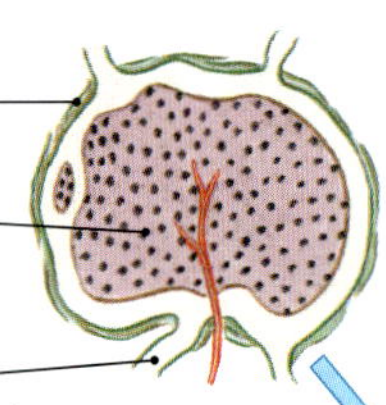

소혈관은 발생중의 림프낭내 림프구가 응집하는 부위쪽으로 형성된다. 결합조직낭이 형성되며 림프절의 내적형성은 점차 소실된다.

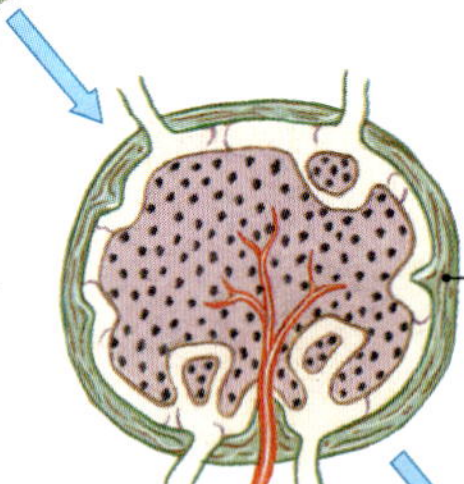

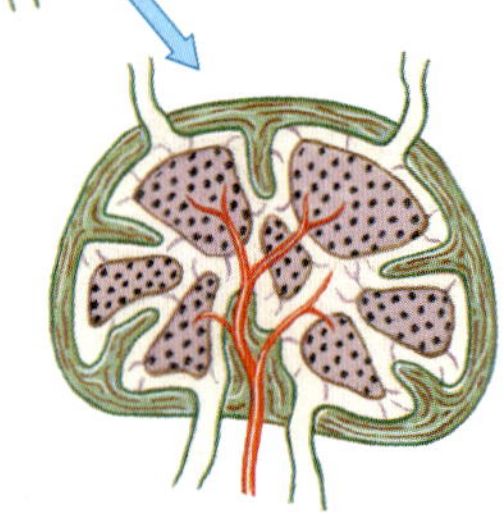

17 림프계의 발생

허파 폐 The lungs

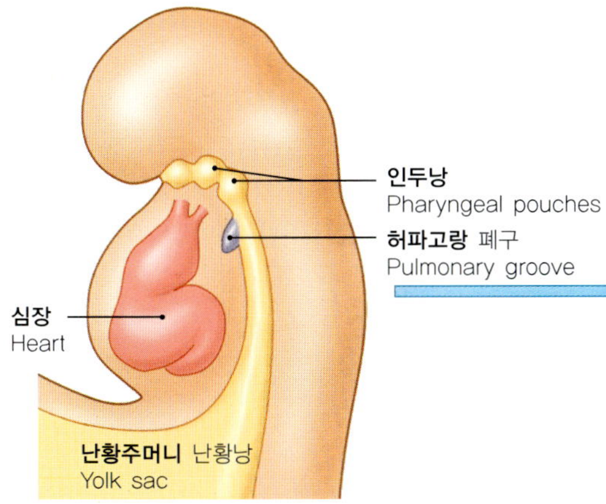

3주 3 Weeks

얇은 허파고랑은 대개 발생 31/2주 후 인두의 복측정중마루에 나타난다. 이 고랑은 마지막 인두궁의 위치 가까이에 놓여 있다.

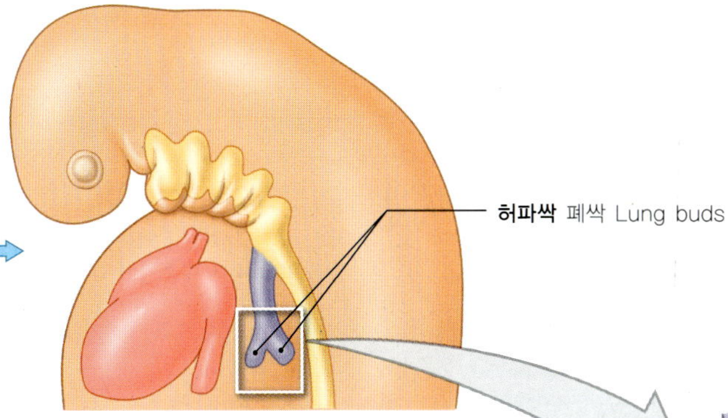

4주 4 Weeks

4주경, 구는 미측, 식도의 앞쪽으로 신장된 맹낭으로 되며, 이 관은 기관으로 된다. 첨단부에서 관은 분지되어 한쌍의 폐싹을 형성한다.

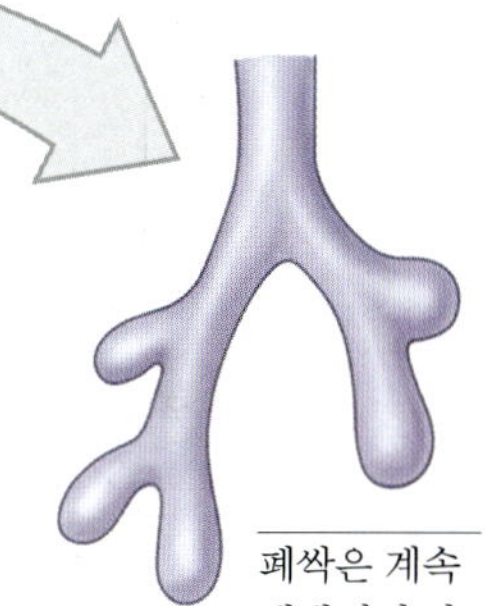

폐싹은 계속 팽대되며 반복적으로 분지된다.

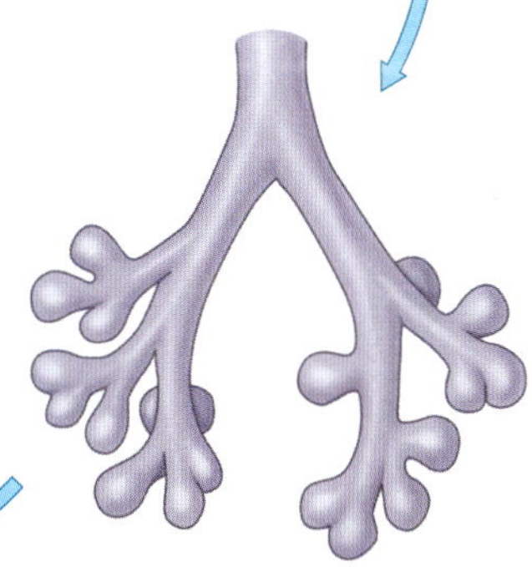

3달 3 Months

태아 6개월말경, 대략 수백만개의 종말지가 있으며 공기통로관은 세기관지로서 완성된다.

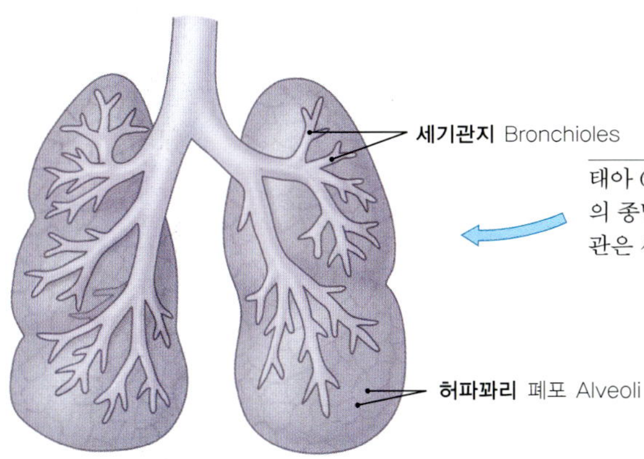

다음 3달후, 각각의 세기관지는 수백개의 허파꽈리를 형성한다. 이 과정은 출생후 상당 기간동안 계속된다.

흉강 The pleural cavities

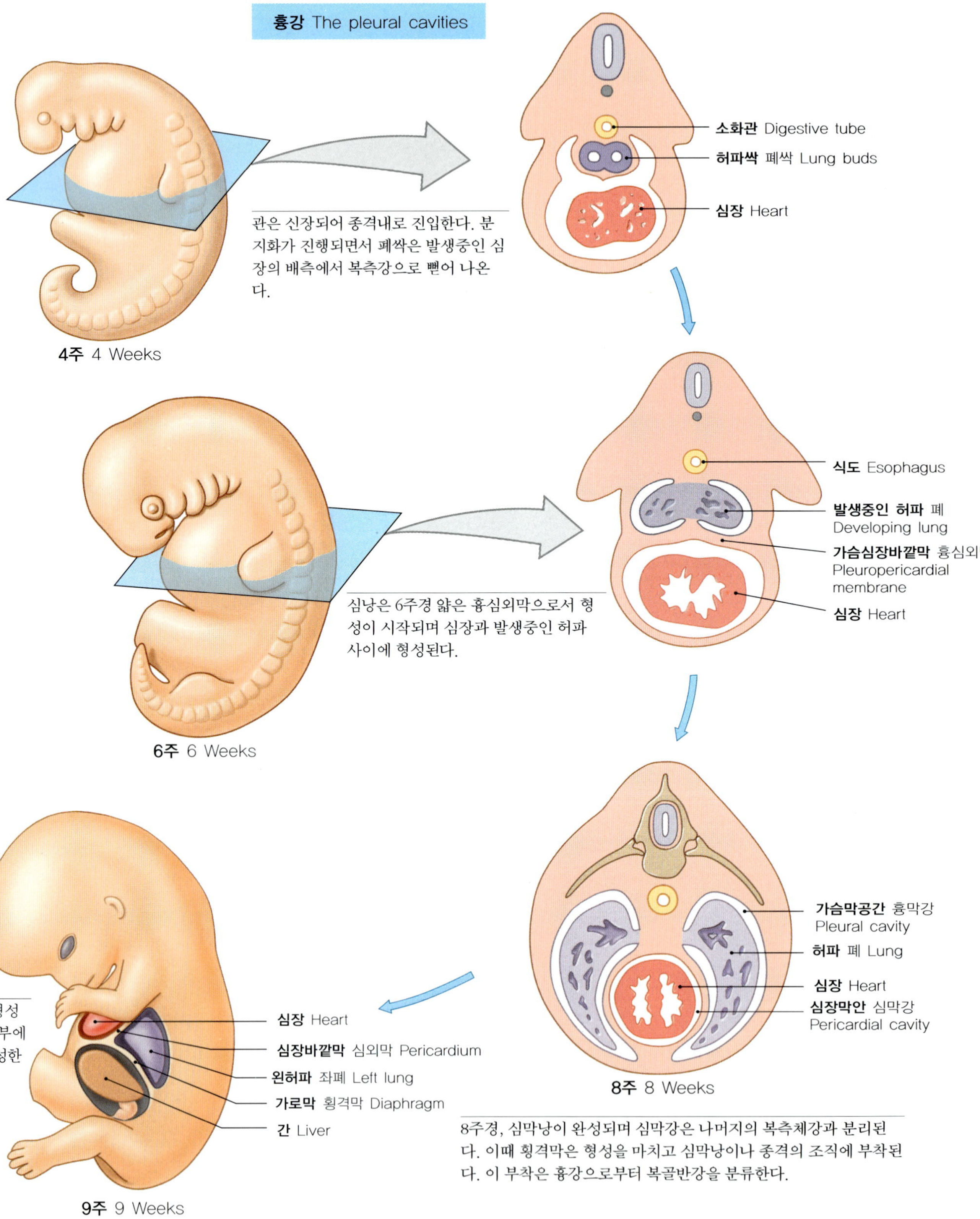

관은 신장되어 종격내로 진입한다. 분지화가 진행되면서 폐싹은 발생중인 심장의 배측에서 복측강으로 뻗어 나온다.

심낭은 6주경 얇은 흉심외막으로서 형성이 시작되며 심장과 발생중인 허파 사이에 형성된다.

8주경, 심막낭이 완성되며 심막강은 나머지의 복측체강과 분리된다. 이때 횡격막은 형성을 마치고 심막낭이나 종격의 조직에 부착된다. 이 부착은 흉강으로부터 복골반강을 분류한다.

9주경, 가로막은 형성을 끝내고 간의 상부에 얇은 횡절편을 형성한다.

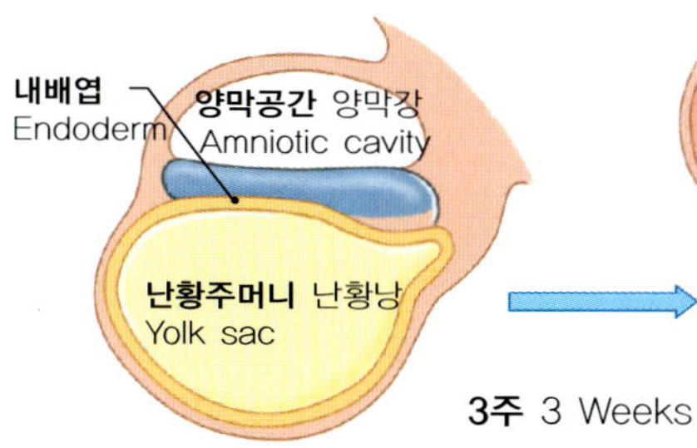

3주경, 내배엽세포는 배반포의 안쪽 주위로 이주한 후 난황낭이라는 낭을 완성한다.

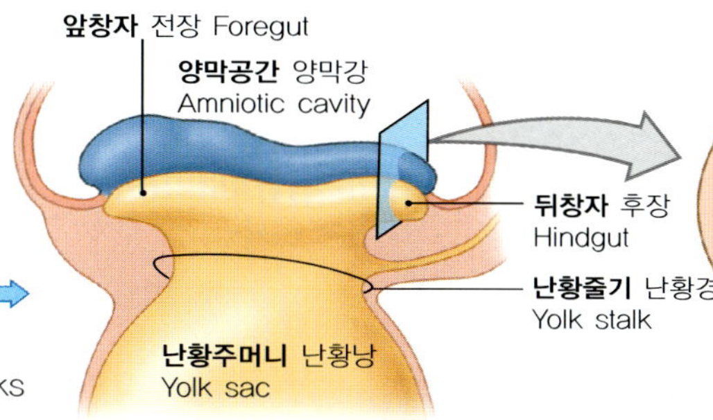

배자가 배자판 위에서 형성되면서, 내배엽의 두 개의 낭이 형성되는데 전장과 후장이다. 이 낭과 난황낭 사이의 넓은 연결부는 난황경내에 남아 있다.

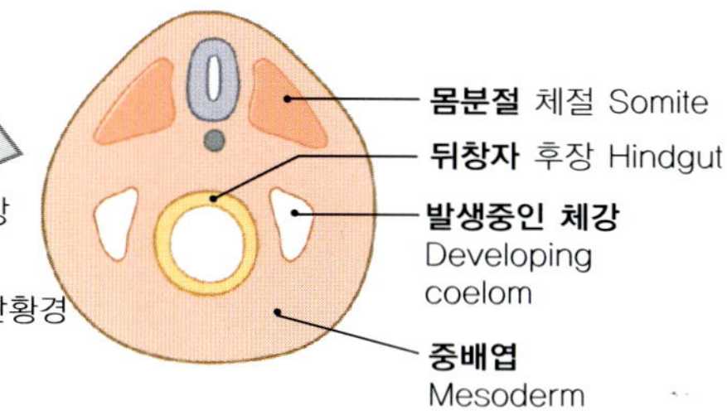

단면에서와 같이, 배자장관은 중배엽으로 둘러 싸인 단순한 내배엽관이다. 중배엽내에서 나타나는 강은 체강(복측체강)을 형성한다.

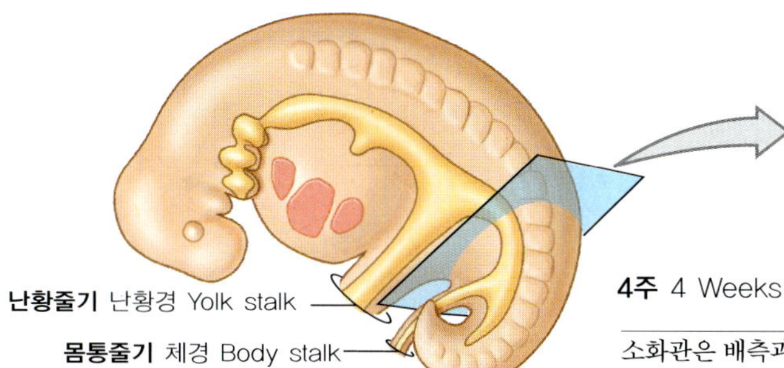

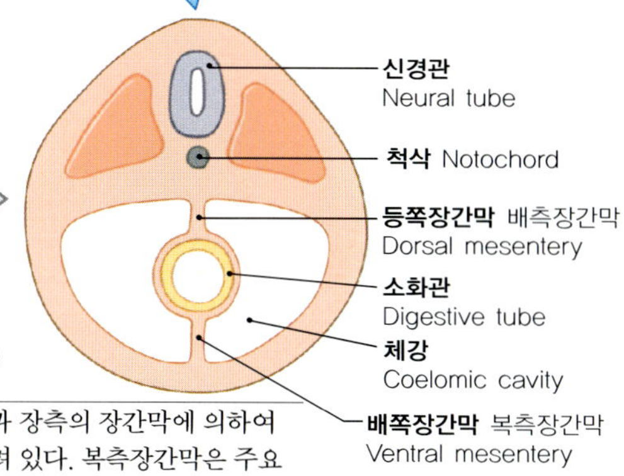

소화관은 배측과 장측의 장간막에 의하여 체강내에 매달려 있다. 복측장간막은 주요한 혈관이나 내장기관이 그 속으로 자라나는 곳을 제외하고는 어느 곳에서든지 분리된다. 이는 제동맥의 주행을 따라 접촉하고 있으며 그 곳에서 제정맥과 간이 발생된다.

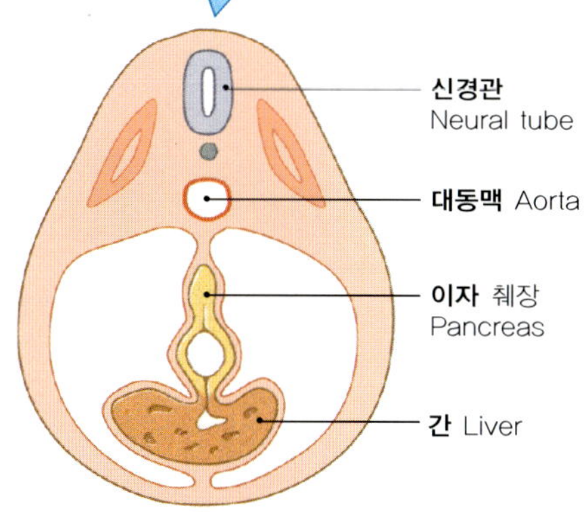

이자와 간은 소화관으로부터 멀리 떨어져 자라는 상피성 낭으로 시작된다. 이들은 각각 배측과 복측장간막으로 자란다.

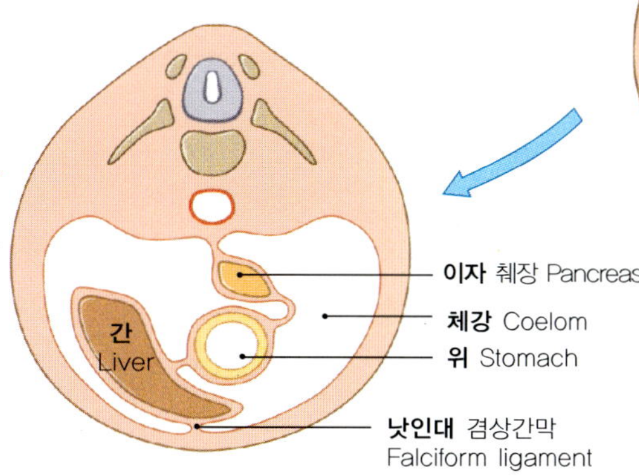

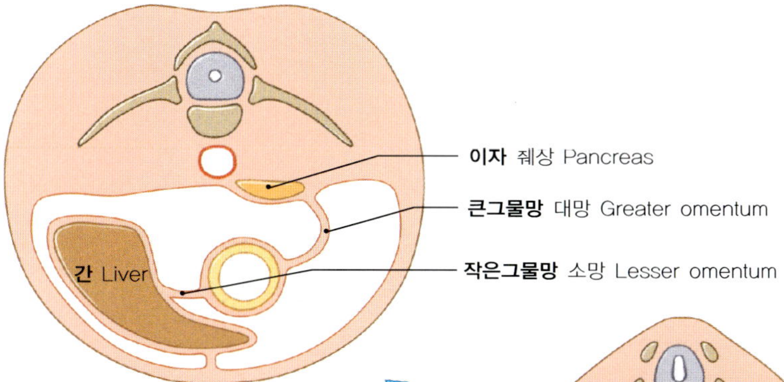

배자가 팽대됨에 따라, 위와 간은 우측으로 회전하여 두 개의 주머니를 형성하는데 이 주머니를 형성하는 장간막은 대망과 소망이다.

작은창자는 복측장간막의 파열과 함께 신장하기 시작하는데 그들은 탯줄목속으로 밀어 들어가 배자의 몸통밖에서 더욱 신장되며 감기게 된다.

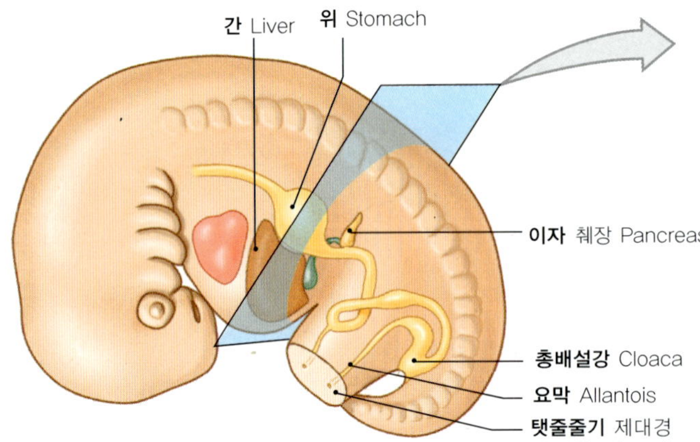

6주 6 Weeks

후장은 꼬리쪽으로 신장하여 총배설강이라는 큰 강을 형성한다. 총배설강의 관상모양의 신장을 요막(a-LAN-to-is; allantois, sausage)이라 하는데 몸통으로부터 멀리 돌출되어 체경속으로 합류한다. 난황경과 체경의 융합은 일명 제대라고 알려진 탯줄목을 형성한다.

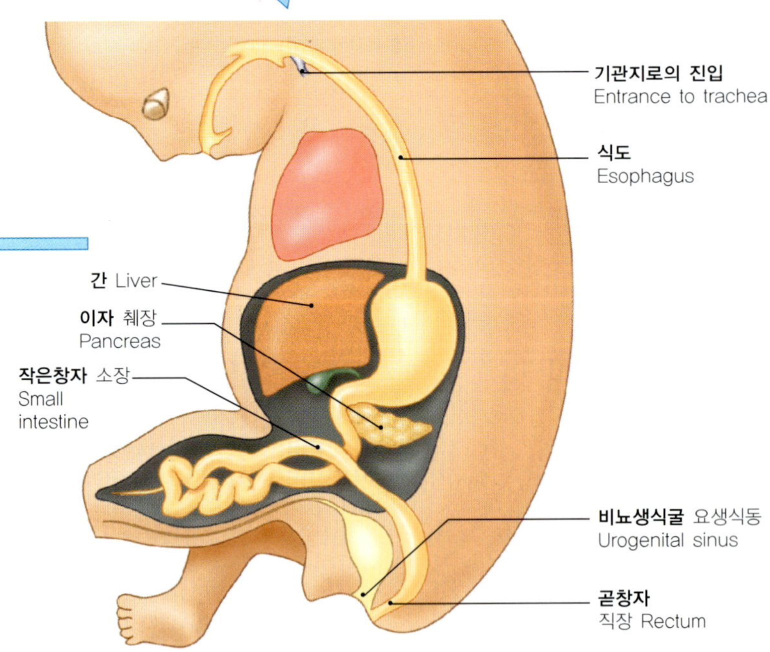

8주 8 Weeks

격벽은 총배설강을 가로 질러 뒤쪽의 곧창자와, 요막과 연결을 맺고 있는 앞쪽의 비뇨생식굴로 나눈다.

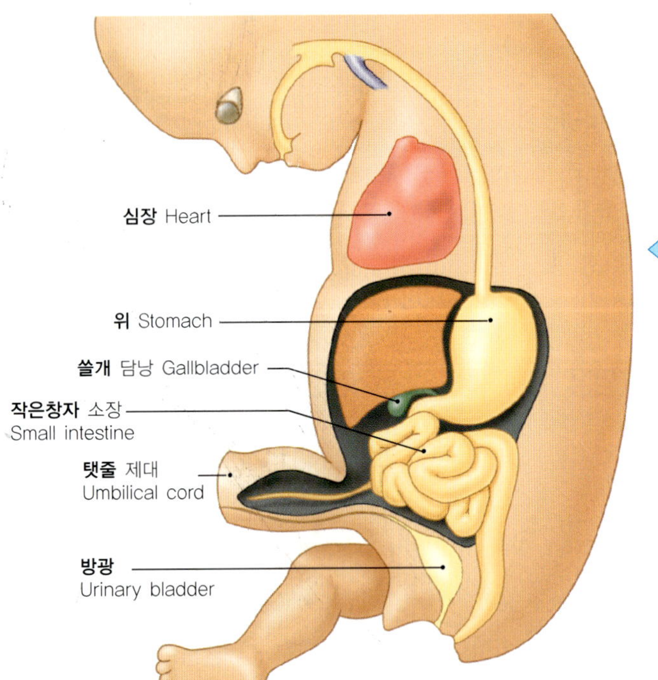

10주 10 Weeks

10주경, 창자는 뒤로 이동하여 체강속으로 들어가 계속 더욱 길게 자란다.

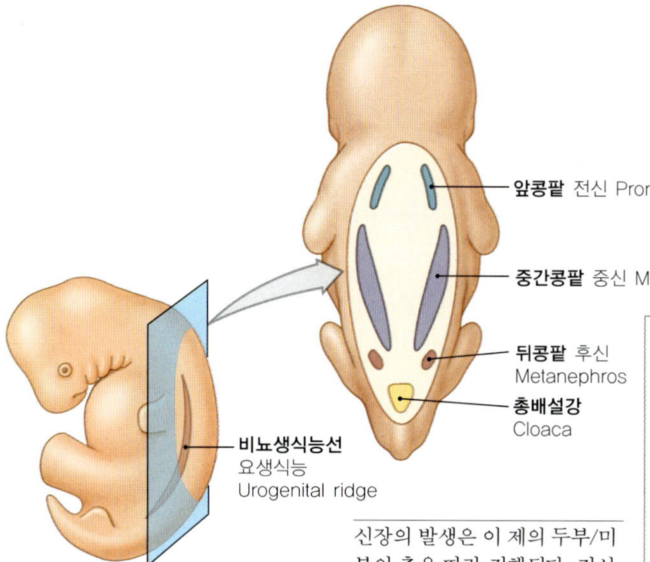

신장은 체강의 후외측벽 아래에서 비후된 부분인 비뇨생식능선의 축을 따라 발생한다.

신장의 발생은 이 제의 두부/미부의 축을 따라 진행된다. 전신의 형성이 시작되면서 중신도 따라 발생되나 후신의 발생으로 끝난다.

전신은 체절과 외측판 사이의 중배엽의 좁은띠인 신절내에 나타나는 연속된 관(대개 7쌍)으로 구성되어 있다.

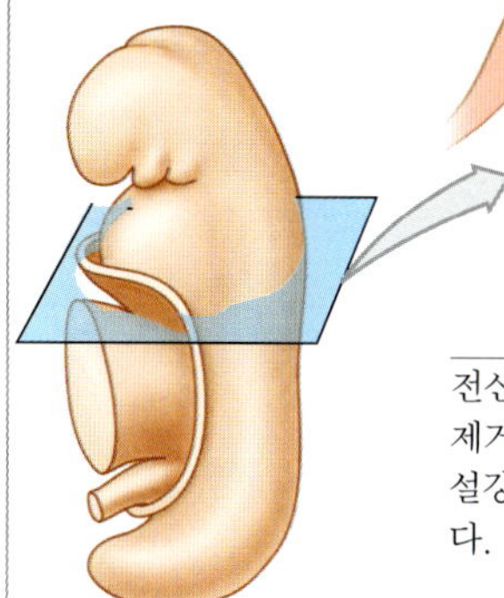

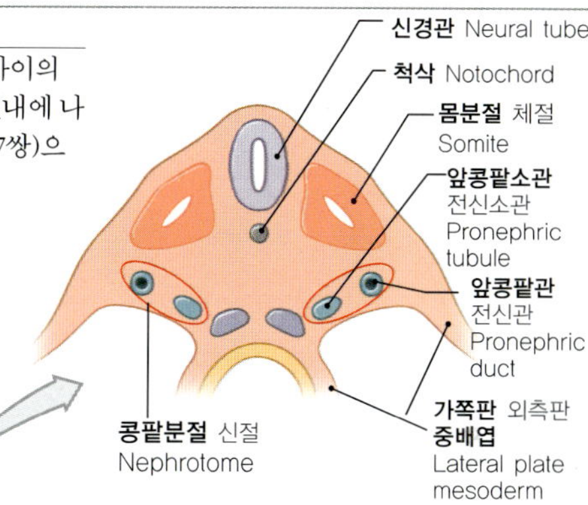

전신관은 매우 작으며 기능이 없으며 그들은 즉시 제거된다. 단지 전신의 유일한 분포는 그들이 총배설강과 연결될 때까지 성장하는 한쌍의 전신관이다.

3 1/2주 3 1/2 Weeks

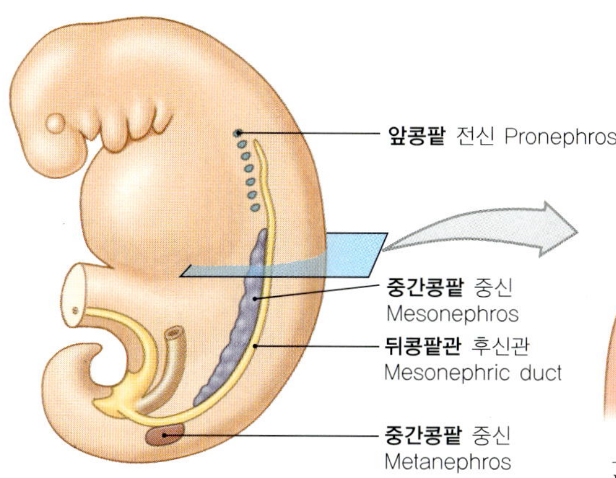

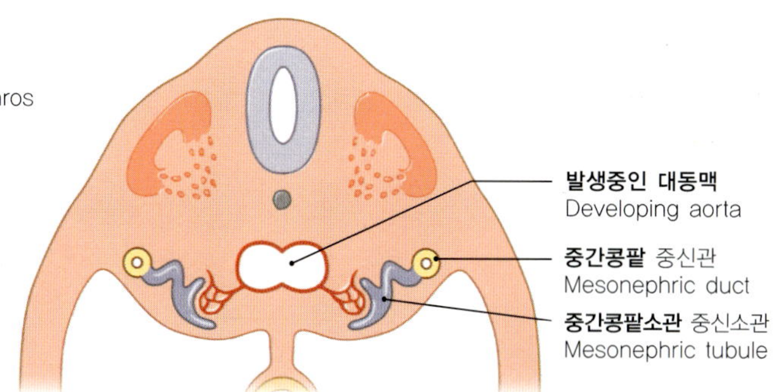

중신의 신절중배엽은 분절적 형성 흔적없이 밀도가 높은 세포괴를 형성하는데 이것은 기능적인 성인의 신장이 된다.

대략 발생 4주후, 비뇨생식능선을 따라 중간쯤에 있는 중배엽은 중신의 형성을 시작한다. 정중선의 양측에 분획내에 약 70여개의 관이 발생된다. 이 관들은 이웃한 전신관쪽으로 자라서 서로 융합하는데 이 때부터 관을 중신관이라고 부른다.

4주 4 Weeks

요관삭 또는 중신게실은 각 중신관벽에서 형성된다. 이 맹관은 이웃한 중신관내에서 신장되고 분지된다. 중신관내에서 발생하고 있는 관들은 요관싹의 종말지와 연결된다.

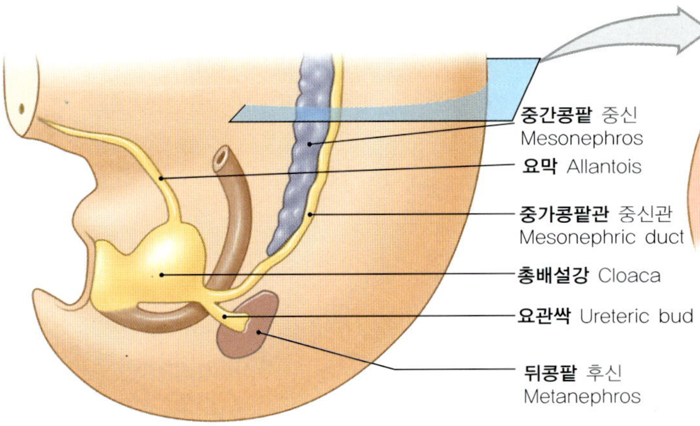

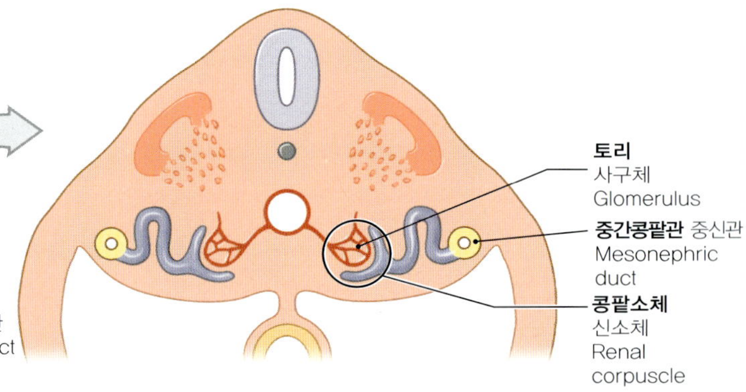

각 절편에서, 대동맥가지는 신절을 향하여 성장하며 관은 수많은 사구체를 가지고 있는 신원을 형성한다. 전신처럼, 중신은 잔존하지 못하고 중신의 마지막 분절이 형성되면서 처음 구조물은 이미 퇴화하기 시작한다.

대사노폐물의 대부분은 발생중인 배자에서 생성되는데 이들은 태반을 지나 모체측의 혈액순환으로 들어간다. 신장에서 형성된 적은 양의 뇨는 총배설강과 제대경내로 신장된 내배엽게열의 낭인 요막내에 축적된다.

6주 6 Weeks

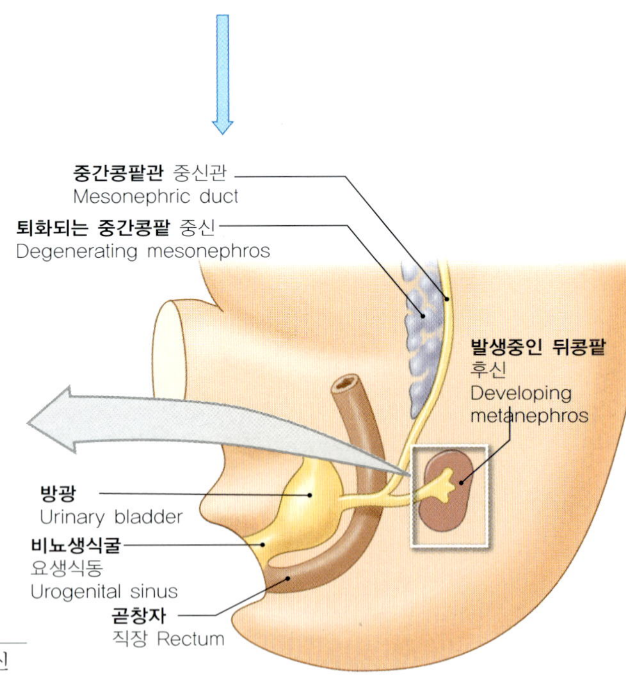

8주 8 Weeks

발생 2주말경, 총배설강은 등쪽의 곧창자와 배쪽의 비뇨생식굴로 나뉜다. 요막의 근위부는 방광으로 남고 또한 방광사이를 연결하고 체표에 개구하여 요도를 형성한다.

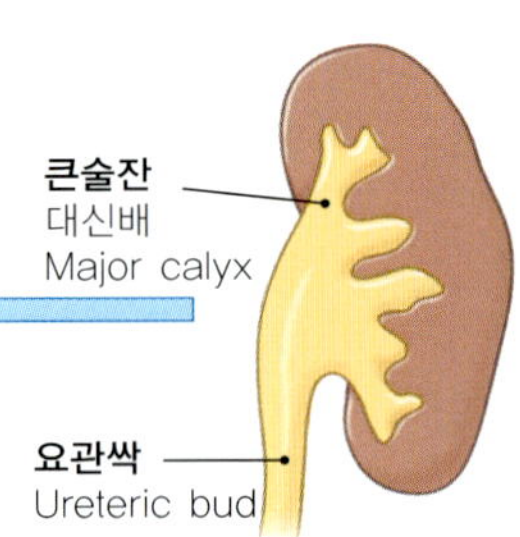

요관싹은 중신관내에서 분지되어 신배와 집합관계를 형성한다. 신원은 중신의 중배엽내에서 형성되어 집합관의 속으로 개구된다.

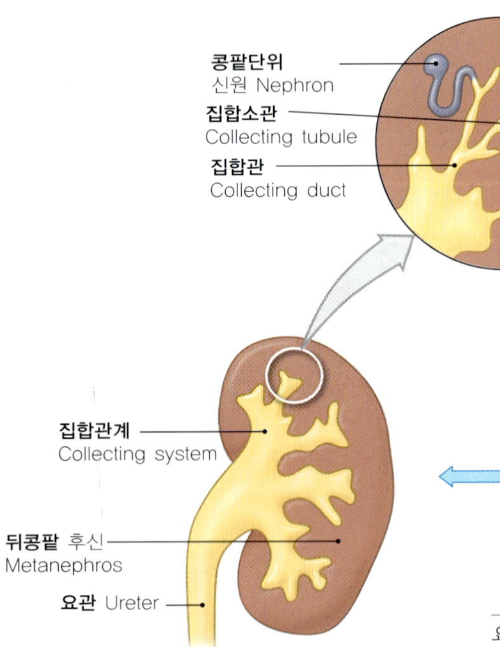

12주 12 Weeks

신장은 발생 3개월경 여과를 시작한다. 이 여과에는 노폐물을 가지고 있지 않으며 이 노폐물들은 태반에서 분비되어 어머니의 신장에서 제거된다. 멸균성 여과물은 양수와 같이 혼합되어 태아에 의해 섭취된 후 소화관벽을 지나 재흡수된다.

성적 무차별기(3-6주)
Sexually indifferent stages (Weeks 3-6)

생식샘의 발달 Development of the gonads

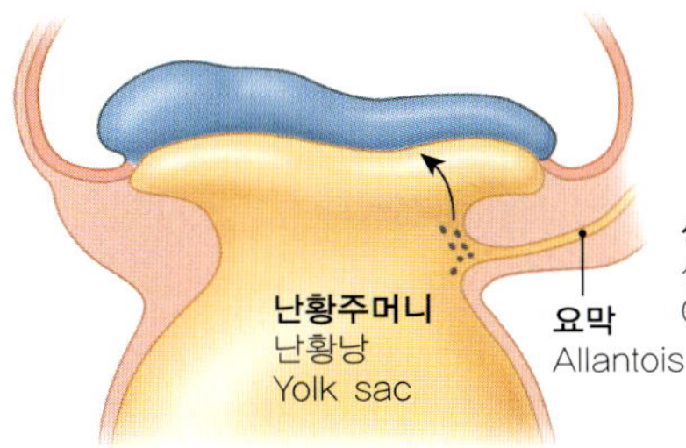

3주 3 Weeks

3주중, 내배엽세포는 요막에 가까이 있는 난황낭벽에서 복강의 배측벽으로 이주한다. 이 원시생식세포는 중신과 평행하게 위치하고 있는 생식제로 침투한다.

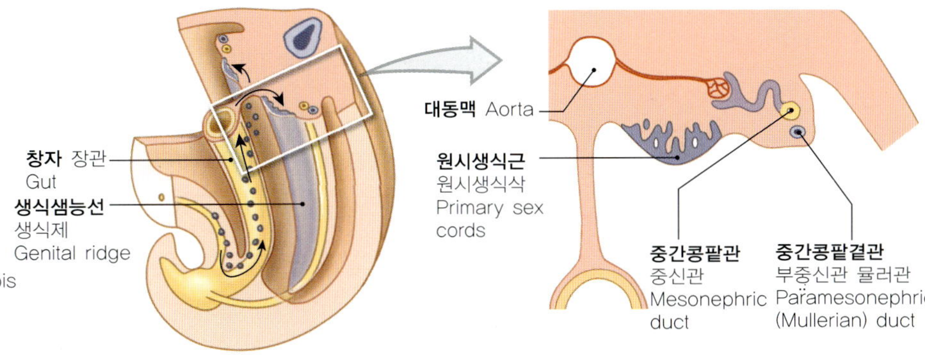

각 제는 제의 중앙(수질)으로 신장되어 있는 세포주인 원시생식삭과 연결된 비후상피를 가지고 있다. 각 중신관의 앞쪽에서 관은 신장과 연결을 갖지 않는데 이를 부중신관(Mullerian관)이라 한다. 이는 생식제를 따라 신장되며 총배설강쪽으로 연결되어 있다. 성적으로 미분화시기에는 남성배자와 여성배자를 구별할 수 없다.

생식관과 부생식기관의 발생 Development of ducts and accessory organs

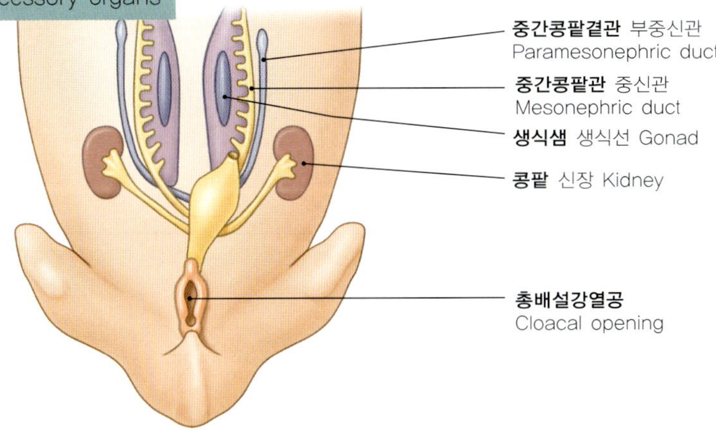

이 시기에는 중신관과 부중신관의 양성을 가지고 있다. 안드로겐에 노출되지 않는 한, 배자는 유전적인 성에 관계없이 여성으로 발생된다. 정상적인 남성배자에서는 생식제의 중심(수질)에 있는 세포들은 6주후 기끔 테스토스테론을 생산한다. 테스토스테론은 도관계의 변화를 시작하게 하는데 외생식계에 대해서는 다음장에서 자세히 기술하기로 한다.

외생식기의 발생 Development of external genitalia

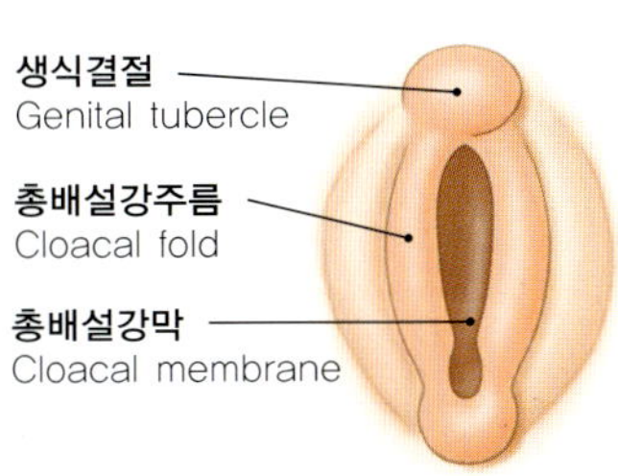

4주 4 Weeks

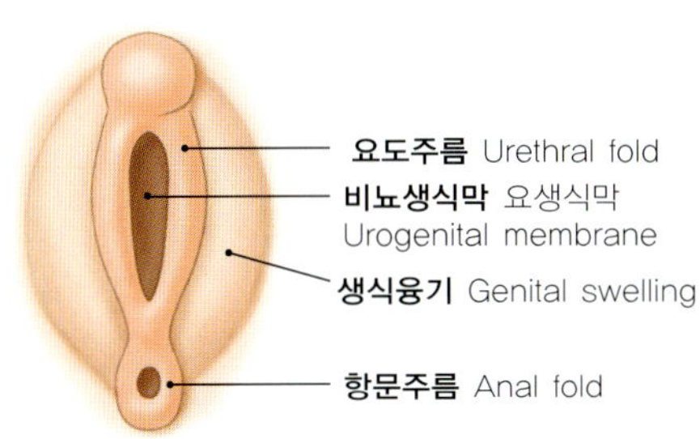

6주 6 Weeks

발생 4주후, 총배설강막 주위에 총배설강주름이라고 불리우는 간엽팽대가 있다(총배설강은 외부에 열려 있지 않다). 생식결절은 남성에서는 귀두를, 여성에서는 음핵을 각각 형성한다.

2주후, 총배설강은 세분화가 되어지는데 총배설강막은 항문주름에 의하여 경계되는 뒤쪽의 항문막과 요도주름에 의하여 경계되는 앞쪽의 요생식막으로 나뉜다. 돌출된 생식융기는 각 요도주름의 외측을 형성한다.

남성생식기의 발생 Development of the male reproductuve system

고환의 발생 Development of the testes

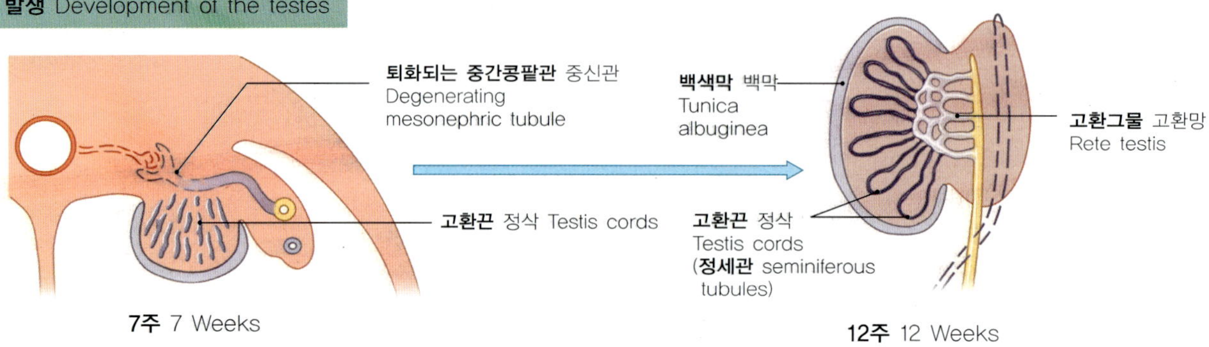

남성에 있어서, 원시생식삭은 증식하며 생식세포가 생식삭으로 이주하는데 그 결과 고환삭은 정세관을 형성한다.

궁상모양의 고환삭과 이웃한 중신신원 사이의 연결이 형성된다. 비록 이들 신원은 후에 퇴화하지만 정세관은 남아서 중신관을 연결한다.

남성의 생식관과 부생식기관의 발생 Development of male ducts and accessory organs

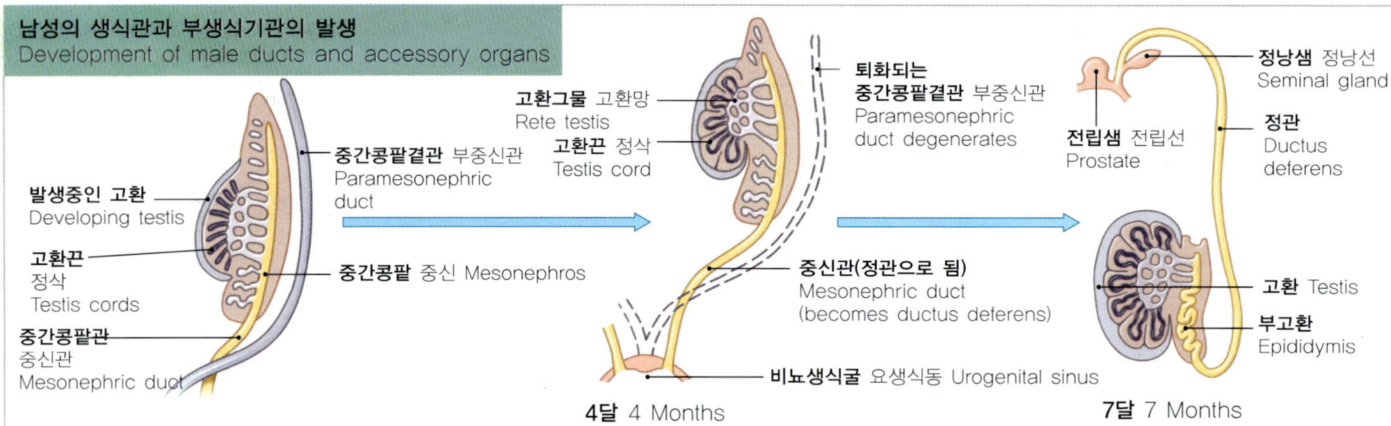

전두단면에서와 같이, 고환과 좌측의 관상단면. 발생중인 고환과 관련하여 중신의 위치와 방향을 유의하시오.

발생 4달후, 고환삭은 고환망에 의한 중신관의 잔존물과 연결되어 있다. 부중신관(뮬러관)은 퇴화된다.

고환이 음낭속으로 하강후 최종적인 배열(그림 28-2, p.1044 참조). 최종적인 생식기관과 배자구조간의 상호관계에 유의하시오.

남성외생식기의 발생 Development of male external genitalia

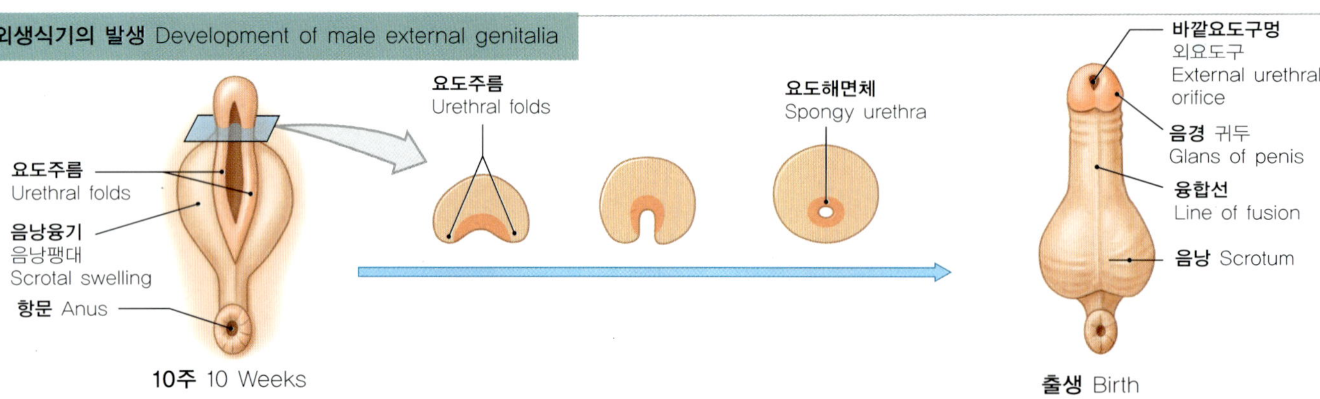

10주쯤, 생식결절은 팽대하며 요도주름의 첨단은 이동하여 함께 요도해면체를 형성한다(단면을 참조). 또한, 한쌍의 음낭팽대는 생식융기에서부터 발생한다.

남성신생아에 있어서, 요도주름간의 봉합선은 매우 확실하다.

여성생식계의 발생 Development of the female reproductuve system

난소의 발생 Development of the ovaries

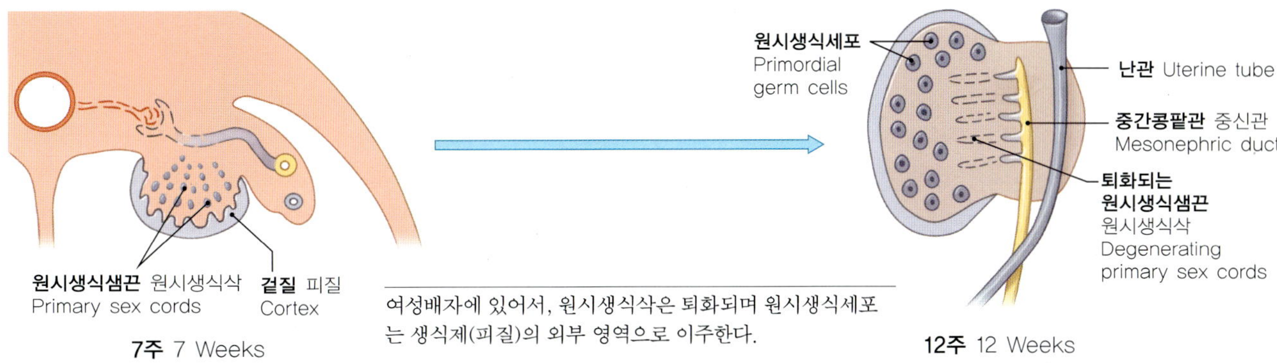

여성배자에 있어서, 원시생식삭은 퇴화되며 원시생식세포는 생식제(피질)의 외부 영역으로 이주한다.

여성생식관과 부생식기관의 발생 Development of female ducts and accessory organs

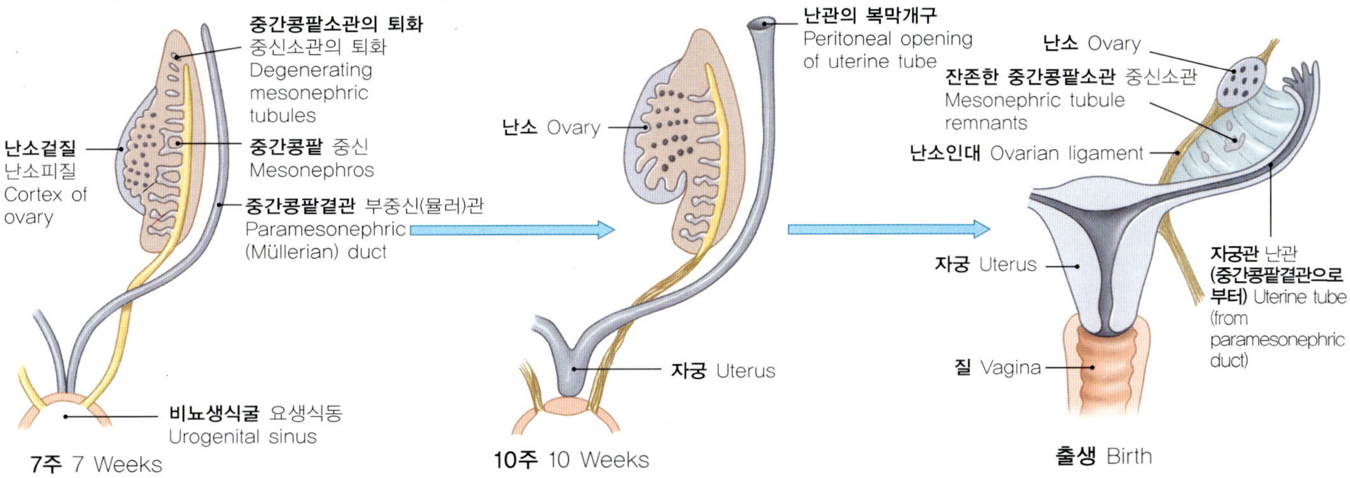

중신소관과 관은 퇴화한다. 부중신관(뮬러관)은 발달하여 복막강에 넓게 개구한다. 관의 융합과 총방의 분리에 유의하시오. 이들은 요생식동으로부터 자궁을 형성한다.

남성과 여성외생식기의 비교 Comparison of male and female external genitalia

남성	여성
음경	음핵
음경해면체	발기조직
요도해면체	전정구
음경의 근위체	소음순
요도해면부	전정
구요도구선	대전정선
음낭	대음순

여성의 외부생식기 발생 Development of female external genitalia

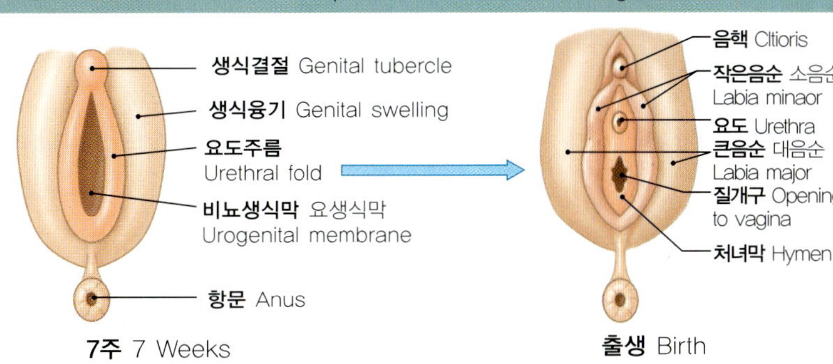

여성에 있어서, 요도주름은 융합되지 않고 그들은 소음순으로 발달하며 생식융기는 대음순을 형성한다. 생식결절은 발달하여 음핵으로 된다. 요도는 음핵의 바로 뒤쪽의 외부로 열리며 처녀막은 요생식막의 동화에 의하여 남아 있다.

| 역자 소개 |

박승택 원광대학교 의과대학 해부학교실
최영자 원광보건대학 방사선과
서영미 원광대학교 간호학과
박충선 목포과학대학 간호과

인체해부학 아·틀·라·스

초판 인쇄 • 2010년 2월 12일
초판 발행 • 2010년 2월 19일

저자 • Frederic H. Martini 외
역자 • 박승택 최영자 서영미 박충선

펴낸이 • 김기봉
펴낸곳 • 메디컬코리아 Medical Korea

주소 • 서울시 영등포구 문래동1가 39번지 센터플러스 1118호
출판등록 • 2005년 12월 7일 제307-2005-50호
전화 • 02-909-3141
팩스 • 02-338-4832
전자우편 • meko7@paran.com
홈페이지 • www.medical-korea.co.kr

ISBN 978-89-6315-202-8 (93510)

정가 20,000원